高等学校"十四五"医学规划新形态教材
（药学类系列）

供药学类、中药学类、医学技术类、化学类、化工与制药类、
生物医学工程类及其他相关专业使用

药学导论

主　编　刘叔文　孙平华
副主编　房　月　宋永波　徐梦丹　赵　领

编　者（按姓氏汉语拼音排序）

房　月	中国医科大学	付彩云	浙江理工大学
郭　栋	徐州医科大学	郭嘉亮	佛山大学
柯博文	四川大学	刘叔文	南方医科大学
刘　洋	郑州大学	刘熙秋	华中科技大学
马满玲	哈尔滨医科大学	彭丽洁	暨南大学
宋永波	沈阳药科大学	孙平华	石河子大学 / 暨南大学
徐梦丹	广东药科大学	徐盛涛	中国药科大学
张　华	石河子大学	章雪晴	上海交通大学
赵　领	西南医科大学	赵　璐	浙江大学
郑俊霞	广东工业大学	周平正	南方医科大学
朱　校	复旦大学		

编写秘书　彭丽洁　周平正

中国教育出版传媒集团
高等教育出版社·北京

内容简介

本教材的编写旨在适应药学类各专业学生早期学习药学知识、了解药学发展的需要,明确药学工作者的职责和使命,为药学及相关领域本科学生导入性地介绍药学领域的知识体系和前沿进展。全书共12章,分别为绪论、药物化学、药理学、药剂学、药物分析学、天然药物化学与生药学、生物技术制药、药事管理学、药物经济学、药学大数据与人工智能药学、新药开发与注册、新药研发案例。

本教材图文并茂、内容精炼。教材以融合创新的思路,将信息技术与教材建设、课程建设融合。以数字链接的形式,展现"学习目标""思维导图""思考题""拓展阅读""微视频"等内容资源,以期展现出"新形态"特色。

本教材主要供药学类、中药学类、医学技术类、化学类、化工与制药类、生物医学工程类及其他相关专业学生使用。

图书在版编目(CIP)数据

药学导论/刘叔文,孙平华主编. -- 北京:高等教育出版社,2025.8. -- ISBN 978-7-04-064021-2

I. R9

中国国家版本馆 CIP 数据核字第 20257Y7J94 号

Yaoxue Daolun

项目策划　吴雪梅　张映桥

策划编辑　张映桥　　责任编辑　张映桥　　封面设计　李卫青　　责任印制　高　峰

出版发行	高等教育出版社	网　　址	http://www.hep.edu.cn
社　　址	北京市西城区德外大街4号		http://www.hep.com.cn
邮政编码	100120	网上订购	http://www.hepmall.com.cn
印　　刷	北京顶佳世纪印刷有限公司		http://www.hepmall.com
开　　本	850mm×1168mm　1/16		http://www.hepmall.cn
印　　张	16.25		
字　　数	426 千字	版　　次	2025 年 8 月第 1 版
购书热线	010-58581118	印　　次	2025 年 8 月第 1 次印刷
咨询电话	400-810-0598	定　　价	59.80元

本书如有缺页、倒页、脱页等质量问题,请到所购图书销售部门联系调换
版权所有　侵权必究
物　料　号　64021-00

数字课程（基础版）

药学导论

主编　刘叔文　孙平华

abooks.hep.com.cn/64021

使用方法：

1. 电脑或移动设备访问课程网站。

2. 注册并登录后，进入"个人中心"。

3. 刮开图书封底防伪码涂层，通过扫描二维码或手动输入 20 位密码，完成防伪码绑定。

4. 绑定成功后，即可开始本数字课程的学习。

如有使用问题，请点击页面下方的"疑问"按钮。

"药学导论"数字课程编委会

主　　编　刘叔文　孙平华
副 主 编　徐梦丹　赵　领　周平正　彭丽洁

编　　委（按姓氏汉语拼音排序）
　　　　　陈　思　中国医科大学
　　　　　傅柯荃　徐州医科大学
　　　　　郭嘉亮　佛山大学
　　　　　刘叔文　南方医科大学
　　　　　刘　洋　郑州大学
　　　　　彭丽洁　暨南大学
　　　　　隋　毅　沈阳药科大学
　　　　　孙平华　石河子大学/暨南大学
　　　　　辛洁茹　哈尔滨医科大学
　　　　　徐梦丹　广东药科大学
　　　　　徐盛涛　中国药科大学
　　　　　闫志斌　浙江理工大学
　　　　　姚　鸿　中国药科大学
　　　　　张　华　石河子大学
　　　　　章雪晴　上海交通大学
　　　　　赵　领　西南医科大学
　　　　　赵　璐　浙江大学
　　　　　郑俊霞　广东工业大学
　　　　　郑梦竹　华中科技大学
　　　　　周　春　南方医科大学
　　　　　周平正　南方医科大学
　　　　　朱　校　复旦大学

前 言

医药创新已经成为中国进入创新型国家的重要标志，成为中国经济高质量发展的重要领域。目前，我国药物研究和产业发展正进入创新跨越新阶段，但创新药物研发还存在诸多瓶颈和短板。党和政府多次强调，要加强医药人才培养，集中力量加快解决药品、医疗器械、医用设备、疫苗等领域"卡脖子"问题。

为认真贯彻落实党的二十大报告对教材建设与管理作出的新部署、新要求，全面推进习近平新时代中国特色社会主义思想和党的二十大精神进教材，打造一批将信息技术与教育教学深度融合的药学类专业本科新形态教材，助力高校"懂医精药、善研善成"的药学人才培养，高等教育出版社启动了高等学校"十四五"医学规划新形态教材（药学类系列）建设工作。

随着我国高等教育改革的不断深化，高等药学教育的课程体系和人才培养模式也发生了显著变化。为了使本科学生在早期就能够接触到药学知识，提升其综合素质培养，受高等教育出版社委托，我们联合国内长期从事药学科研及教学工作的专家学者，共同编写了这本《药学导论》新形态教材。

本教材的编写旨在让学生在进入大学的第一时间接受药学的启蒙教育。此前，药学专业学生往往要到三年级，才开始接触药学专业课程及相关概念，而这本教材的推出有效弥补了这一缺陷，这对于培养学生的药学素养、职业意识和使命感具有积极作用。

在本教材中，我们加大了对药学前沿技术的关注，尤其是在生物制药以及药学大数据与人工智能技术方面的内容。本教材新增了新药研发的实例，以帮助学生通过案例了解国内外药物研发的最新动态，激发他们对药学的兴趣和热情，提高他们对药学专业的认可度。

教材的编写是在认真收集各高校反馈意见的基础上进行的。我们秉持"荟萃东西、贯通古今、跨越学科、展望未来"的编写方针，结合药学领域的最新技术与方法，充分展示了药学领域的新进展和新成就。本教材图文并茂、内容精炼。教材以融合创新的思路，将信息技术与教材建设、课程建设融合。教材采用"纸质教材+数字课程"的出版形式，将纸质内容与数字课程一体化设计，使教材建设与数字资源建设紧密结合。教材中，标"🖱"处表明新形态教材网上有相应的文字内容，扫描章首二维码即可观看编者导学视频。此外，教材以数字链接的形式，在新形态教材网上还有"学习目标""思考题""拓展阅读""教学课件"等内容资源。这种出版模式让学习形式更加便利、多样化、更丰富多彩。

本教材主要供药学类、中药学类、医学技术类、化学类、化工与制药类、生物医学工程类及其他相关专业学生使用。本教材的编写得到了各参编单位以及高等教育出版社的大力支持，在此表示衷心的感谢！

由于编者水平有限，在本教材编写过程中难免存在不足，衷心希望广大读者批评指正。

刘叔文　孙平华
2024 年 12 月

目 录

第一章 绪论 …………………………… 1
第一节 药学基本概念 …………………… 1
一、药物的概念及分类 ………………… 1
二、药物的重要性 ……………………… 2
第二节 药学的学科体系 ………………… 3
第三节 药学发展的古往今来 …………… 5
一、古代药物的发展 …………………… 6
二、近代药学的发展 …………………… 7
第四节 未来药学研究的新方向 ………… 7
第五节 药学教育和职业发展 …………… 9
一、药学专业的课程设置 ……………… 9
二、药学教育的创新 …………………… 9
三、多样化的职业发展路径 …………… 10

第二章 药物化学 ……………………… 11
第一节 药物化学概述 …………………… 11
一、药物化学的性质与任务 …………… 11
二、药物化学的发展进程 ……………… 12
第二节 先导化合物的发现 ……………… 14
一、经典方法 …………………………… 15
二、创新方法 …………………………… 18
第三节 先导化合物的优化 ……………… 23
一、构效关系研究 ……………………… 24
二、成药性优化 ………………………… 27
三、结构优化的具体策略 ……………… 31
第四节 新药的合成工艺 ………………… 37
一、合成工艺研究的基本内容 ………… 37
二、合成工艺研究的基本程序 ………… 38

第三章 药理学 ………………………… 40
第一节 药理学的性质与任务 …………… 40
一、药理学的性质 ……………………… 40
二、药理学的任务 ……………………… 42
三、药理学在药物研发中的地位 ……… 43
第二节 药理学的研究内容——药物效应动力学 …………………… 44
一、药物的作用 ………………………… 44
二、药物作用的机制 …………………… 45
三、药物作用的量效关系 ……………… 47
第三节 药理学的研究内容——药物代谢动力学 …………………… 49
一、药物在体内的过程 ………………… 49
二、血药浓度与时间的关系 …………… 53
三、评价药物体内过程的重要参数 … 54

第四章 药剂学 ………………………… 56
第一节 药剂学的性质 …………………… 57
一、药剂学的概念 ……………………… 57
二、药剂学的重要性 …………………… 58
三、剂型的分类及药物递送系统 ……… 59
四、药剂学的分支学科 ………………… 60
第二节 药剂学的发展和任务 …………… 61
一、药剂学的发展 ……………………… 61
二、药剂学的任务 ……………………… 62
第三节 药物制剂的设计 ………………… 64
一、制剂设计的目的 …………………… 64
二、制剂设计的基本原则 ……………… 65
三、给药途径和剂型的确定 …………… 65
四、影响制剂设计的其他因素 ………… 65
五、质量源于设计 ……………………… 66
第四节 药物制剂的处方前研究 ………… 66
一、文献调研与资料收集 ……………… 66
二、药物的理化性质 …………………… 66
三、原料药的固态性质 ………………… 67
四、药物的稳定性和辅料配伍研究 … 68
五、处方前生物药剂学研究 …………… 69
第五节 药物制剂的处方设计及工艺设计 ……………………………… 70
一、制剂处方设计 ……………………… 70
二、制剂工艺设计 ……………………… 72
三、制剂的中试设计 …………………… 73
四、制剂评价 …………………………… 74

五、新药研发与制剂设计 …………… 75

第五章　药物分析学 ……………………… 76
第一节　药物分析学的性质与任务 …… 76
　　　一、药物分析学的性质 …………… 76
　　　二、药物分析学的发展历程 ……… 77
　　　三、药物分析学的研究范围与对象 … 78
第二节　药物分析学的主要内容 ……… 78
　　　一、药品标准 ……………………… 78
　　　二、药品质量管理规范 …………… 80
　　　三、药品质量研究 ………………… 81
　　　四、体内药物分析 ………………… 82
第三节　药物分析学的新进展 ………… 83
　　　一、化学药物分析的新进展 ……… 83
　　　二、中药分析的新进展 …………… 86
　　　三、生物药物分析的新进展 ……… 88
　　　四、体内药物分析的新进展 ……… 89

第六章　天然药物化学与生药学 ………… 91
第一节　天然药物化学的性质及主要任务 …………………………… 91
　　　一、天然药物化学的性质 ………… 91
　　　二、天然药物化学的主要任务 …… 91
第二节　天然药物化学学科发展史 …… 93
　　　一、天然药物化学的历史与现状 … 93
　　　二、天然药物化学的学科地位及其与其他学科的关系 ……………… 94
第三节　天然药物化学的研究内容 …… 95
　　　一、天然药物化学成分分类 ……… 95
　　　二、天然药物化学提取方法 ……… 98
　　　三、天然药物化学成分的分离纯化方法 ………………………………… 99
　　　四、天然药物化学成分结构鉴定 …100
第四节　天然药物化学的应用发展 ……102
　　　一、应用合成生物学生产植物来源天然药物 ……………………………103
　　　二、人工智能协助设计发现天然药物 ……………………………………103
　　　三、智能制造助力天然产物生产提取智能化 …………………………103
　　　四、数字化基因组高效批量化筛选活性天然产物 ………………………103

第五节　天然药物化学的应用实例 ……104
　　　一、生物碱类实例 …………………104
　　　二、蒽醌类实例 ……………………105
　　　三、黄酮类实例 ……………………106
第六节　生药学概述 ……………………107
　　　一、生药的定义与特点 ……………107
　　　二、生药学的定义 …………………107
　　　三、生药学的起源与发展阶段 ……108
　　　四、生药学与天然药物化学的区别与联系 ……………………………108
第七节　生药学的应用与发展 …………109
　　　一、生药学的研究内容 ……………109
　　　二、生药学的应用 …………………110
　　　三、生药学的发展趋势 ……………110
　　　四、生药学的研究实例 ……………111

第七章　生物技术制药 ………………………113
第一节　生物技术药物概述 ……………113
　　　一、生物技术 ………………………113
　　　二、生物技术药物概念 ……………114
　　　三、生物技术药物分类 ……………114
　　　四、生物技术药物特性 ……………115
第二节　生物技术制药概述 ……………115
　　　一、生物技术制药特点 ……………115
　　　二、生物技术制药的主要内容 ……115
第三节　生物技术制药的现状与发展前景 …………………………………129
　　　一、生物技术药物研发现状 ………129
　　　二、生物技术药物发展前景 ………131
　　　三、生物技术药物的有效性和安全性评价 ………………………133
　　　四、生物技术药物可能存在的问题 …135
第四节　生物技术药物实例 ……………136

第八章　药事管理学 ………………………139
第一节　概述 ……………………………139
　　　一、药事、药事管理、药事管理学的概念 ……………………………139
　　　二、药事管理的特点与工作方法 …140
　　　三、药事管理学的主要研究内容与研究方法 ……………………………140
第二节　新药与药品立法管理 …………140

一、新药概念与分类 …………140
　　二、新药的命名和管理 …………141
　　三、药品管理立法 ………………143
　　四、药品管理法实施条例 ………144
第三节　药品研发管理 ……………144
　　一、注册法律程序 ………………144
　　二、药品注册批准文号 …………145
　　三、新药监测期的管理 …………145
第四节　药品生产管理 ……………145
　　一、药品生产监督管理办法 ……145
　　二、中药材的管理规范 …………148
　　三、中药饮片的质量管理规定 …150
第五节　药品经营管理 ……………151
　　一、药品经营和使用质量监督管理
　　　　办法 ……………………………151
　　二、《药品经营质量管理规范》……152
第六节　药品上市后监测管理 ……153
　　一、上市后再评价 ………………153
　　二、药物警戒 ……………………153
　　三、药品不良反应监测 …………155
　　四、药品召回 ……………………157

第九章　药物经济学 …………160
第一节　概述 ………………………160
　　一、药物经济学的产生和发展 …160
　　二、药物经济学的基本术语 ……162
　　三、药物经济学评价指南及其作用…162
第二节　药物经济学中常用的评价
　　　　方法 ……………………………165
　　一、成本的识别与测量 …………165
　　二、最小成本分析法 ……………167
　　三、成本－效益分析 ……………168
　　四、成本－效果分析 ……………171
　　五、成本－效用分析 ……………172
第三节　药物经济学评价中常用的
　　　　模型技术 ……………………175
第四节　药物经济学的应用概况 …175
　　一、药物经济学在药品研发中的
　　　　应用 ……………………………175
　　二、药物经济学在药品价格管理
　　　　中的应用 ………………………175
　　三、药物经济学在优化医保药品、

　　　　基本药物、集采药品遴选中的
　　　　应用 ……………………………176
　　四、药物经济学在促进合理用药中
　　　　的应用 …………………………177

第十章　药学大数据与人工智能药学 …179
第一节　大数据介绍 ………………180
　　一、大数据的特点与发展现状 …180
　　二、大数据分析 …………………181
第二节　药学大数据资源的应用 …182
　　一、文献挖掘 ……………………182
　　二、新药研发 ……………………183
　　三、药物毒性预测 ………………183
　　四、药品不良反应监测 …………184
　　五、联合用药 ……………………184
　　六、药学服务 ……………………185
第三节　药学大数据库介绍 ………185
　　一、药学临床前研究阶段数据资源…186
　　二、药学临床研究阶段数据资源 …189
　　三、药学临床应用阶段数据资源 …190
第四节　人工智能的发展历史及现状 …191
第五节　人工智能对医药发展的推动 …192
第六节　人工智能在药学领域的应用 …193
　　一、药物靶标发现及生物标志物的
　　　　识别 ……………………………194
　　二、药物设计及开发 ……………195
　　三、药物吸收、分布、代谢、排泄、
　　　　毒性和安全性预测 ……………196
　　四、临床研究 ……………………197
　　五、精准医疗 ……………………198
　　六、其他 …………………………198
第七节　药学领域常用的人工智能
　　　　方法 ……………………………199

第十一章　新药开发与注册 ………200
第一节　新药临床前研究 …………200
　　一、药物的理化性质与类药性 …200
　　二、药物的临床前药效学评价 …202
　　三、药物的临床前药动学评价 …204
　　四、药物的临床前安全性评价 …206
　　五、模型引导的药物研发 ………207
第二节　新药临床开发 ……………208

一、概述 …………………………208
二、Ⅰ期临床试验 …………………208
三、Ⅱ期和Ⅲ期临床试验 …………211
四、Ⅳ期临床试验和上市监测 ……214
第三节 药品注册管理 ………………215
一、概述 …………………………215
二、《药品注册管理办法》有关内容 …217

第十二章 新药研发案例 …………223
第一节 化学药：靶向抗肿瘤药物
——蛋白激酶抑制剂伊马替尼 …223
一、伊马替尼作用靶点的发现：
Bcr-Abl 融合蛋白 …………224
二、伊马替尼的发现 ……………225
三、伊马替尼的临床前研究 ……226
四、伊马替尼的临床研究 ………226
五、总结 …………………………227
第二节 天然药物化学药物：抗肿瘤
天然药物紫杉醇 …………227
一、紫杉醇的发现及作用机制 …228
二、紫杉醇的来源 ………………229
三、紫杉醇的制剂研发 …………231

四、总结 …………………………231
第三节 单抗类药物："药王"
——免疫性疾病单抗药物
阿达木单抗 ………………232
一、TNF-α 的生物学活性 ………232
二、TNF-α 抑制剂的研发 ………233
三、阿达木单抗 …………………234
四、总结 …………………………235
第四节 细胞治疗药物：基于CAR-T的
免疫细胞治疗药物司利弗明 …236
一、司利弗明的产生背景 ………236
二、司利弗明的开发与应用 ……237
三、细胞治疗药物的前景和挑战 …238
第五节 中国原创药物：获得诺贝尔奖的
抗疟疾药物青蒿素 ………239
一、疟疾的生物学基础 …………240
二、青蒿素药物的研发历程 ……240
三、青蒿素的药理学 ……………241
四、青蒿素的衍生物 ……………242
五、青蒿素的未来发展与挑战 …243

参考文献 …………………………245

第一章 绪论

编者导学

学习目标
知识导图

本章导航
第一节　药学基本概念
第二节　药学的学科体系
第三节　药学发展的古往今来
第四节　未来药学研究的新方向
第五节　药学教育和职业发展

　　药学（pharmacy）是一门研究药物的科学，涵盖了药物的发现、研究、制造、流通和使用等过程。药学的起源可以追溯到人类社会初期，在与自然环境的斗争中，人类创造了原始的医药。药学的发展来源于社会实践和物质生活的需要，是历代人民智慧的结晶。药物的发现和药学的发展，对全人类健康、种族繁衍与发展作出了巨大贡献。

　　药学的主要任务不仅包括药物的研究和开发，还涉及药物临床应用以及药物政策的制定，目的是使患者能够以最小的伤害、最大的效益治疗或治愈疾病，提高人类健康水平和改善生命质量。药学研究涉及的药物类型主要包括化学药物、生物药物及中药等。药学与医学、化学、生物学等学科高度交叉融合，属于应用广泛的一门交叉学科。在医学领域，药学为临床治疗提供了必要的药物支持；在化学领域，药学利用化学合成和分析技术研发新药；在生物学领域，药学通过生物技术和基因工程等手段探索新型药物的可能性。

第一节　药学基本概念

一、药物的概念及分类

　　药物是指用于预防、诊断和治疗人类疾病的物质。2019年修订的《中华人民共和国药品管理法》（以下简称《药品管理法》）把药品定义为："是指用于预防、治疗、诊断人的疾病，有目的地调节人的生理机能并规定有适应证或者功能主治、用法和用量的物质，包括中药、化学药和生物制品等。"世界各国对药品的定义各不相同，在我国药品专指人用药品，不包括动物疾病用药、农药等。

　　药品是特殊商品，其生产、销售必须经过国家药品监督管理局（National Medical Products Administration，NMPA）批准。曾经在一段时间内，人们只重视药品的福利性而忽略了药品的商品性。随着我国经济的发展，药品作为商品，医药产业能够产生不可估量的社会效益，更能产生巨大的经济效益,这已成为共识。但当药品的商品性凸显时,切不可忽略药品是一种特殊商品,与一般商品比较,它有许多特殊性。药品既有效又有毒,具有特殊的用途、特殊的时效性、特殊的消费方式和特殊的质量要求。药品的基本要求应当是安全、有效、质量可控。由于药品的特殊性质,为保证药品质量,保障人体用药安全,维护人民身体健康和用药的合法权益,各国政府均加强了对药品的监督、控制和管理。药品是公认的管制最严格的商品之一。

药品有很多不同的分类方式。在药物注册和审批时,根据来源的不同,药物被按照中药、化学药和生物制品等进行分类注册管理。从药品管理的角度,按照不同分类方式可分为以下类别:处方药与非处方药、新药、特殊管理药品(麻醉药品、精神药品、医疗用毒性药品、放射性药品)、国家基本药物、国家基本医疗保险药品等。按照使用方法的不同,药品可分为口服药、外用药、注射用药等。

二、药物的重要性

药物的发展不仅改善了个体的健康状况,还在公共卫生领域发挥了重要作用,降低了传染病的流行率,促进了全人类健康水平的提升。通过不断的药物研究和开发,许多曾经被视为"绝症"的疾病如今得到了有效治疗。例如,青霉素的发现和广泛应用,使得细菌感染不再是致命威胁,极大地降低了感染的致死率。抗病毒药物的发展,使得许多病毒性疾病得到了控制,如艾滋病患者通过抗反转录病毒治疗,可以显著延长寿命和提高生活质量。抗癌药物的进步,让许多癌症患者的生存期得到延长,甚至实现了长期缓解和治愈。此外,慢性疾病如高血压、糖尿病等的药物治疗,使得患者能够有效管理疾病,预防并发症,提高生活质量。

1. 青霉素的发现:抗生素的革命 1928年弗莱明(Alexander Fleming)发现了青霉素(penicillin),其对多种有害微生物具有显著疗效,这一伟大发现,给医学带来了巨大变革。青霉素的发现和大量生产,拯救了数以百万计患有肺炎、脑膜炎、脓肿、败血症等疾病患者的生命,并在战争中抢救了许多伤员。从1944年英国公民在医疗中允许使用,直至在全世界的普遍使用,青霉素极大地提高了人类的生活健康质量。弗莱明、钱恩(Ernst Chain)和弗罗里(Howard Florey)因青霉素的发现和其对临床应用的巨大贡献,于1945年共同获得了诺贝尔生理学或医学奖。青霉素的发现为世人提供了强大的杀菌药物,结束了传染病几乎无法治疗的时代。这一发现引发了抗生素新药的研究热潮,标志着合成新药时代的开始。

拓展阅读 青霉素的发现

2. 胰岛素的发现:糖尿病治疗的突破 20世纪初,糖尿病被视为一种致命的疾病,患者往往在确诊后的数月内因无法控制的高血糖和并发症而死亡。1921年,加拿大多伦多大学的班廷(Frederick Banting)和贝斯特(Charles Best)开始胰岛素的研究。基于胰腺中某种物质能够调节血糖的假设,班廷和贝斯特通过摘除犬的胰腺,成功引发糖尿病症状,又从另一只犬的胰腺中提取了一种物质,并注射到糖尿病犬的体内,结果发现该犬的血糖水平显著下降。这种提取物就是胰岛素。1922年1月,班廷和贝斯特将胰岛素首次应用于人类患者——一名14岁的男孩,在接受胰岛素治疗后,该患者的病情显著改善,这一成功治疗验证了胰岛素在糖尿病治疗中的有效性。胰岛素的发现迅速引起全球医学界的关注,并在短时间内被广泛应用于糖尿病治疗。1923年,班廷和麦克劳德(John Macleod)因这一发现获得了诺贝尔生理学或医学奖。班廷和贝斯特随后将胰岛素的生产技术免费公开,以确保全球糖尿病患者都能够获得这一救命药物。胰岛素的发现不仅拯救了数百万例糖尿病患者的生命,还开启了内分泌学和代谢疾病研究的新篇章。

3. 氯丙嗪的发现:精神分裂症治疗的革新 20世纪中期,精神分裂症的治疗主要依赖于隔离患者等，效果有限且副作用大。1952年，法国医生拉伯里特（Henri Laborit）在研究抗组胺药物时，意外发现了一种具有显著镇静作用的化合物——氯丙嗪（chlorpromazine）。拉伯里特最初将氯丙嗪用作外科手术前的镇静剂，发现它不仅具有镇静作用，还能减轻手术应激反应。此后，拉伯里特与心理医师合作，将氯丙嗪用于精神病患者的治疗。结果显示，该药物显著改善了精神分裂症患者的症状，包括减轻幻觉和妄想、稳定情绪、改善思维清晰度。氯丙嗪的成功应用标志着精神病治疗进入了药物治疗的新纪元。它被认为是第一个有效的抗精神分裂症药物，开启了抗精神病药物发展的新时代。氯丙嗪的发现不仅改善了精神分裂症患者的生活质量，也大大减少了住院率，使更多患者能够重返社会。氯丙嗪的发现推动了神经药理学的发展，也促发了精神障碍药物的研究，奠定了现代精神病学药物治疗的基础。

拓展阅读 精神分裂症治疗的革新

第二节 药学的学科体系

在古代，人们通过观察、尝试和经验发现一些草药的药用价值。近代以来，随着化学、生物学和医学的逐渐发展，衍生出了药学这一独立学科。目前，药学学科已迅速壮大，已发展成为包含药物化学、药理学、药剂学、药物分析学、天然药物化学与生药学、生物技术制药、药事管理学和药物经济学等多个专业领域的庞大学科体系。由于学科的发展和综合交叉，各学科之间又派生出更多的分支学科。各学科之间相互联系、相互依存，同时又有各自的研究领域。

1. 药物化学 药物化学是药学的重要分支，主要研究药物的化学性质、结构与生物活性之间的关系。药物化学在新药研发过程中扮演着关键角色，通过设计和合成新型药物分子，提高药物的疗效，并减少副作用。药物结构与活性关系（structure-activity relationship，SAR）研究是药物化学的核心，通过分析药物分子的结构与其生物活性之间的关系，药物化学家可以优化药物分子，提高其药效和安全性。例如，通过结构修饰，可以增强药物与靶标的结合力，减少对非靶标的影响，从而降低副作用。计算机辅助药物设计（computer-aided drug design，CADD）是现代药物化学的重要工具。通过计算机模拟和建模技术，药物化学家可以预测药物分子的结构和生物活性，从而加速药物研发过程。CADD包括分子对接、分子动力学模拟、虚拟筛选等技术，显著提高了药物发现的效率。此外，药物化学家通过对药物分子的结构修饰与优化，改进其药代动力学性质。例如，通过增加药物脂溶性，可以增加其在体内的吸收，通过修饰药物分子使其更稳定，减少在体内的降解。

2. 药理学 药理学研究药物在生物体内的作用机制及其生理效应。药理学的研究范围广泛，涵盖了从分子水平到系统水平的各种研究内容。药理学的核心是理解药物如何通过与生物体内的受体、酶和其他靶点相互作用来产生治疗效果。药理学的建立和发展与现代科学技术的发展紧密相关。19世纪初，德国学者克海姆（Rudolf Buchheim）在实验生理学基础上建立起系统药理学研究方法，建立了第一个药理实验室，是世界上第一位药理学教授，使药理学成为一门独立的学科。19世纪20年代开始，科学家开展了器官药理学研究，如英国生理学家兰格利（John Langley）于1878年根据阿托品与毛果芸香碱对猫唾液分泌的拮抗作用研究，提出了受体概念，为受体学说的建立奠定了基础。受体学说是许多特异性药物作用的关键机制，被认为是生物医学研究发展史上的里程碑。药理学是一门桥梁学科，将基础医学与临床医学、药学与医学的界限打通。它综合运用医学基础理论和药学基础理论，阐明药物对机体（包括病原体）的作用和作用机制，以及药物在人体的体内过程，从而明确药物在临床上的主要适应证、用法和剂量、不良反应与禁忌证等。

3. 药剂学 药剂学是一门有着悠久历史的学科，中国很早以前就有"丸散膏丹，神仙难辨"的谚语，其中的"丸散膏丹"指的就是不同的药物制剂剂型。在中国早期的医学和药学著作如《针灸甲乙经》《黄帝内经》《金匮要略》中都有关于药物剂型和疗效关系的记载。中国早期药物的主要剂型有汤剂、酒剂、饼剂、曲剂、丸剂、膏剂等不同类型。欧洲药剂学起始于公元1世纪前后，被欧洲各国誉为药剂学鼻祖的格林（Claudius Galenus）在他的专著中著录了散剂、丸剂、浸膏剂、溶液剂、酊剂、酒剂，人们称之为格林制剂，其中很多剂型至今仍在一些国家应用。随着19世纪以来西方机械文明的发展，大量制药机械产生，药物制剂的生产工艺发生巨大的变化，药剂学作为一门专门学科从原来的药物学中独立出来，同时药剂学的研究范围也不断地扩展。进入20世纪，药剂学发生了翻天覆地的变化。在基础理论方面，20世纪50年代，物理化学（尤其是非平衡态物理化学）的一些理论被应用在药剂学领域，产生了一些药剂学基本理论，如药物稳定性理论、溶解理论、流变学、粉体学等。在药物剂型方面，产生了缓控释制剂、被动靶向制剂、主动靶向制剂等新剂型，给药途径也由原来单一的口服给药和注射给药，扩展到黏膜给药、透皮吸收给药等多种途径。

4. 药物分析学 药物分析学是研究药物及其相关物质的分析方法和技术的学科。药物分析学的主要目的是确定药物的成分、结构和质量，以及监测药物在生物体内的代谢和排泄过程。这对于确保药物的安全性、有效性和合理用药至关重要。药物分析学使用多种分析方法，如色谱法、质谱法、光谱法和电化学法，用于分离、鉴定和定量药物及其代谢产物。药物分析学在药物研发、药物生产、药物监管和临床用药中都发挥着重要作用。在药物研发过程中，药物分析学可以帮助研究人员确定新药物的结构、纯度和稳定性，评估药物的质量，并研究药物在体内的代谢途径和药效学特性。在药物生产过程中，药物分析学可以用来监控药物的生产过程，确保药物符合质量标准。在药物监管和临床用药中，药物分析学可以用来监测药物在体内的浓度，指导药物的合理使用。

5. 天然药物化学和生药学 天然药物化学与生药学是一门跨越多学科的综合性学科，涉及天然资源（如植物、动物、微生物等）中化学成分的分离、鉴定和研究。天然产物是药物的重要来源，许多经典药物，如阿司匹林、青蒿素、紫杉醇等，都是从天然产物中发现并开发出来的。随着现代科学技术的发展，天然药物化学不仅关注活性成分的分离和化学结构鉴定，还进一步研究这些成分的生物活性机制，为新药的研发提供理论依据。

该学科的研究内容包括天然药物的化学成分、药理活性、代谢过程及其在人体内的作用机制。通过现代提取分离技术（如高效液相色谱、气相色谱、质谱等）和分子生物学工具，天然药物化学逐渐形成了系统化的研究方法，为新药的发现提供了丰富的化学模板。同时，生药学作为天然药物化学的延伸，关注药用植物和动物的种类、栽培、采集、生产工艺及其药材质量控制，确保天然药物在实际应用中的安全性和有效性。

6. 生物技术制药 生物技术药物是现代生物技术与药物研发结合的产物，基于分子生物学、基因工程、细胞工程等技术的迅猛发展，生物技术药物的研究与开发呈现出广阔的前景。生物药物不同于传统的化学药物，它们通常通过基因重组技术、细胞培养和发酵等手段生产，具有高选择性和低毒性的特点，能够精准靶向病变细胞或组织，减少对正常细胞的损伤。

生物技术药物的应用领域广泛，涵盖单克隆抗体、疫苗、基因治疗、细胞疗法和生物制剂等。单克隆抗体药物已成功应用于癌症、免疫性疾病和传染病的治疗中。通过基因工程技术生产的重组疫苗也显著提高了疫苗的安全性和有效性，在预防传染病（如乙型肝炎、人乳头瘤病毒）方面发挥巨大的作用。基因治疗则通过修复或替代患者体内的缺陷基因，为遗传性疾病的治疗带来新的希望。

随着科学家对分子机制的深入理解，生物技术药物的开发已经从简单的蛋白质药物转向复杂的基因和细胞疗法。嵌合抗原受体T细胞疗法（CAR-T细胞疗法）作为一种个性化癌症免疫治疗方法，已在血液癌症治疗中展现疗效，推动肿瘤免疫疗法的进一步发展。此外，生物技术药物在罕见病、慢性炎症疾病及神经退行性疾病治疗中，也显示了广阔的应用前景。生物技术药物的未来发展，将依赖于基因编辑技术（如 CRISPR/Cas9）、大数据和人工智能的应用，这些技术将进一步推动个体化治疗的发展，使药物治疗更加精准、有效。

7. 药事管理学 药事管理学主要研究药品管理和药物政策。它涉及药品的注册、生产、质量控制、流通、配送、销售、使用和监管等方面，旨在保障公众健康，促进合理用药，维护药品市场秩序，确保药品的安全有效使用。药事管理学的主要内容包括：首先，药品注册是药事管理的基础，通过审核和批准药品的生产和销售许可，保证药品的质量、安全性和有效性。其次，药品监管是药事管理的核心，包括药品的生产、流通、销售和使用过程中的监督和管理，以防止假药、劣药、过期药流入市场，确保合理用药。此外，药品价格管理也是药事管理的重要内容，通过制定药品价格政策，控制药品价格，保障患者用药权益，维护医药市场秩序。另外，药品信息管理也是药事管理的重要方面，包括药品信息的收集、整理、存储和传播，以提供给医生、患者和决策者参考，促进合理用药。最后，药品安全监测是药事管理的重要环节，通过监测药品的不良反应和风险，及时采取措施，保障患者安全。总的来说，药事管理学是一门综合性学科。药事管理学的发展对于保障公众健康、促进医药事业发展、维护医药市场秩序具有重要意义。

8. 药物经济学 药物经济学是研究药物治疗与卫生资源配置之间关系的学科。它关注药物治疗的经济效益和成本效益，旨在评估药物治疗对个人、社会和卫生系统的影响，以指导合理用药、优化资源配置，提高医疗服务效率和质量。在药物经济学中，成本-效益分析是一种常用的方法，用于评估药物治疗的成本与效益之间的关系。通过比较不同治疗方案的成本和效益，确定最经济有效的治疗策略，为决策者提供决策依据。药物经济学还研究药物治疗的费用构成和变化规律，评估药物治疗的经济性，并提出降低药物费用的建议。此外，药物经济学还评估药物治疗的效果和影响，研究药物治疗对患者健康状况、生活质量和生存期的影响，确定药物治疗的价值和意义。药物经济学也研究药物政策对医疗服务和患者福祉的影响，评估药物政策的实施效果和影响，提出改进药物政策的建议，促进药品的合理使用。总的来说，药物经济学在医疗卫生领域具有重要意义，可以帮助优化医疗资源配置，提高医疗服务效率和质量，降低医疗费用，减轻患者的经济负担。同时，药物经济学也为药物研发和临床决策提供科学依据，促进药物的合理开发和使用。

第三节　药学发展的古往今来

药学在其漫长和曲折的发展中，经历了古代药学、近代药学和现代药学三个主要阶段。古代药学的发展与宗教文化信仰、生产工具的不同等密切相关。古印度的诗集《吠陀》既是文学作品，也是医学书籍。不同生产工具的出现促进不同种类药物的发现与使用，如人类在没发现火之前，主要以植物为食，期间发现许多植物的营养价值、毒性以及其他的作用。我国古代称药物为"本草"，欧洲古代称药物为"drug"（即干燥的草木），说明人类最早使用、最早认识的药物是植物。随着人类掌握用火和制造石器的技术，捕猎效率大大提高，促进了动物药的出现。再到后来的矿业和冶金的发展，矿物药开始被发现和使用。随着化学、物理学、生物学和生理学等学科的发展，学科分工越来越明确，现代药学也逐渐从其他学科中分离，成为一门独立学科。

一、古代药物的发展

1. 古代西方药物的发展 在原始时代，由于文化尚未发达，没有单独记录药学知识的专著。现存的文字记载药物治疗的书被称为古典书，如埃及的《纸草书》（papyrus）、印度的《吠陀经》（Vedas Samhitas）。巴比伦的相关碑文也被认为是药学文献，因为它们记载了最早的药学知识。其中，《埃伯斯伯比书》（Ebers Papyrus）记载了超700种药物。公元前7至公元前6世纪，希腊从原始社会进化为奴隶社会。希腊医学成为罗马及后来整个欧洲医学发展的基础。直至今日，欧洲人所使用的医学符号，如手杖和陀螺，也源于希腊医学。公元前2世纪，罗马人占领了原希腊地区巴尔干半岛的南部，继承了古代希腊医学，并发展了罗马医学。著名的罗马医生格林多年从事动物解剖工作，为医学发展作出了巨大贡献。古罗马在公共卫生方面达到了较高水平，利用奴隶劳动修建了城市的水道（用管道将水引入城市）、下水道和竞技场，禁止在城市内埋葬，注重饮水卫生。罗马时代的医学发展与古希腊时代的医学有着继承性联系。格林对希波克拉底的著作进行了深入研究。格林的观点中混合了目的论，认为自然界中的一切都是有目的的，人体结构也是造物者根据目的设计的。他认为，左心室比右心室厚、重，是为了控制心脏的垂直位置；动脉壁致密，是为了更好地保持动脉壁内微小气体的扩散。这种天命论观念被后世奉为教条，阻碍了科学的发展。在治疗方面，他重视药物治疗，证明了草药中含有应该利用的有效成分，也含有应该避免的有害成分。他有自己的药房，大量使用植物药制备丸剂、散剂、软膏剂、浸剂、煎剂、酊剂、洗剂等各种制剂，并储备待用。至今，药房制剂仍称为"格林制剂"。在中世纪欧洲，由于战争的破坏，古罗马文化遭到摧毁，医学中心随社会变革而转移。阿拉伯人继承了古希腊罗马的医学遗产，同时也吸纳了中国、印度和波斯等国家在医药方面的经验。波斯哲学家、医生阿维森纳（Avicenna）编撰的《医典》分为5卷，总结了当时亚洲、非洲和欧洲的大部分药物知识，对后世产生了深远影响，被尊为药物学的经典著作。阿拉伯的巴依塔尔（Ibn al-Baytar）是一位杰出的药用植物学家，在其《药用植物全书》中，他描述了1 400多种药用植物。西欧封建社会后期，随着手工业和商业的发展，手工厂出现，生产力的增长也促进了对新市场的探索。1492年，哥伦布（Christopher Columbus）发现了新大陆；1497年，达·伽马（Vasco da Gama）发现了好望角；1519—1522年，麦哲伦（Ferdinand Magellan）环绕世界一周。随着人类活动半径的增大，许多药物（如阿片、樟脑、松香）由东方传入欧洲；在美洲被发现后，欧洲也获得了金鸡纳、愈创木、可可果等药物。

2. 古代中国药物的发展 古代中国，关于药物起源的传说有很多。其中，"伏羲氏尝味百药而制九针""神农尝百草""伊尹制汤液"等传说，反映了中华先民对药物的认识和应用起源。综合考古学、民族学、生物学和古代文献记载等多方面的研究，一般认为中医药的知识起源于原始社会。人们经过世世代代无数次尝试和经验积累，逐渐获得了鉴别食物、药物和毒物的知识，并有意识地加以利用。随着人们对生产和医疗的实践日益深入，可以看到中国药物发展的轨迹，基本遵循由简单到复杂、由低级到高级的规律，并与社会各个时期的政治、经济、科学和文化密切相关。这些知识宝库是历代实践经验的系统、科学的总结和传承。

另外，历代学者在长期医疗实践中不断继承发展，提炼总结，使得药物品种、疗法等日益丰富，并著之于文献，即历代本草。到清代，经著录的本草古籍达1 000余种，保存至今的也有400余种。现存最早的药物学专著《神农本草经》作为最经典之作，为后世药学理论发展奠定了基础。自魏晋以来，本草学理论不断丰富和发展：南北朝时期，《雷公炮炙论》是我国药学史上最早的炮炙学专著；《本草经集注》丰富了临床用药内容，初步确立了综合性本草模式；唐代在全国药物普查基础上修撰的《新修本草》是我国第一部官修本草，被称为世界上第一部药典，比欧洲《纽伦堡药典》早800年；宋代由国家组织撰修、雕版印刷的《开宝本草》《嘉祐本草》等，使本草规范得以准确广泛传播；《证类本草》囊括北宋以前的本草资料，被视为本草典籍承前启后的传世之作；《太平惠民和剂局方》被称为世界上第一部成方制剂规范，收录了大量方剂和制法；金元时期，张元素的药物专书《珍珠囊》开创了以讨论药性、注重临床为主要内容的一种本草体例；明代医药学家李时珍编写的《本草纲目》内容丰富、取材广泛、考订详明、标纲立目、分类先进、体例严谨，成为中国本草史上最伟大的集成之作；清代赵学敏编著的《本草纲目拾遗》吸收了大量的外来新药和民间用药，极大地丰富了本草学内容。此外，中国古代还有炼丹、炮制、食疗、药用植物等方面的专题著作：《周易参同契》《抱朴子》是早期关于炼丹的代表作，表明当时中国在化学制药方面已趋于领先；《雷公炮炙论》《雷公炮炙药性赋》《本草蒙筌》《炮炙大法》《修事指南》等对后世药物炮制都有很大影响；《食疗本草》在食物治疗、食物鉴定方面有很好的发挥；《饮膳正要》记载了少数民族的食疗经验，并描述了蒸馏制酒法；《南方草木状》《本草原始》《植物名实图考》等偏向于药用植物来源、药材鉴别、真伪考订；同时，《履巉岩本草》《滇南本草》等一批记载地区药物的本草专著。

二、近代药学的发展

近代各学科的发展对药学产生了深远影响。化学的发展为药学奠定了基础。古代化学的起源可以追溯到人类开始使用火的时代，这标志着人类进入了一个新的文明阶段，不再是简单地以采集食物为生。近代化学的发展进一步推动了药学的进步。英国化学家道尔顿（John Dalton）提出的原子论和意大利物理学家阿伏伽德罗（Amedeo Avogadro）提出的分子学说揭示了物质的基本构成，为药物的研制和制备提供了理论基础。现代化学的发展也给药学发展提供了更多的机会和挑战，尤其是物理化学、生物化学、药物化学等分支学科的兴起。药物的发现、设计和合成在很大程度上受益于化学学科的发展，从而推动了医药学的进步。

生物学的发展也对药学产生了巨大的影响。生物学作为一门基础科学，传统上一直是农学和医学的基础，涉及种植业、畜牧业、渔业、医疗、制药、卫生等方面。随着生物技术的发展，有目的人工制得的生物原料成为当前生物制药原料的主要来源，如用免疫法制得的动物原料、改变基因结构制得的微生物或其他细胞原料等。生物制药的发展出现了一些药理活性强、毒副作用小、营养价值高的生物药物。药学本身就是化学、生物学、医学交融结合的产物，因此化学、生物学和医学等相关学科的发展对于药学的发展极其重要。

第四节 未来药学研究的新方向

2016年以来，我国药品安全监管体制机制逐步完善，药品质量和品种数量稳步提升，创新能力和服务水平持续提升。如今，中国已经成为世界第二大制药国，这得益于党和政府的大力支持、政策的引导及科研投入的不断增加。许多制药企业和研究机构逐渐建立起了完善的研发体系，涌现出了一批具有国际竞争力的创新药物和技术。然而，我国在创新药物研发方面起步较晚，本土药企在创新药物研发方面基础仍相对薄弱，历史较短，缺乏经验积累和技术沉淀。与国际领先的研发水平相比，我国在药物发现、临床试验、技术转化等环节仍存在显著差距。此外，人才培养、科研环境和国际合作等方面也需要进一步加强。尽管如此，随着政策的不断优化、资本市场的支持及国内外合作的深化，我国的医药产业正逐步走向创新驱动的发展道路。未来，通过持续投入和努力，我国有望在全球制药领域取得更大的突破和成就。

1. 精准医学 精准医学的核心在于根据个体的基因组信息、环境因素和生活方式来制订个性化的治疗方案。通过基因测序和生物标志物检测，精准医学可以为每位患者提供量身定制的药物治疗方案，减少不良反应，提高疗效。随着这一领域研究的不断深入，将覆盖更多的疾病类型，推动药物治疗的个性化和精确化。例如，乳腺癌患者的基因检测可以识别 HER2 基因的过表达，指导使用曲妥珠单抗（赫赛汀）进行靶向治疗，从而显著增强治疗效果并减少副作用。在心血管疾病治疗中，通过基因检测可以识别个体对药物的反应差异，指导使用个性化的降压药物和抗凝药物，从而增强治疗效果和提高安全性。

2. 人工智能与大数据　人工智能（artificial intelligence，AI）和大数据技术在药物研发和医疗管理中具有广泛的应用前景。AI 可以加速药物筛选和设计，优化临床试验流程，提高药物开发效率。大数据分析则有助于发现新的药物靶点，预测药物市场需求，监测药品不良反应，提高药物的安全性和有效性。这些技术的结合将显著提升药物研发的速度和质量。例如，AI 可以通过机器学习算法分析大量生物医学数据，发现潜在的药物靶点和化合物。英矽智能（Insilico medicine）公司使用 AI 技术发现了一种新的抗纤维化药物，大幅缩短了研发周期、降低了成本。

3. 新型药物递送系统　新型药物递送系统的研究旨在提高药物的靶向性和生物利用度，减少副作用。纳米技术在药物递送中的应用能够将药物封装在纳米颗粒中，提高药物的稳定性和生物利用度。纳米药物递送系统可以通过靶向递送技术，将药物精准地送达病变部位，减少对健康组织的影响。例如，盐酸多柔比星脂质体注射液（商品名 doxil）是一种用于治疗癌症的药物载体系统。它通过将盐酸多柔比星（doxorubicin）包封于具有聚乙二醇（PEG）表面修饰的脂质体，制成脂质体纳米制剂，能够更好地控制药物释放，显著延长了盐酸多柔比星在血液中的循环半衰期，提高药物在肿瘤部位的浓度，保留多柔比星抗肿瘤作用的同时降低其心脏毒性。智能药物载体是一种能够响应外界刺激（如 pH、温度、磁场等）控制药物释放的载体系统。智能药物载体可以根据病变部位的特定环境特点，自动调整药物释放速率，增强治疗效果。例如，某些智能药物载体能够在肿瘤微酸性环境中快速释放药物，而在正常组织中缓慢释放，从而实现精准治疗。

4. 免疫疗法　免疫疗法通过增强或调节人体免疫系统来治疗疾病，近年来在癌症治疗中取得了显著进展。免疫检查点抑制剂和 CAR-T 细胞疗法是两种主要的免疫疗法，已在临床上取得了成功。

免疫检查点抑制剂通过阻断免疫检查点蛋白，解除免疫系统对癌细胞的抑制，从而增强抗肿瘤活性。例如，PD-1/PD-L1 抑制剂通过阻断 PD-1 受体与 PD-L1 配体的结合，激活 T 细胞，增强其杀伤癌细胞的能力。这类药物如帕博利珠单抗（pembrolizumab）和纳武单抗（nivolumab）已广泛应用，显著提高了某些难治性癌症患者的生存率。CTLA-4 抑制剂［如伊匹木单抗（ipilimumab）］也是重要的免疫检查点抑制剂，联合使用 PD-1 和 CTLA-4 抑制剂已成为某些癌症的标准治疗方案，显著改善了疗效。

CAR-T 细胞疗法是一种基因工程技术，通过改造患者的 T 细胞，使其表达 CAR，从而增强识别和杀伤癌细胞的能力。CAR-T 细胞疗法在某些类型的白血病和淋巴瘤治疗中取得了显著疗效，已获得美国食品药品监督管理局（Food and Drug Administration，FDA）批准用于临床治疗。例如，司利弗明（又名替沙仑赛、tisagenlecleucel，商品名 kymriah）是首个获批的 CAR-T 细胞治疗药物，用于治疗急性淋巴细胞白血病和弥漫性大 B 细胞淋巴瘤。另一种 CAR-T 治疗药物是阿基仑塞（axicabtagene ciloleucel，商品名 yescarta），主要用于治疗大 B 细胞淋巴瘤，这类疗法不仅能显著减小肿瘤体积，还能提供持久的抗肿瘤效应。每个患者的治疗都是基于其自身的 T 细胞进行改造，极大提高了治疗的特异性和有效性。

然而，免疫疗法也面临一些挑战。免疫检查点抑制剂可能引起自身免疫相关的不良反应，如皮肤炎、肠炎、肝炎和内分泌失调等。CAR-T 细胞疗法则可能引发严重的细胞因子释放综合征（cytokine release syndrome，CRS）和神经毒性反应。针对这些副作用的管理和治疗仍是当前研究的重点领域。

总的来说，免疫疗法在癌症治疗中展现了巨大的潜力，显著提高了患者的生存率和生活质量。随着研究的不断深入和技术的不断进步，免疫疗法有望在未来进一步拓展适应证范围，并优化其治疗效果和安全性，为更多的癌症患者带来希望。

第五节　药学教育和职业发展

一、药学专业的课程设置

药学专业的课程设置旨在培养学生全面的理论知识和实践技能，确保他们在未来的职业生涯中具备卓越的专业素质和竞争力。主要包括以下 5 类课程。

1. **基础科学课程**　这些课程为药学专业奠定坚实的科学基础，主要包括无机化学、有机化学、物理化学、生物化学、微生物学、解剖学和生理学等。这些课程帮助学生理解药物在人体内的基本作用机制和化学结构。

2. **专业核心课程**　这些课程涵盖药学的各个核心领域，系统讲授药物的发现、研发、生产和应用知识。主要包括药物化学、药理学、药物分析学、药剂学、临床药学、生药学和药物代谢等。通过这些课程，学生将掌握药物设计与合成、药物作用机制、药物检测与分析、药物制剂技术以及临床应用等方面的专业知识。

3. **实验课程**　实验课程是药学教育的重要组成部分，通过动手操作，学生可以验证理论知识，掌握实验技能。主要包括药物合成、药物分析、药理、药剂、生物制药等实验课程。通过这些实验课程，将帮助学生积累实验操作技术及经验，同时提高学生解决实际问题的能力。

4. **实践课程**　实践课程旨在培养学生的实际操作技能和职业素养。通过与制药企业、医院和科研机构合作，安排学生参与药物研发、临床药学服务和药品质量控制等实践活动。实习实践环节使学生能够在真实的工作环境中得到锻炼，提高其实践能力和职业适应性。

5. **案例教学**　通过案例教学法，将真实的药学案例引入课堂，帮助学生将理论知识应用于实际问题的解决。案例教学法不仅可以提高学生分析问题和解决问题的能力，还可以增强其对药学专业的兴趣和理解，同时能促进对行业应用的理解。

二、药学教育的创新

药学教育的课程设置和教学模式需要不断改进，以适应快速发展的医药行业需求。药学教育面临的挑战包括课程内容的更新、教学方法的创新和实践能力的培养。例如，精准医学、人工智能和大数据、新型药物递送系统等前沿领域的课程内容需要纳入药学教育中。通过这些课程，使学生能够掌握最新的科学知识和技术，跟上医药行业的发展步伐。药学教育需要注重培养学生的实践能力，以提高其在实际工作中的操作技能和解决问题的能力。

1. **实习实践环节**　加强实习实践环节，增加校企合作和科研实践机会，使学生在真实的工作环境中得到锻炼和提高。例如，与制药企业、医院和科研机构合作，安排学生参与药物研发、临床药学服务和药品质量控制等实践活动。

2. **模拟实验室**　建立模拟实验室，模拟药物开发、生产和质量控制等过程，提供实际操作训练。通过模拟实验，学生可以掌握药物合成、分析和制剂等操作技能，积累实际操作经验。

3. **科研项目** 鼓励学生参与科研项目,培养其科研思维和创新能力。通过参与科研项目,学生可以了解最新的科研进展,学习科研方法和技术,培养独立思考和解决问题的能力。

三、多样化的职业发展路径

让学生认识到药学专业人才的职业发展路径多样化,包括临床药师、药物研发、药品监管和药事管理等多个方向。这些方向不仅涵盖了药学的各个专业领域,也为药学专业人才提供了广阔的发展空间和多样的职业选择。

1. **临床药师** 临床药师在医院和药房工作,负责药物咨询、处方审核、药物治疗管理等。临床药师需要掌握药物治疗的理论和实践知识,能够根据患者的病情和药物特点制订个性化的治疗方案;参与治疗团队,与医生、护士等医疗专业人员协作,优化患者的药物治疗效果;在慢性疾病管理、药品不良反应监测、药物相互作用评估等方面发挥着重要作用,提高了临床治疗的安全性和有效性。

2. **药物研发人员** 药物研发人员在制药企业和科研机构工作,负责新药研发和临床试验。药物研发人员需要掌握药物设计、合成、分析和评价等技术,能够独立开展药物研发工作。他们参与新药分子的发现与优化,进行药物的合成与纯化,开展体外与体内药理学和毒理学研究,以及进行临床试验设计与实施。药物研发人员的工作对推动医药科技进步、开发出更多有效治疗药物起关键作用。

3. **药品监管人员** 药品监管人员在药品监督管理机构工作,负责药品注册、质量控制和市场监管。药品监管人员需要了解药品法规和标准,具备药品质量管理和风险评估的能力。他们审查药品的注册申请,监督药品生产过程中的质量控制,监测药品上市后的安全性和有效性,确保公众用药的安全和有效。药品监管人员的职责还包括打击假冒伪劣药品,保障药品市场的规范和有序运行。

4. **药事管理人员** 药事管理人员在医药企业和医疗机构工作,负责药品管理和政策制定。药事管理人员需要了解医药行业的运行机制和管理模式,具备药品采购、分销和销售管理的能力。主要工作包括制定和执行药品管理政策,优化药品供应链,确保药品的合理分配和使用。药事管理人员还参与药品价格管理、医保报销政策制定等工作,促进医药资源的合理利用和患者用药负担的减轻。

医药行业的职业路径不仅体现了药学专业的多样性和广泛应用,也展示了药学专业人才在医疗健康领域的重要作用。随着医药科技的不断进步和医疗需求的增加,药学专业人才的职业发展前景将更加广阔。

(刘叔文 周平正)

数字资源详见 新形态教材网

学习目标　导学视频　教学课件　拓展阅读
思政元素　思考题　测试题　参考文献

第二章 药物化学

编者导学

:world_map: 学习目标
:compass: 知识导图

本章导航
第一节　药物化学概述　　　　第三节　先导化合物的优化
第二节　先导化合物的发现　　第四节　新药的合成工艺

　　药物化学（medicinal chemistry）以小分子合成药物为研究对象，作为药学的核心学科之一，在药物发现与开发过程中发挥关键作用。其研究重点涵盖了活性先导化合物的筛选与发现、结构优化，以及生产制备的全流程，最终目的是开发出安全、有效的治疗药物。随着现代医学的快速发展，药物化学已成为应对复杂疾病、推动个体化治疗和开发创新药物的重要驱动力。本章将从药物化学概述、先导化合物的发现、先导化合物的优化，以及新药的合成工艺共4个方面进行介绍。

第一节　药物化学概述

一、药物化学的性质与任务

　　药物化学是与新药创制密切相关的核心学科，以化学学科为基础，又与生命科学、医学和计算机等多学科交叉融合，具有综合和与时俱进的学科特点。根据国际纯粹与应用化学联合会（International Union of Pure and Applied Chemistry，IUPAC）的定义，药物化学的内容主要涉及新活性化合物的发现、设计、合成制备、结构鉴别、体内代谢研究、分子水平作用方式阐释，以及研究化合物的化学结构与生物活性之间的关系，即构效关系（SAR）。其中，构效关系研究是药物化学的中心内容。

　　具体而言，药物化学整合化学的基本理论和方法，应用于药物的发现、设计、合成及结构优化过程，同时结合生命科学和医学的知识，揭示药物的作用靶标、研究药物的作用机制、药代动力学和临床应用。此外，依托计算机科学等学科的发展，推动计算机辅助药物设计的创新和应用。因此，药物化学是一门具有高度应用性的基础学科。同时在应用过程中，药物化学也逐步发展出具有学科特色的科学理论和研究方法，广泛应用于指导新药创制。

　　在整个药物研发流程中，药物化学的关键任务是基于对疾病机制和生物靶点的深入理解，通过合理的分子设计、合成和结构优化，开发出具有治疗潜力的创新药物。主要研究内容可归纳为以下 3 个方面。

（1）药物靶标的确证和先导化合物的发现：随着生命科学和医学的发展，新的生命调控过程逐渐被解析，人们对疾病发生和发展过程的认识不断深化。如何从这些研究结果中发现和确认新的药物靶标，并在此基础上寻找一个对靶标有活性的先导化合物，是药物研发的起点任务。

（2）先导化合物的优化：仅有一定活性的先导化合物不足以成药，还需要对其成药性进行多方面的研究和优化，包括构效关系、靶标选择性、药代动力学性质和毒副作用等。在此过程中，化合物的设计、合成、活性测试和数据分析（SAR 研究）将反复进行，直至发现适合临床研究的候选药物。

（3）药物的合成工艺研究：候选药物确立后，需逐步开展原料药的合成工艺研究，以期为后续制剂、质量控制、药理学、毒理学评价提供所需的质量符合要求的样品；同时，提高产率、降低成本，并保证药物合成在工业生产中可行。该过程包括小量试制、中试放大和工艺验证 3 个阶段。

综上可见，药物化学处于药物研发链的源头地位，旨在开发出活性更强、安全性更高的分子实体，为新药研究的后续环节提供物质基础。

二、药物化学的发展进程

纵观整个历史发展进程，人类使用药物已有数千年之久。在远古时期，人们主要依赖经验观察，利用内服或外用某些偶然发现的物质来治疗疾病或缓解症状。然而，随着 19 世纪基础科学的迅速发展，尤其是化学、生物学和药理学的进步，药物化学逐渐发展为一门独立的学科，其理论体系和研究方法日益丰富完善，并通过与多学科的紧密融合，极大地推动了现代药物发现方式的变革。

（一）经验主义时期

古代的药物主要来源于植物、动物和矿物。现存最早的中医药著作《神农本草经》，收集了包括抗疟生物碱、麻黄、大枫子和吐根等在内的 365 种药物。源于约公元前 1500 年的《伊伯氏纸草本籍》记载了古埃及人治疗疾病的 800 多个处方。1596 年，我国明代医药学家李时珍所编著的《本草纲目》刊印成书，该书囊括了超过 1 800 种药物和 1 万余种方剂。但受限于分离提纯技术和疾病机制理解，前工业化时代的药物发现几乎完全依赖于提取的混合物和经验观察，缺乏科学基础，不可避免地导致无药用价值和/或有毒物质的滥用。

进入 19 世纪，随着有机化学的发展，药学家可以从天然产物中提取分离出单一的药效成分，如 1803 年从鸦片中分离出镇痛药吗啡（morphine），1820 年从金鸡纳树皮中分离出抗疟疾奎宁（quinine）等，这为药物化学的形成提供了基础。1899 年，解热镇痛药阿司匹林（aspirin）上市，标志着人类开启了用化学方法改造天然产物的结构而发现药物的时代。在此理论指导下，通过改造、简化天然产物的化学结构，发展药效相似或更优的药物成为当时新药发现的主流，为现代药物的发展奠定了基础。

（二）理论发展时期

19 世纪末 20 世纪初，染料工业向制药工业的转型极大地推动了药物化学学科的发展。德国科学家埃尔利希（Paul Ehrlich）教授的开创性工作被广泛认为是现代药物发现的起点。他基于生物组织对不同化学染料的亲和力，提出了药物治疗的理论假说——药物通过与体内的"受体"（化学感受器）相互作用发挥药效。为验证这一理论，埃尔利希先后在感染锥虫的小鼠及感染梅毒的兔模型中对数百种合成的染料分子进行了系统评价，并首次研究了系列化合物的构效关系。这一工作标志着药物化学进入了系统化研究阶段。1909年，埃尔利希教授成功开发出首个化学合成药物——胂凡纳明（arsphenamine，商品名：洒尔佛散）用于梅毒治疗，开启了现代药物发现的新时代。

> **拓展阅读** 埃尔利希的魔弹理论

20世纪30~60年代是药物发现史上的"黄金时代"，也是药物化学理论发展的重要时期。在这段时期内，合成药物大量涌现，内源性生物活性物质被分离与鉴定，酶抑制剂开始在临床被广泛应用。此外，分子药理学的形成和酶学的发展，对药物作用原理的阐明也起到了重要的作用。

继埃尔利希之后，1935年，德国病理学家与细菌学家多马克（Gerhard Domagk）发现了第一个抗菌药物——偶氮染料百浪多息（prontosil），其在体内对链球菌和葡萄球菌有抑制作用，但在体外无抑菌效果。经过深入研究发现，百浪多息在体内的代谢产物磺胺（sulfanilamide，对氨基苯磺酰胺）是发挥抗菌活性的药效基团。接下来，以磺胺为先导化合物，对其进行结构优化，衍生出一系列磺胺类抗菌药。在这个过程中，研究者总结出一些规律性的药物设计原理，如生物电子等排原理、分子杂合原理等，为构效关系研究打下了良好基础。另外，通过对磺胺类药物的抗菌机制研究，确立Wood-Fields代谢拮抗学说，从而开拓出寻找药物的新途径，促进了抗菌药、抗肿瘤药和抗病毒药等的发展，被称为药物化学发展的一个里程碑。

20世纪40年代，以青霉素（penicillin）为代表的β-内酰胺类抗生素的发现及工业化生产带动了链霉素、四环素、红霉素等其他类型抗生素的开发，成为人类抗菌史上一项划时代的成就。这个时期药物构效关系的研究也随之深入开展，开发出一系列比原型化合物更有效、更广谱、副作用更少、使用更方便的半合成抗生素，从而为创制新药和发现先导化合物提供了重要依据。

> **拓展阅读** 抗菌药物的诺贝尔奖之路

20世纪50年代后，新药发现的速度放缓。1952年治疗精神分裂症的氯丙嗪被发现，中枢神经疾病的治疗有了突破性的进展。进入20世纪60年代，甾体激素成为一类重要的药物。其中，甾体口服避孕药的研究丰富了甾体激素的构效关系，催生了高效皮质激素类药物的发现。同时，甾体激素的半合成方法（以薯蓣皂苷元为原料）也具有里程碑意义，促进了药物合成方法学的发展。另外，非甾体抗炎药的研究在当时也是相当活跃的领域，以吲哚美辛（indomethacin）为代表的一系列新的环氧合酶抑制剂类抗炎药先后上市。再者，1964年最早上市的β受体拮抗剂普萘洛尔（propranolol）开启"从疾病机制出发，合理发现药物"的新篇章，打破了之前药物发现的范式——通常利用疾病动物模型随机筛选化合物。

> **拓展阅读** 诺贝尔生理学或医学奖获得者——苏格兰药理学家布莱克（James Black）

综上可见，在这一阶段中，药物化学的基本理论得到了深入发展。药物在机体内的作用机制和代谢过程逐步被阐明，出现了通过研究体内生化和生理等分子过程寻找新药的途径。同时，前药（prodrug）等药物化学的新原理，也相继用于指导先导化合物的优化。

（三）合理药物设计时期

自20世纪60年代以来，随着药物的作用机制不断被揭示，药物研究的靶标从早期的整体动物、离体器官发展到受体和酶等分子水平，由此推动药物发现和设计逐渐从随机筛选向理性设计过渡。另外，随着计算机技术的发展，药物构效关系的研究由定性转向定量构效关系（quantitative structure-activity relationship，QSAR），即利用计算机总结同系物局部结构变化所引起的生物活性变化规律，以指导先导化合物的优化。

20世纪90年代初，分子力学、量子化学、分子图形学、结构生物学等先进理论和先进技术的出现，为研究药物与生物大分子三维作用模式提供理论依据，出现了基于结构的药物设计

(structure-based drug design，SBDD)，使药物设计更趋于合理化和更易创新。在这一时期，基于对受体（酶）三维结构的深入研究，以此为靶标进行的药物发现取得了很大进展，如用此方法开发的第一个血管紧张素转换酶抑制剂（angiotensin-converting enzyme inhibitor，ACEI）卡托普利（captopril）于1981年上市，用于治疗高血压。

20世纪90年代中期，组合化学（combinatorial chemistry）和高通量筛选（high throughput screening，HTS）的出现，使得药物发现进入到"同时合成和测试大量化合物"的快速模式。然而，两者组合并没有达到预期加速药物发现的效果。基于此，虚拟化合物库和虚拟筛选（virtual screening，VS）得以发展，为先导化合物的发现提供了更快捷的途径。

同时，药物合成的新方法和新工艺也不断涌现，如生物合成法、固相合成法、过渡金属催化偶联法和不对称合成法等，这些有利于实现降低成本、保护环境和工业化大规模生产。

此外，在药物的开发阶段，新药研究者逐渐意识到，候选药物的药代动力学性质和毒性（absorption distribution metabolism excretion and toxicity，ADMET）是临床试验失败的主要原因之一。因此，科学家们总结成药化合物所具备的一些共同结构和性质特征（如 Lipinski 五原则），并提出了"类药性"（druglikeness）的概念。这些经验性规则为化合物的设计和优化提供了重要的指导原则，帮助避免无效的结构修饰，减少不必要的实验投入，从而提高了化合物进入临床阶段的成功率。

自从人类基因组图谱绘制完成后，进入了后基因组时代，随着基因组学、蛋白质组学、生物信息学和系统生物学等学科的迅猛发展，极大加深了我们对重大疾病产生机制的理解，促进药物化学转向更加精准和个性化的治疗。同时，人工智能技术的引入显著提升了药物化学处理海量数据的能力，加速了复杂生物信息的解析过程，从而大大提高了新药发现的效率。未来，随着相关学科和技术的不断进步，药物化学将在个性化治疗和创新药物形式的开发中继续发挥重要作用。

第二节　先导化合物的发现

在新药研发中，要有目的地获取一个活性化合物，首先必须回答一个问题：药物在人体怎样起作用？药物分子要发挥药理效应，必须先到达靶组织，并与其中特定的生物大分子药物靶标（target）相互作用，这是药物效应的分子基础。

拓展阅读　药物靶标及药物与靶标相互作用的原理

在药物研发链中，药物化学的目标是要寻找高效、低毒的新化学实体（new chemical entity，NCE）。一般分为两个阶段：先导化合物发现（lead discovery）和先导化合物优化（lead optimization）。其中，先导化合物发现是药物研发的起点任务。

先导化合物（lead compound），简称先导物（lead），是指通过各种途径或方法获得的具有某种生物活性的化合物。先导物一般具有以下两个特征：单一的化学结构，具有类药性、合成可操作性和可修饰性；药理活性可重复，具备构效关系、量效关系，可以获得知识产权保护等。但先导物也存在一些缺陷，如活性不强、选择性低、吸收差或毒性较大等，尚不能直接药用，因此需要对先导物进行适当的化学修饰，使之成为更理想的候选药物（drug candidate），这一过程称为先导化合物优化。

分子结构的"多样性"是发现先导化合物的物质基础。早期先导物的发现主要来自天然产物活性成分的提取，或是随机、偶然的发现。随着生命科学的发展，以体内活性物质为基础、基于药物的体内代谢转换，以及通过观察药物的临床副作用可以获得先导物。目前，随着相关学科领域的发展与融合，如组合化学、高通量筛选、计算机辅助筛选、合理药物设计及人工智能等技术，加速了合理和有效的先导物发现进程。

一、经典方法

1. 基于偶然发现　早期由于缺少系统详细的生化知识，许多先导化合物或药物都是意外得到的。例如，开启抗生素新纪元的青霉素就是完全偶然的发现。1929 年，英国医生弗莱明（Alexander Fleming）培养金黄色葡萄球菌的培养皿"意外"被青霉真菌污染，他注意到，处于真菌周围的菌落生长被抑制，而且这种真菌的培养液也能抑制其他一些革兰氏阳性菌的生长。1940 年，其中的有效成分被生化学家钱恩和病理学家弗洛里完成分离及活性测试，从此揭开了青霉素类抗生素研究的序幕，并衍生出后续一系列优化改造的半合成青霉素类抗生素。

青霉素 G　　　　半合成青霉素类抗生素通式

随着理论和科技的发展，通过偶然、幸运发现新药的情况越来越少。但是先导化合物的发现并不是一个纯靠技术导向来推进的过程，意外仍在一定程度上推动新药发现。例如，1998 年上市治疗男性勃起功能障碍的西地那非（sildenafil）的发现就充满了偶然和巧合。

西地那非

2. 基于天然产物　自然界生物在物竞天择的环境和进化过程中，制造了各色各样的天然产物。这些多样性的天然产物往往具有新颖的化学结构，从而可能产生独特的药理活性，是先导化合物甚至新药的重要来源。天然活性物质主要来源：①陆地植物，如我国西北部盛产的黄花蒿中分离出抗疟疾活性成分青蒿素（artemisinin）；太平洋紫杉树皮中提取出抑制癌细胞生长的紫杉醇（taxol）。②陆地动物，如从动物胰腺中提纯的抗糖尿病药物胰岛素；从蛇毒中提纯的替普罗肽，是抗高血压重磅药物卡托普利的先导化合物。③微生物来源，如他汀类降脂药和青霉素等抗生素都属于这一类。④海洋生物来源，如美国佛罗里达海域的海绵（*Crypthoteca Crypta*）中分离得到特异核苷类化合物海绵阿糖核苷（Ara-T）和海绵阿糖尿苷（spongouridine），这两种化合物后来成为抗病毒药物阿糖腺苷（Ara-A）和抗癌药物阿糖胞苷（Ara-C）的先导化合物。此外，我国拥有悠久的中医药历史和丰富的医药遗产，民间治疗疾病的偏方、验方都是发现先导化合物的宝库。采用各种现代分离分析技术，提取分离并确定天然化合物的化学结构，配以迅速发展的微量、快速、大规模的筛选方法，将会从天然产物中发掘出更多、更好的生物活性先导化合物。

青蒿素　　　　　　　　　紫杉醇

Pyroglu-Trp-Pro-Arg-Pro-Gln-Ile-Pro-Pro ⇒ 卡托普利
替普罗肽

海绵阿糖核苷　　海绵阿糖尿苷 ⇒ 阿糖腺苷　　阿糖胞苷

3. 基于内源性活性物质　内源性活性物质指的是生物体内产生的具有生物活性的化学物质，在调节生理功能、维持稳态、抵抗疾病等方面发挥着重要作用。人体的内源性活性物质包括各种神经递质（如多巴胺、γ-氨基丁酸、5-羟色胺、乙酰胆碱、组胺等）、激素（如胰岛素、前列腺素、皮质醇、雌激素、睾酮等）、细胞因子、血浆蛋白等。这些活性物质可视为广义的先导化合物，以此为基础进行药物研发。例如，组胺（histamine）作为一种重要的化学递质，通过与不同亚型的组胺受体作用调控不同的生理过程。以组胺为先导化合物，保留乙胺链，对咪唑部分进行改造，发展了一系列经典的组胺 H_1 受体拮抗剂类抗过敏药，如氯苯那敏（chlorphenamine）。另外，以组胺为先导化合物，保留咪唑环，对侧链部分进行改造，发展了一系列组胺 H_2 受体拮抗剂类抗溃疡药，如西咪替丁（cimetidine）等。

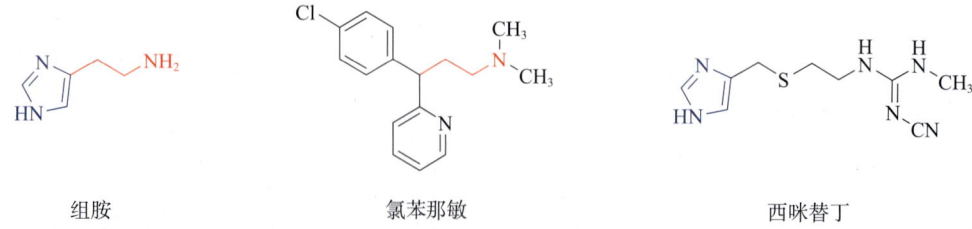

组胺　　　　　　　氯苯那敏　　　　　　　西咪替丁

4. 基于现有药物　现有的药物中有些可被选作先导化合物，进一步优化得到新药，主要分为以下几种类型。

（1）由药物副作用发现先导化合物：在药物研究中，常可以从已知药物的副作用出发找到新药，或将副作用与已有的治疗作用分开而获得新药。例如，磺酰脲类降血糖药的发现，就是从磺胺类抗菌药的临床副作用中衍生而来的。抗菌药氨磺丁脲（carbutamide）具有降低血糖的副作用，但毒性大，不能直接用于降血糖药使用。为消除其毒性和抗菌活性，用甲基替换抗菌药效团中的氨基，得到甲苯磺丁脲（tolbutamide），促进了第一代磺酰脲类降血糖药的发展。

氨磺丁脲　　　　　　　　　　　　甲苯磺丁脲

拓展阅读　*药物重定位*

（2）通过药物的代谢研究发现先导化合物：研究药物代谢过程和发现活性代谢物是寻找先导化合物的途径之一。大多数情况下，药物代谢使得药物通过生物转化生成无活性的分子。然而，药物代谢也可能生成具有药理活性且药动学性质和安全性更优的代谢产物，所得到的代谢产物可能成为新的先导化合物。例如，三环类抗过敏药氯雷他定（loratadine）被吸收后，经肝脏代谢，去掉乙氧羰基，得到地氯雷他定（desloratadine）。地氯雷他定的抗过敏作用更强，且起效速度更快，半衰期更长，因此直接作为新型抗组胺药物于2001年上市。

氯雷他定　　　　　　　　　　　　地氯雷他定

（3）以现有首创性药物作为先导化合物：首创性药物之后的跟进性药物主要包括Me-too药物和Me-better药物。Me-too药物是指化学结构与原有药物非常相似，但生物活性稍有差别的药物，其可能具有更好的活性或药代动力学性质。例如，用于非小细胞肺癌治疗的吉非替尼（gefitinib）是首个上市的表皮生长因子受体（epidermal growth factor receptor，EGFR）。跟进性药物厄洛替尼（erlotinib）和埃克替尼（icotinib）在之后陆续上市。它们都是以吉非替尼为先导物，保留喹唑啉母环，对其侧链结构和苯胺取代基进行修饰而得，二者的差别仅在侧链的开环与闭环。其中，埃克替尼是我国第一个具有自主知识产权的小分子靶向抗肿瘤新药。

吉非替尼　　　　　　　　　　厄洛替尼　　　　　　　　　　埃克替尼

与Me-too药物相比，Me-better药物的结构改变大，甚至核心骨架结构都有改动，以期获得与原有药物相比更显著的药效、药代或安全性等优势。同时，新颖的化合物结构也更有利于实现专利保护，创新程度显著提高。例如，扎那米韦（zanamivir）是1999年首个上市的流感病毒神经氨酸酶（neuraminidase，NA）抑制剂，可特异性地抑制A型流感病毒的NA，防止病毒扩散，但极性大，口服生物利用度差，只能以静脉注射或吸入方式给药。跟进的奥司他韦（oseltamivir）采用了全碳六元环结构骨架，模拟首创药物的分子尺寸和药效团特征，口服生物利用度可达80%，属于Me-better类新药。

扎那米韦　　　　　　　　奥司他韦

二、创新方法

以上经典的先导物发现策略在现代制药工业研究中仍被广泛采用。但随着药物开发投入的不断增加，原创且结构新颖的先导化合物在现代药物研发中的重要性进一步凸显，许多新的工具和方法已被开发用于设计和发现具有成药潜质的先导物。

1. 基于高通量筛选和化合物库　高通量筛选（HTS）技术基于分子、细胞水平的高特异性的体外筛选模型，采用自动化操作系统，快速对数以百万计化合物进行筛选，从而识别出有潜在药用价值的先导化合物，具有微量、灵敏、高效和准确的特点。

分子水平的 HTS 模型发展于 20 世纪 80 年代后期，涉及的靶点包括酶、受体、离子通道和核酸等，基于受体与配体间相互作用原理，实现明确靶标的先导化合物发现。细胞水平的 HTS 模型以整体细胞为药物的作用对象，观察被筛选样品对整体细胞的影响。例如，高内涵筛选（high content screening，HCS）能够提供更多细胞表型信息，如细胞形态、亚细胞器状态、蛋白质定位等，从而更全面地评估样品的生物学效应，但不能反映样品作用的具体途径和靶标。

在 HTS 技术的形成过程中，组合化学发挥了巨大的作用。组合化学是将一些小分子构建模块（building block，如氨基酸、核苷酸以及各种各样的化学小分子）通过化学或生物合成的手段系统地装配成不同的组合，由此得到大量具有差异性结构的化合物分子，从而建立化学分子库的方法（图 2-1）。

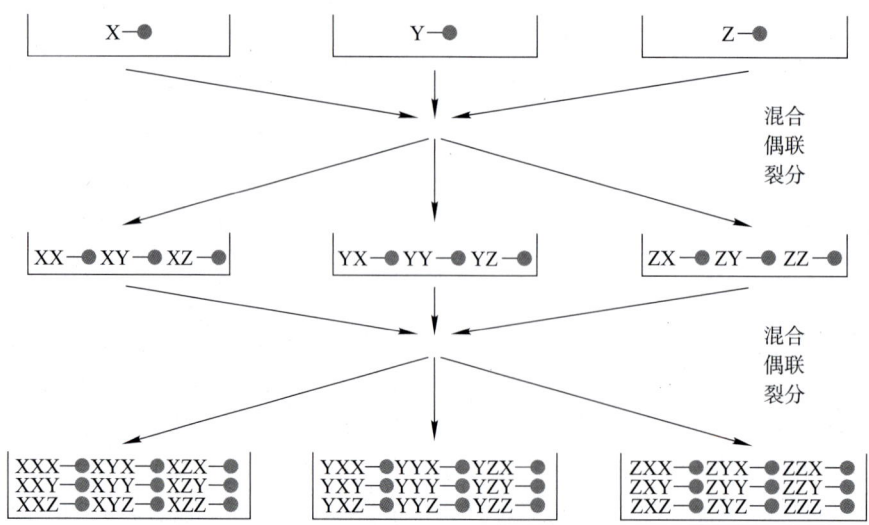

图 2-1　混合裂分法固相合成三肽库

组合化学的发展使化合物库的规模迅速增长，其与 HTS 结合，是发现先导化合物的常用研究方法。除了组合化学构建的化合物库，还包括以下几类常见库，如天然产物库、化学合成库、药物片段库、中药组分库等也可以与HTS配合，用以发现先导物。需要注意的是，任何类型化合物库的建立都需要严格的质量控制和合理的库管理，以确保库中化合物的结构多样性、类药性、质量和可用性，从而提高先导物发现的概率。

例如，2005年批准上市的靶向抗肿瘤药物索拉非尼（sorafenib）是首个利用组合化学筛选发现的小分子药物。研究者在 Raf-1 蛋白激酶抑制剂的研发过程中，通过20万个化合物的高通量筛选，发现了活性较弱的苗头化合物（hit compound）3-噻吩脲，在其末端苯环上引入甲基后活性提升10倍；通过快速平行合成技术构建约1 000个双芳基脲的小分子化合物库，再次实施高通量筛选后得到活性更高的先导化合物3-异噁唑脲；再对先导物进行结构优化，最终得到了第一个口服有效的 Raf-1 蛋白激酶抑制剂索拉非尼（图2-2）。

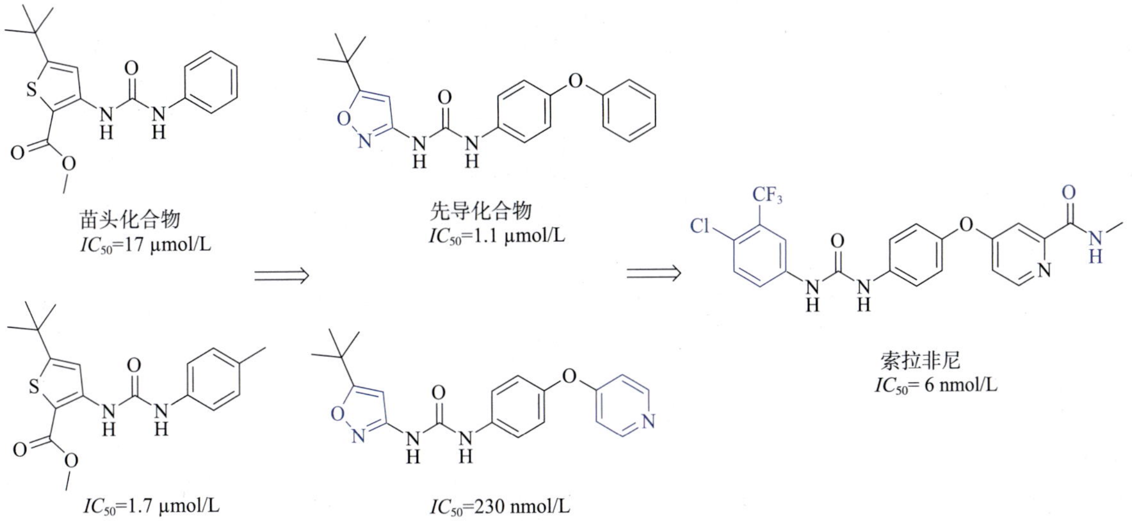

图 2-2　基于组合化学发现索拉非尼

尽管HTS在筛选效率和大规模数据处理方面具有优势，但存在费用昂贵、化合物可得性等挑战和限制。

2. 基于虚拟筛选　虚拟筛选（VS）是指针对一个特定的药物作用靶标，借助计算机技术和计算化学软件，对化合物库进行高通量的筛选，以识别具有潜在生物活性的化合物，从而大幅缩短实验筛选时间、减少实验工作量和花费，同时提高成功的概率。

根据靶标结构已知与否，虚拟筛选分为基于受体的虚拟筛选和基于配体的虚拟筛选。前者使用基于分子力场或者量子力场的分子对接方式，对数据库中的海量化合物与药物靶点结构的三维构象进行对接，从而依据自由能最小化等方式，计算靶标与药物的亲和力，进行评分和排序。后者通过分子比对、药效团搜索实现打分排序，再结合类药性评估、结构新颖性、多样性、可合成性等分析，从而选取具有成药潜质的先导化合物进行生物活性验证（图2-3）。当然，如果能够将基于配体的虚拟筛选和基于受体的虚拟筛选结合起来应用，效果更好。

恩西曲韦（ensitrelvir）是2022年2月在日本上市的抗新型冠状病毒药物，其通过选择性抑制3CL蛋白酶，阻断新型冠状病毒（SARS-CoV-2）的增殖。该研究首先基于3CL蛋白酶与已报道的3个抑制剂复合物的晶体结构，定义出药效团过滤（pharmacophore filter）特征（图2-4A，红圈表示氢键的接受体位置，绿圈为疏水基团）。随后使用GLIDE对接软件，对数十万个化合物进行分子对接，并结合药效团进行过滤；再将得分高的前300个苗头分子进行酶

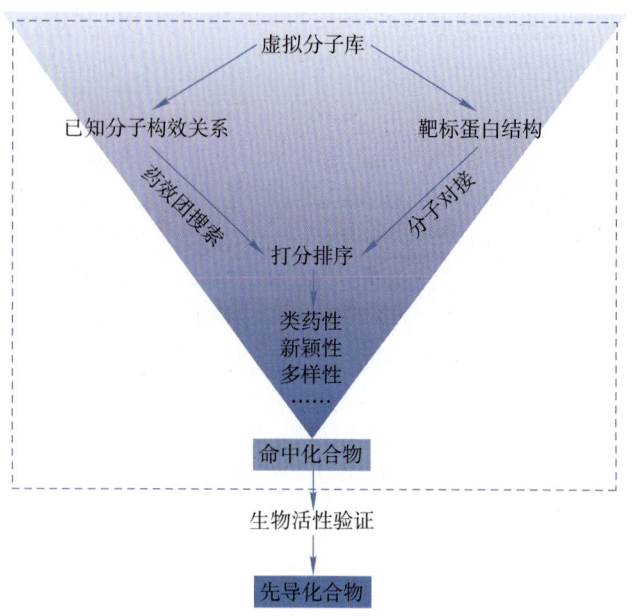

图 2-3 虚拟筛选流程示意图

活性验证，同时经质谱分析排除假阳性，最后确定了先导化合物（图 2-4B/C）。之后再结合基于结构的药物设计，进行结构优化，得到恩西曲韦（图 2-4D）。

　　基于计算机的虚拟筛选方法不仅能够大大加速药物研发的进程，降低开发成本，而且不受化合物是否可以获得的限制，是传统实验筛选方法的重要补充。

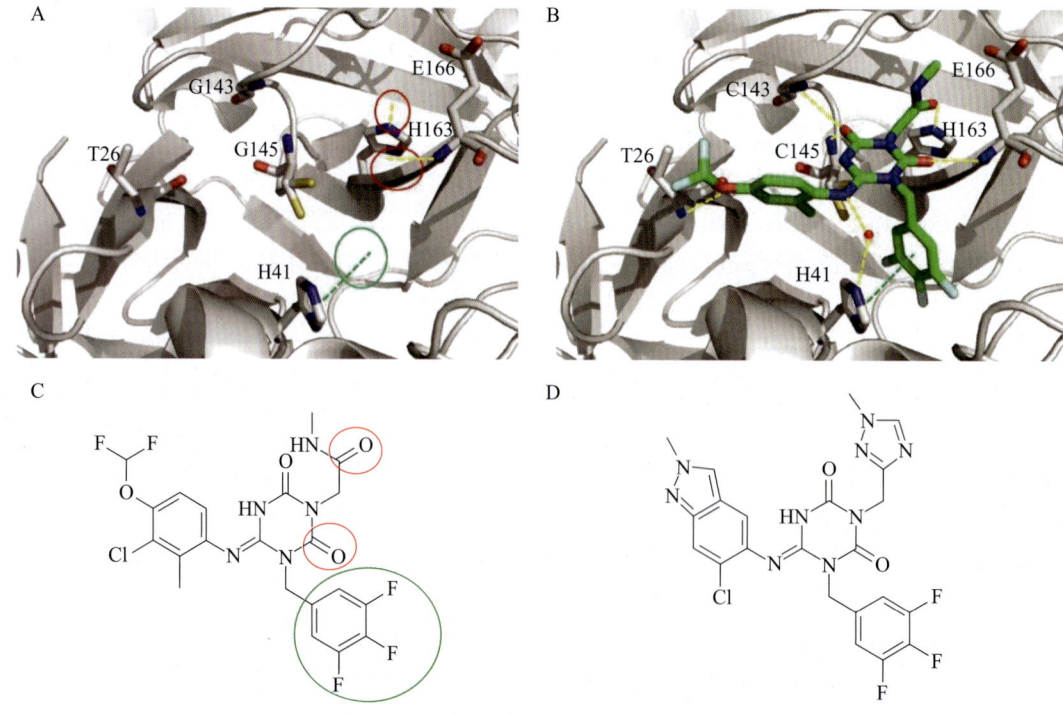

图 2-4 恩西曲韦的研发历程

A. 3CL 蛋白酶抑制剂的药效团特征；B. 先导物与 3CL 蛋白酶共晶（PDBcode：7VTH）；
C. 先导物的化学结构；D. 恩西曲韦的化学结构

3. 基于片段筛选 基于片段的药物设计（fragment-based drug design，FBDD）是一种将随机筛选和基于结构的药物设计有机结合的新方法，自 1981 年提出以来，已成为先导化合物发现的重要途径。FBDD 可以有效地弥补 HTS 耗时长、成本高、命中化合物空间覆盖率低等缺点。

FBDD 方法认为，药物靶标的活性位点通常由多个小口袋组成，而与各个小口袋特异性结合的片段以合适的连接子连接起来，可以组装得到高活性的化合物。因此，FBDD 的研究一般分为 3 步：片段筛选、结合模式确认和新分子构建。首先，采用灵敏度高的检测技术，如核磁共振（NMR）、表面等离子共振（SPR）或 X 射线晶体学等，筛选数千个小分子片段（相对分子质量＜300）组成的片段库，获得命中片段。它们与靶标结合亲和力一般不强，在微摩尔（μmol/L）至毫摩尔（mmo/L）范围内。然后，确认片段与靶标的结合区域及其相互作用。最后，根据片段与靶标的结合模式指导片段的衍生化，或者将不同口袋的命中片段合并/连接在一起，构建得到新分子（图 2-5）。由于片段的相对分子质量较小，它们的合成和修饰通常比较简单和经济，从而加速了药物发现的过程。

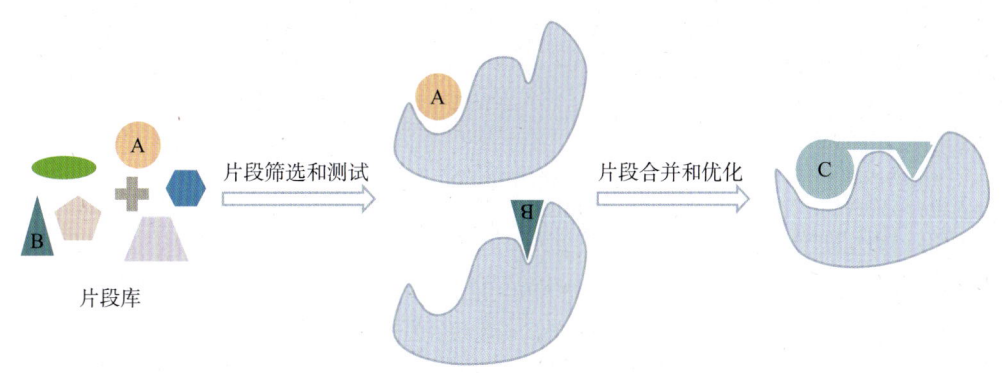

图 2-5 基于片段筛选的示意图

2011 年，美国 FDA 批准上市的 BRAF-V600E 激酶抑制剂威罗非尼（vemurafenib）就是首个基于 FBDD 研发的成功案例。研究者最初通过 20 000 个片段分子的筛选，初次发现命中片段 7-氮杂吲哚分子与 PIM1 激酶在结合位点和结合方式上具有新颖性，进而通过成纤维细胞生长因子受体（fibroblast growth factor receptor，FGFR）激酶证实了该骨架衍生片段在激酶 ATP 结合口袋具有新颖和稳定的结合方式，为进一步优化提供了活性保障。接下来，基于结合口袋剩余部分的特性，在该片段上添加化学基团得到衍生物 PLX4720，其对 BRAF-V600E 激酶的抑制活性达到纳摩尔水平，且表现出高特异性，被定为先导化合物。接着指向空疏水口袋的 5 位氯被大体积的氯苯基取代，最终得到优选的化合物威罗非尼（图 2-6）。

4. 基于全新药物设计 全新药物设计（de novo drug design）是指根据靶标上配体结合口袋的形状和性质要求，按照"几何形状互补、化学性质匹配"原则，从头开始自动设计合适的小分子结构，也称为从头设计。根据靶标结构已知与否，全新药物设计可分为基于靶标结构的全新设计和基于药效团的全新设计。

基于靶标结构的全新设计方法的应用一般包括 5 步：获取靶标三维结构及其活性部位；计算活性部位的结构性质；在关键活性位点设置与之匹配的砌块（原子或基团）；在原始砌块的基础上产生完整的分子或用连接基团，将上述砌块连接成完整的分子；预测所设计的一系列化合物与靶标的亲和性等。根据基本砌块产生方法的不同，该全新药物设计方法又可进一步细分为模板定位法、原子生长法、分子碎片法等，其中分子碎片法目前应用最为广泛。

分子碎片法是指在靶标分子的活性部位，根据静电、疏水和氢键等相互作用，以碎片为砌块，构建出性质与形状互补的分子。这里指的碎片由单一官能团，如羟基、羰基或苯环所构成。

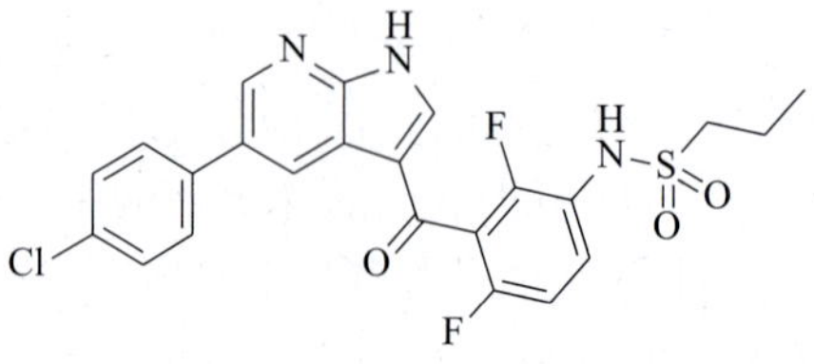

威罗非尼

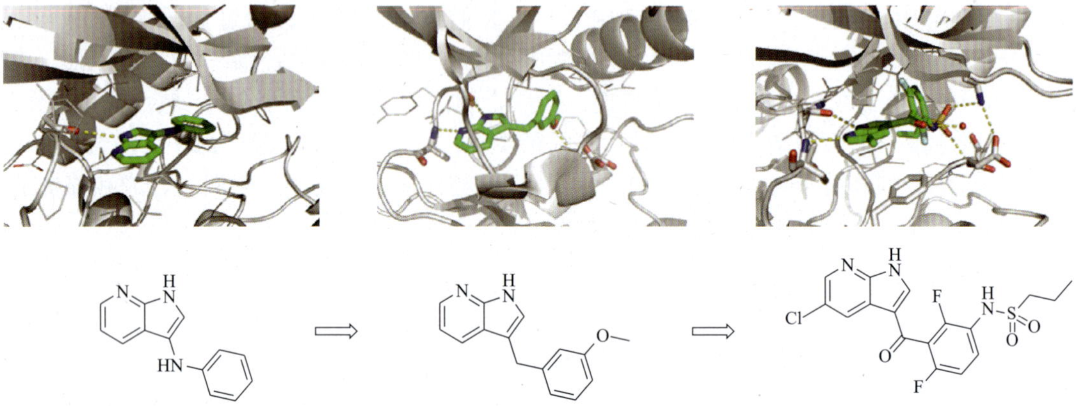

初选命中片段
IC_{50}范围：~mmol/L
低亲和力：~200 μmol/L
低特异性
PIM1结晶

衍生片段确证
IC_{50}范围：~μmol/L
中等亲和力：~2 μmol/L
中等特异性
FGFR1结晶

先导化合物（PLX4720）
IC_{50}范围：~nmol/L
高亲和力：<20 nmol/L
高特异性
BRAF-V600E结晶

图 2-6　基于片断的药物设计发现威罗非尼

分子碎片法又分为碎片连接法和碎片生长法。

碎片连接法首先产生与靶标活性部位匹配的各种分子碎片，如在氢键受体的表面置入带 NH 或 OH 的碎片，在疏水性的表面置入疏水性基团等，然后通过连接子连接成为一个完整的分子（图 2-7A）。而碎片生长法则是从起始碎片开始，按照与原子生长法类似的方法，以碎片为单位，逐渐生长出一个与靶标匹配的完整分子（图 2-7B）。

5. 基于人工智能　人工智能辅助药物设计（artificial intelligence-driven drug design，AIDD）是近年来迅速发展的平台技术。AIDD通过大量数据训练机器学习，从中提取出潜在的模式和

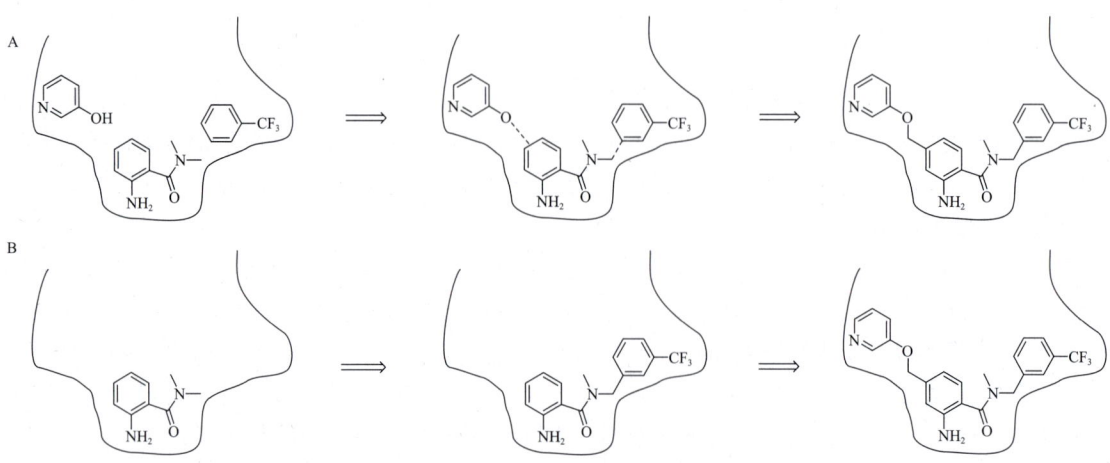

图 2-7　分子碎片法示意图

A. 碎片连接法示意图；B. 碎片生长法示意图

关联，构建模型并进行推理预测（图 2-8）。具体而言，AIDD 通过学习大量已知药物化合物和非药物化合物的特征，以此为基础对新化合物进行分类，判断其是否具有成药潜质。相较于传统的计算机辅助药物设计，AIDD 的独特之处在于，其学习能力不依赖于复杂的物理计算，而是通过数据自主学习。因此，在高质量数据的支持下，AIDD 能够高精度、高速度地进行药物筛选。

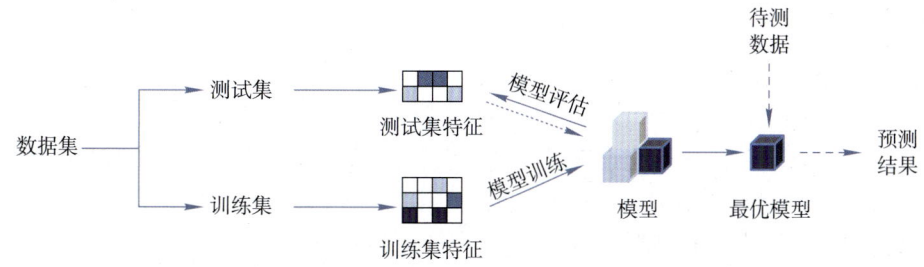

图 2-8　人工智能辅助药物设计示意图

例如，halicin 是麻省理工学院的科学家通过 AI 技术发现的新型广谱抗菌分子，具有与已知抗生素完全不同的分子结构和作用机制，有望在最大程度上减少细菌耐药的产生。其具体发现流程如下：研究者首先用 2 335 个分子训练了一个能够预测具有抗菌活性分子的深度神经网络模型，然后从"药物再利用库"（drug repurposing hub）的 6 111 个已进行临床试验的候选药物分子中筛选得到了 99 个有高打分值的化合物。经实验测定抑菌活性后选出 51 个，再针对结构相似性、临床状态和安全性进行分析，最终筛选出曾经作为激酶抑制剂的化合物 halicin（图 2-9）。在小鼠实验中，该分子对多种病原体显示抗菌活性，包括结核分枝杆菌、艰难梭菌、耐碳青霉烯类肠杆菌和广泛耐药的鲍曼不动杆菌。

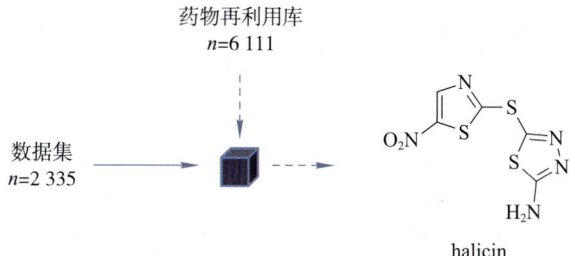

图 2-9　基于人工智能辅助药物设计发现 halicin

在 halicin 的发现过程中，高质量的 AI 训练数据集具有多样化的结构和差异化的活性，并且其特定模型是通过自主学习而非人为干预构建的，因而不受"先入为主"的限制。这些特点使得 AI 能够生成与现有抗菌药物结构不同的高效分子，并且揭示了新的作用机制。Halicin 的发现突显了 AI 在药物研发中的潜力，随着计算能力的提升，算法的不断优化，以及跨学科合作的加深，未来将有更多的先导化合物通过 AI 技术被发现。

第三节　先导化合物的优化

化合物的内在活性和成药性是药物的两个基本要素。活性是药物的首要前提，成药性是辅助活性发挥药效的必要条件，两者互为依存。药物的化学结构是呈现活性和成药性的物质基础，其特征包括：相对分子质量、分子大小、分子组成、分子形状、pK_a、氢键给体、氢键接受体、极性表面积、可旋转键和官能团分布等。这些结构因素与靶标相互作用产生药效；与体内环境及非靶蛋白相互作用，形成溶解度、解离度等理化性质；形成吸收、分布、代谢等药代动力学性质和安全性。

先导化合物的优化过程主要包括：构效关系研究和成药性优化两方面，涉及活性、药代和安全性的多层次、多方面调整，具有丰富的药物化学内涵。先导化合物的优化过程也是药物分子设计的核心环节。

一、构效关系研究

构效关系（SAR）用于描述化合物的结构与其生物活性之间的关系，以指导药物设计和研究。药物分子的活性是药物效力的基础和核心。因此，先导化合物的结构优化首要关注的是提高活性强度和选择性，建立明确的 SAR。

要全面理解先导物的 SAR 是充满挑战的。一方面，配体分子对靶标的识别和选择性结合需要满足空间拓扑学的互补，并形成合适的分子间相互作用力（如氢键、盐桥及疏水相互作用等）以及配体诱导大分子产生契合变化等；另一方面，结构明显不同的药物可以有相似或相同的作用机理和药效（结构的多样性），而结构微小差异的药物，也可产生完全不同的药效（功能的多样性）。这表明构效关系研究有充分的探索空间，需要考虑化合物中原子、官能团、立体化学特性等各方面的结构特征。

在实际工作中，SAR 研究是一个多轮尝试、验证假设、逐步优化、不断迭代的过程。尽管化合物的结构变化在理论上是无穷尽的，但合理的构效关系研究不是盲目的，而是符合一定逻辑、系统化地展开的。首先，先导化合物优化应遵循"小幅度修饰"的基本原则，即在对先导化合物进行改造时，一般优先设计与先导化合物结构相近的类似物，或是结构仅有微小变化的化合物。然后，通过这些代表性衍生物的体外活性数据分析，总结实用信息，用以预测其他化合物的生物活性，并为后续的药物设计指明方向。

例如，假设生物大分子靶标是刚性的（不会因为结合配体发生改变），SAR 探究先导化合物的苯环上各取代基的结构对生物活性的影响。首先，考察芳环取代基 R_1，如果芳环朝向溶剂区（也就是指向"结合口袋"外侧），那么该芳环上取代基的改变对化合物活性的影响将会很小；如果其朝向"结合口袋"内侧，芳环上取代基的大小对活性的影响很大（表 2-1）。当引入脂溶性基团，并不断增加基团的空间位阻（化合物 1—4），分子与结合位点的疏水相互作用会随着 R_1 基团的增大而增强，然而当分子超过"疏水口袋"的边界限制，则亲和力迅速下降（化合物 5）。综上可见，可以根据不同配体和靶标的亲和力推测出靶标结合口袋的大小。另外，化合物 6 由于羰基的引入，其与生物靶标肽骨架的 N—H 形成了额外的氢键，从而显示出更强的结合能力。由此可见，注重考察靶标中能够形成氢键的官能团的位置和朝向，可为新一轮化合物的设计提供思路。

接下来，在不改变 R_1 基团的条件下，考察 R_2 取代基变化对活性的影响（表 2-2）。随着 R_2 部分侧链的延长，化合物的活性略有增加；当末端引入甲氨基（化合物 10），活性显著提升；而用 O 替换 NH，活性显著下降（化合物 11）。由此，可推测化合物 10 中 NH 极有可能与口袋底部的羧基形成额外的盐桥作用，从而使得结合能力显著增强。然而，如果侧链再加长，超过该口袋的边界限制，则亲和力迅速下降（化合物 12）。如果 R_2 边链的取代位置换到 R_1 的邻位，则上述优化的边链并不能较好地形成离子键，需要做新一轮的优化调整。

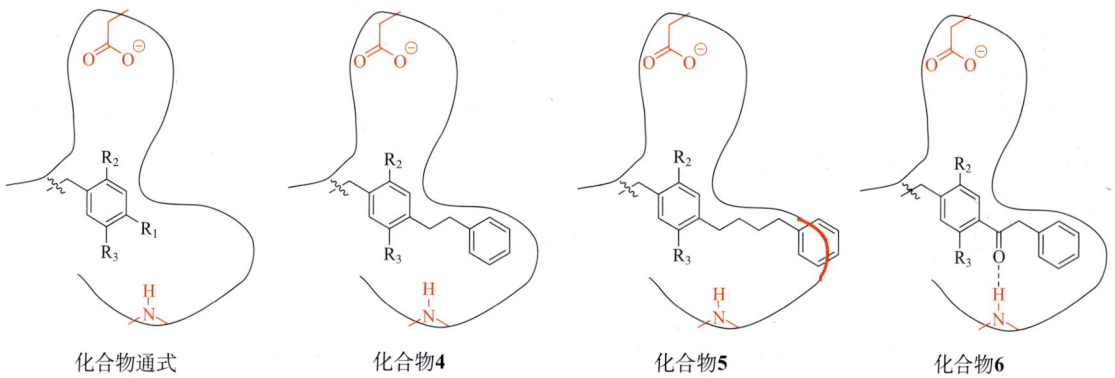

表 2-1 取代基 R_1 变化对活性影响

化合物编号	R_1	IC_{50}（nmol/L）
1	—H	5 000
2	—CH$_2$(CH$_3$)$_2$	4 000
3	—Ph	3 000
4	—CH$_2$CH$_2$Ph	1 000
5	—(CH$_2$CH$_2$)$_2$Ph	10 000
6	—COCH$_2$Ph	300

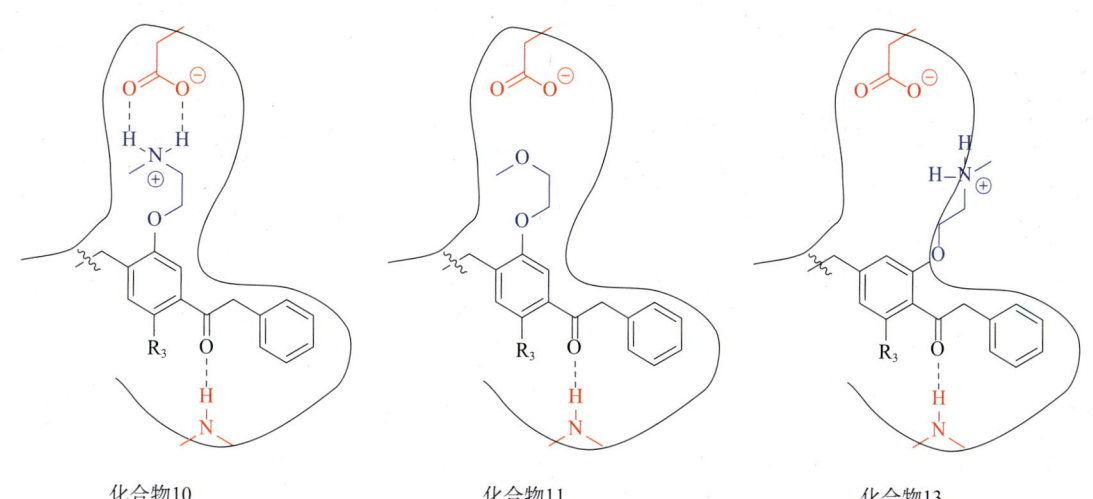

表 2-2 取代基 R_2 变化对活性影响

化合物编号	R_2	IC_{50}（nmol/L）
7	—H	300
8	—OCH$_3$	250
9	—OCH$_2$CH$_3$	200
10	—OCH$_2$CH$_2$NHCH$_3$	30
11	—OCH$_2$CH$_2$OCH$_3$	300
12	—O(CH$_2$CH$_2$)$_2$NHCH$_3$	2 000
13	变换位置	/

接下来，保留优化的 R_1 和 R_2 基团，进一步考察 R_3 取代基的电性对活性的影响（表 2-3）。结果显示，吸电子基（如氯、氟、氰基、硝基等）会降低其活性，而供电子基（如甲基、甲氧基等）会增强其活性。以上构效关系研究表明，芳环的 R_3 基为供电子基团时，可以提高化合物的生物活性。

化合物17　　　　　　　　化合物19

表 2-3　取代基 R_3 变化对活性影响

化合物编号	R_3	IC_{50}（nmol/L）
14	—Cl	150
15	—F	200
16	—CN	300
17	—NO$_2$	500
18	—CH$_3$	10
19	—OCH$_3$	5

综上所述，SAR 的探究是一个由设计、合成、筛选和分析组成的互动循环（图 2-10）。首先，基于现有数据设计并改造分子结构，制备后进行活性筛选，并评判、分析这些结构变化对靶标的结合、功能或选择性等的影响。如果新的设计能够提升化合物的生物活性，便可把修饰的结构保留下来；反之，可在后续改造中舍弃该类修饰。每轮筛选、分析完成后所获得的信息都会被纳入总的 SAR 中，并以此为基础开展新一轮的重复工作，直至获得具有理想生物活性的分子。

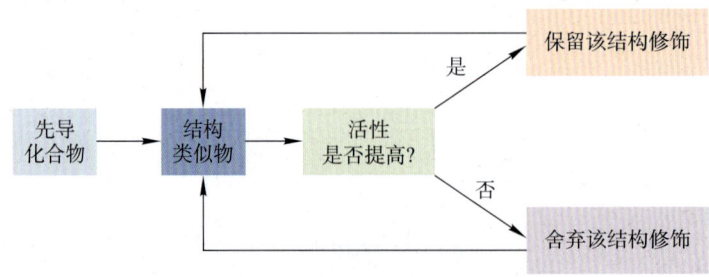

图 2-10　构效关系研究的循环示意图

尽管通过 SAR 研究寻找活性更高的化合物是药物研发中首要关注的内容，但针对生物靶标的活性并不只是唯一需要考虑的因素。靶标的选择性，对于判断化合物是否能进入临床研究至关重要。药物因脱靶作用（off-target）而产生毒性，是中断药物研发的重要因素之一，也是上市药物受到黑框警告，甚至是被召回的常见原因。因此，在优化先导化合物体内活性的过程中，还需特别注意考虑化合物对靶标分子的选择性或特异性。同源蛋白之间的结构与功能有相似性，部分药物往往因选择性不强，导致不良反应。另外，如果研发的化合物作用于双（或多）靶标，其不仅要对双靶标有选择性，而且作用强度应相近或匹配。

二、成药性优化

20 世纪 80 年代前，药物研究者在新药研发的早期阶段将重点放在化合物的生物活性上，而对成药性的优化投入有限，导致很多体外高活性的候选药物因成药性较差而终止研发。20 世纪 80 年代后期，药物研究人员开始逐渐重视对成药性的优化，在很大程度上降低相关的药物研发损耗。

药物或候选药物应具有成药性（druggability）属性。成药性是保障生物活性、发挥药效的必要条件。成药性主要包括理化性质、药动学性质和毒副作用。

（一）理化性质与药效

药物结合靶标产生活性的前提是：药物必须能够被吸收、转运并分布到作用部位。该转运过程是在体内生物膜间和体液内进行的。生物膜具有内外层亲水、中间层疏水的特性，因此，药物需要具备适宜的理化性质，才能通过这种类似水相-脂相-水相的相间生物膜。当其脂水分配系数过高或过低，均会影响其穿透生物膜的转运，产生体外活性高而体内实验几乎无效的现象。因此，设计新药时不能只考虑靶标活性，还必须充分考虑化合物的理化性质对药代动力学的影响。

药物的理化性质包括性状、溶解度、酸碱性、熔点、沸点、分配系数、解离度、氧化还原势、热力学性质和光谱性质等。在上述因素中，对药效影响较大的主要是溶解度、分配系数和解离度。

1. 溶解度和分配系数对药效的影响 溶解度可用脂水分配系数 P（partition coefficient P）来表示。P 是指化合物在一定量的有机溶剂相（O）中和水相（W）中进行分配，当达到平衡时浓度之比值，即 $P = c_o/c_w$，常用 $\lg P$ 表示，$\lg P = \lg(c_o/c_w)$。

大部分药物是有机化合物，且为弱的有机酸或有机碱，因此大多数药物是亲脂性的。但药物要转运扩散至血液或体液等水相环境，因此药物需要具有一定的水溶性。当药物结构中含有氢键的受体官能团或供体官能团时，如羟基、氨基和羧基，可增加药物的亲水性，而且这种官能团的数目越多，药物的亲水性越强。另外，药物的水溶性还与药物可以离子化的程度相关。容易离子化的药物可增强其水溶性，所以一般成盐的药物，有很强的离子化倾向，多数在水中有比较大的溶解度，可以静脉或注射给药以加快吸收速率。

药物的转运需要通过生物膜，因此药物需要具有一定的脂溶性。如果分子中含亲脂性的烷基、卤素、芳环等，一般可使药物脂溶性增大。但过大的亲脂性不利于药物的转运。因此，脂水分配系数处于适当的范围，才能显示最佳药效。在药物设计中为了提高药物的活性，往往需要考虑药物作用靶标所在组织的亲脂性情况。如作用于中枢神经系统的药物，需要透过血脑屏障，因此适当增加其亲脂性，有利于吸收和增强活性，而降低亲脂性则活性减弱。

2. 药物的酸碱性和解离度对药效的影响 多数药物呈弱酸性或弱碱性，而人体 70%~75% 由水组成，因此药物在人体的生理环境中可部分解离，以离子型和分子型两种形式存在。药物的解离度由解离常数 pK_a 和环境介质的 pH 决定。以海索比妥为例,其 pK_a 为 8.4,在人体正常 pH 条件(pH = 7.4)下,其解离度的计算如图 2-11 所示。结果表明,在人体体液环境中,分子型海索比妥占 90.91%,离子型占 9.09%。

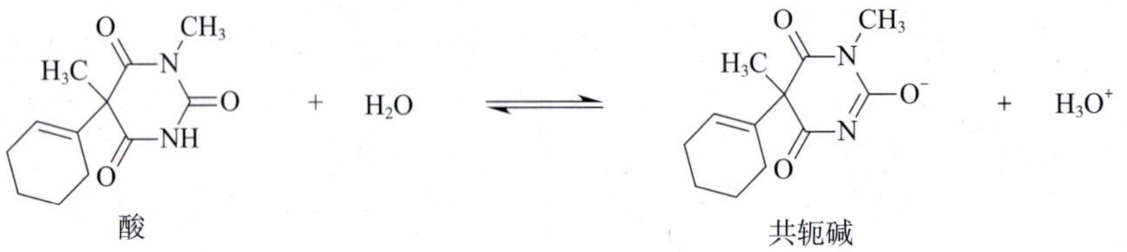

$$\text{酸} + H_2O \rightleftharpoons \text{共轭碱} + H_3O^+$$

$$pK_a = pH + \lg \frac{[\text{酸形式的浓度}]}{[\text{碱形式的浓度}]}$$

$$8.4 = 7.4 + \lg[\text{酸形式的浓度}]/[\text{碱形式的浓度}]$$

$$1 = \lg[\text{酸形式的浓度}]/[\text{碱形式的浓度}]$$

$$10 = [\text{酸形式的浓度}]/[\text{碱形式的浓度}]$$

酸形式的百分比 = 10/(10+1)×100% = 90.91 %

图 2-11 海索比妥的解离度计算

药物常以分子型透过生物膜被吸收,而离子型不利于药物的跨膜转运。因此,药物的 pK_a 直接影响药物的活性。当药物的解离度较小时,药物的分子型占比高,可增加其在亲脂性组织中的吸收而使活性增强;反之,活性减弱。例如,与海索比妥同系列的巴比妥类催眠药因 5 位取代基不同,因 pK_a 各有差异,导致体内解离度不同(表 2-4)。因此,透过血脑屏障的药物浓度和速率也不同,从而各个药物表现出镇静、催眠和抗癫痫作用的强弱及显效快慢有明显的差异。其中,海索比妥的未解离分子型占比最高,吸收较快,可在 15 min 内显效,而且作用较强。

表 2-4 巴比妥类药物 pK_a 与镇静催眠活性关系

药物	巴比妥酸	苯巴比妥	司可巴比妥	异戊巴比妥	戊巴比妥	海索比妥
pK_a	4.12	7.40	7.7	7.9	8.0	8.4
未解离百分率 /%	0.05	50.0	66.61	75.97	79.92	90.91
显效时间 /min	-	30 ~ 60	10 ~ 15	15 ~ 30	10 ~ 15	10 ~ 15

(二)药代动力学性质与药效

药代动力学反映药物在体内的吸收、分布、代谢、排泄等过程随时间变化的规律,相关参数包括血药浓度 – 时间曲线下面积(area under the concentration-time curve,AUC)、药物峰浓度(c_{max})、达峰时间(T_{max})、生物利用度(F)、表观分布容积(V_d)、血浆蛋白结合率、清除率(CL)、半衰期($t_{1/2}$)等。

药代动力学性质是药物分子理化性质与机体相互作用的综合表现,是成药性的最高体现。根据先导物的特性,可从改善吸收、分布和代谢途径入手对药代动力学性质进行优化。

1. 改善吸收 药物的吸收是指药物自给药部位进入血液循环的过程,影响药物的生物利用度,以及药物到达作用靶标的速度和程度。例如,天然的抗肿瘤药物 10- 羟喜树碱(10-hydroxycamptothecin)具有良好的抗肿瘤活性,但是其水溶性差(2 μg/mL),故应用比较困难。通过修饰 10-OH 引入羧基和叔胺基团以制备伊立替康盐酸盐(irinotecan hydrochloride),

其注射液的溶解度（20 mg/mL）和生物利用度得到极大的提高。

10-羟基喜树碱　　　　　　　　　伊立替康盐酸盐

2. 改善分布　药物从血液转运到各组织器官的过程称为分布。大多数药物在体内的分布是不均匀的，这主要取决于药物与血浆蛋白的结合率、各器官的血流量、药物与组织的亲和力、体液pH、药物的理化性质及血脑屏障等。药物的体内分布不仅影响药物的贮存及消除速率，也影响药效和毒性。例如，中枢神经系统药物需要克服血脑屏障进入中枢，并达到足够的暴露量才能起效。因此，适当增加药物的脂溶性是中枢药物研发成功的关键前提。γ-氨基丁酸（γ-aminobutyric acid，γ-GABA）是哺乳动物中枢神经系统的抑制性递质，通过与GABA受体作用降低中枢神经的兴奋性。但由于γ-GABA在体内pH条件下以离子化形式存在，不能透过血脑屏障进入中枢，因此不能直接作为药物使用。通过在β位引入脂溶性的环己烷，得到加巴喷丁（gabapentin），其能以分子形式透过血脑屏障增加中枢分布，从而发挥明显的抗癫痫作用。

γ-氨基丁酸　　　　　　　　　加巴喷丁

3. 改善代谢　药物在体内吸收、分布的同时，在药物代谢酶的作用下发生一系列化学结构的改变，称为生物转化（biotransformation）。其目的是加速药物从体内消除。当化合物的代谢性质存在缺陷（如代谢速率过快等），研究者可针对先导化合物中易代谢位点进行优化。增强先导物代谢稳定性的思路主要有两种：如果它们不是药物的药效团，那么去除该结构既可简化分子，又可减少代谢或降低毒性；如果它们对活性至关重要，或是必需的连接片段，则可以考虑根据生物电子等排原理，将其进行替换，或者对其进行结构修饰，阻断原来的代谢途径。例如，β受体阻断剂美托洛尔（metoprolol）在体内经历甲氧基脱甲基的首过效应（首过清除率为50%），导致半衰期较短（$t_{1/2}$ = 3.5~6 h），生物利用度较低。通过在甲基末端引入环丙基，形成一定的位阻效应，减少O-去烷基代谢（首过清除率为15%），得到倍他索洛尔（betaxolol），从而显著提升其代谢稳定性（$t_{1/2}$ = 16~22 h）和生物利用度。

美托洛尔　　　　　　　　　倍他索洛尔

（三）安全性

安全性是药物的基本属性之一，在成药性优化中要尤其重视。候选药物的毒性问题一直是制约其临床应用的重要因素。除脱靶毒性，化合物毒性主要与警惕结构、CYP450酶相互作用和人类ether-a-go-go相关基因（human ether-a-go-go related gene，hERG）抑制相关，这在成药性优化阶段需要重点关注。

1. 避免警惕结构生成毒性代谢物　有些药物分子由于含有警惕结构,在体内经代谢生成"高反应性"的活性代谢物,引发药物特质性毒性反应(idiosyncratic adverse drug reactions)。研究者可通过去除或替换警惕结构,以改变代谢途径,从而获得更为稳定、安全的活性化合物。例如,含有供电子取代基(如—OH、—NH$_2$)的苯环是药物分子中最常见的警惕结构之一。其电子云密度高,易被体内的氧化酶系氧化生成醌类或亚胺–醌类结构,进而与活性蛋白的富电基团共价结合引发毒性。降血糖的 PPARγ 激动剂曲格列酮(troglitazone)含有这类富电性苯环,对肝有毒性,已于 2000 年 5 月被美国 FDA 撤市。后续上市的吡格列酮(pioglitazone)采用缺电子的吡啶环替代含酚羟基的苯并吡喃环,不易被氧化,从而减少醌类代谢物的产生。且其每日服用剂量(30 mg/d)远远低于曲格列酮(200~600 mg/d),进一步降低了毒性风险。

曲格列酮　　　　　　吡格列酮

2. CYP450 酶的抑制或诱导作用　细胞色素 P450 酶(cytochrome P450,CYP450)是生物体主要的 I 相代谢酶,由许多同工酶和亚型酶组成,如 CYP3A4、CYP2D6、CYP2C9 等,其参与超过 70% 药物的体内代谢。药物–药物相互作用(drug-drug interaction,DDI)研究是评价药物药效和安全性的重要组成部分,而药物对 CYP450 的抑制和诱导是导致 DDI 的重要因素。即联合用药时,当某一药物通过抑制或诱导作用改变了 CYP450 的活性,那么药物本身或其他药物的代谢都会发生改变,进而影响疗效或引发毒性。

3. hERG 与药物心脏毒性　hERG 编码的钾离子通道在心脏正常的动作电位复极过程中起重要作用。阻滞 hERG 钾离子通道会导致心脏动作电位时程中 QT 间期延长,进而诱发尖端扭转型室性心动过速,严重时可引起突然死亡。因此,hERG 毒性评价是成药性评价的重要方面,应通过合理设计规避潜在的开发风险。例如,特非那定(terfenadine)是 1985 年由美国 FDA 批准上市的第一个非镇静性抗组胺药,后发现该药与酮康唑(ketoconazole)和大环内酯类抗生素[特别是红霉素(erythromycin)]同时服用时可产生室性心律失常、尖端扭转型室性心动过速等风险。因此,特非那定于 1997 年被撤市。后续研究表明,特非那定潜在的毒副作用是由于其阻断 hERG 通道和其代谢途径被抑制。特非那定是高活性的 hERG 通道阻滞剂(IC_{50} = 10 nmol)。但正常情况下,特非那定可以被 CYP450 3A4 快速代谢,因此其血药浓度不会过高,并不影响心脏功能。然而,联合用药时,CYP450 3A4 的活性受其他药物(如酮康唑和红霉素)抑制,使得特非那定的血药浓度升高,导致心血管不良反应。此外,基于代谢研究发现,特非那定实际是一种前药,其羧酸代谢物非索非那定(fexofenadine)才是具有抗组胺活性的药物,且后者没有阻断 hERG 通道的活性。非索非那定于 1996 年上市,很快成为取代特非那定的新"重磅炸弹"性药物。

特非那定　　　　　　非索非那定

综上所述，根据药物的作用部位调节化合物的脂水分配性，可改善吸收和分布；增强化合物的代谢稳定性，可改善药物清除率；降低潜在毒性，可提高安全性等。这些都是成药性优化重点聚焦的方面。先导物分子结构的变化会对其溶解度、亲脂性和解离度等理化性质产生影响，也会导致药代动力学性质和毒副作用的改变。通过结构改造，在"构效关系"研究的同时，兼顾改善"构性关系""构代关系"，可以指导发现具有更优成药性质的化合物。

总之，先导化合物的优化需要综合考量化合物的生物活性、能否到达靶标、是否具有代谢稳定性、是否具有安全性等多方面因素，以期获得各种性质最为均衡的候选化合物。除了针对某一选定先导化合物的优化，还要关注"替补"原则，即考虑结构多样性的"备选"先导化合物，这样可以维持候选化合物较大程度的结构差异性，从而避免因药物研发后期出现无法预期的问题导致整个系列化合物的"全军覆没"。

三、结构优化的具体策略

"小幅度修饰"是先导化合物优化的基本原则。因此，分子结构的"相似性"是先导物结构优化的基础。小分子药物的化学结构通常由环、连接子及侧链3个部分组成，环结构和连接子的连续性组合称为分子骨架。分子骨架是小分子药物中最具创新性的部分，也是化合物专利的核心。

对先导化合物的优化有多种策略，大体可分为两大类：传统的药物化学方法和现代的方法。

（一）传统的药物化学方法

1. 生物电子等排替换 生物电子等排体（bioisostere）是由早期电子等排体（isostere）的概念发展和延伸而来的。电子等排体是指结构不同的原子、基团或分子，外层电子具有相同的数目和分布，导致化学性质具有相似性。生物电子等排体是指一类化合物或基团，具有相似的分子形状和体积、相似的电子分布，并表现出相似的物理性质（如疏水性），能对同一靶标产生相似或拮抗的生物效应。

生物电子等排体可分为经典和非经典两大类型（表2-5）。经典生物电子等排体以氢化物置换规则为基础，包括外层价电子相同的原子或基团、元素周期表中同一主族的元素以及环等价体。非经典生物电子等排体在相互替换时会产生相似或相反的生物活性。

表2-5 生物电子等排体

	经典生物电子等排体
一价电子等排体	—F，—NH$_2$，—OH，—SH，—Cl，—Br，—CH$_3$，—CN，—i—Pr，—t—Bu
二价电子等排体	—O—，—S—，—CH$_2$—，—NH—，—CONH—，—COO—
三价电子等排体	—N=，—P=，—CH=，—As=
芳香环等排体	苯环、噻吩、呋喃、吡啶、噻唑、噁唑、嘧啶、咪唑
羟基	—OH，—NHCOR，—NHSO$_2$R，—CH$_2$OH，—NHCONH$_2$，—NHCN，—CH(CN)$_2$

非经典生物电子等排体					
羰基					
羧基					
吡啶					

利用生物电子等排体原理对先导化合物中的某一基团逐个进行替换得到一系列的新化合物，是药物化学研究者设计新药的经典方法，尤其在"Me too"药物研究中具有重要意义。例如，抗炎药物环氧合酶（cyclooxygenase Ⅱ，COX-Ⅱ）抑制剂塞来昔布（celecoxib）、罗非昔布（rofecoxib）和伐地考昔（valdecoxib）是在药效团定位维持不变的情况下，将药物的中间骨架替换成杂环电子等排体。虽然这种替换方法产生的骨架新颖性比较低，但是研发新药的成功率较高。

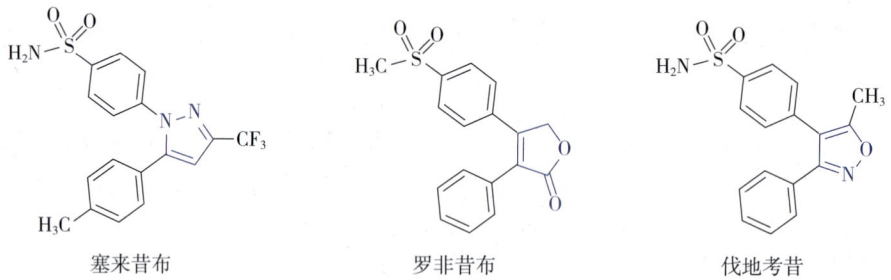

塞来昔布　　　　　罗非昔布　　　　　伐地考昔

2. 剖裂方法简化分子结构　剖裂是指将结构比较复杂的先导化合物（主要是天然产物），剖析成简化的亚结构，然后通过合成和构效关系分析，以确定药效团和必要的骨架，去除多余的原子和片段。例如，对镇痛药吗啡的多环进行逐步剖裂：由五环系吗啡，简化成四环系吗啡喃，再简化成三环系的苯并吗啡烷，接着简化成二环系苯基哌啶类，最后得到苯基丙胺类（图2-12）。该过程中优化出许多新的中枢镇痛药物，如哌替啶（pethidine）。

3. 骨架跃迁　骨架跃迁（scaffold hopping）是在保持分子侧链结构及靶标作用模式不变的前提下，通过合理替换药物核心骨架，得到与原药物分子空间结构类似，但药效更优的新药物。此方法对药物骨架变动较大，产生的结构新颖性强，较易突破原有专利限制，易获得新的知识产权。例如，全反式维A酸（all-trans retinoic acid，ATRA）是维A酸受体α（RARα）

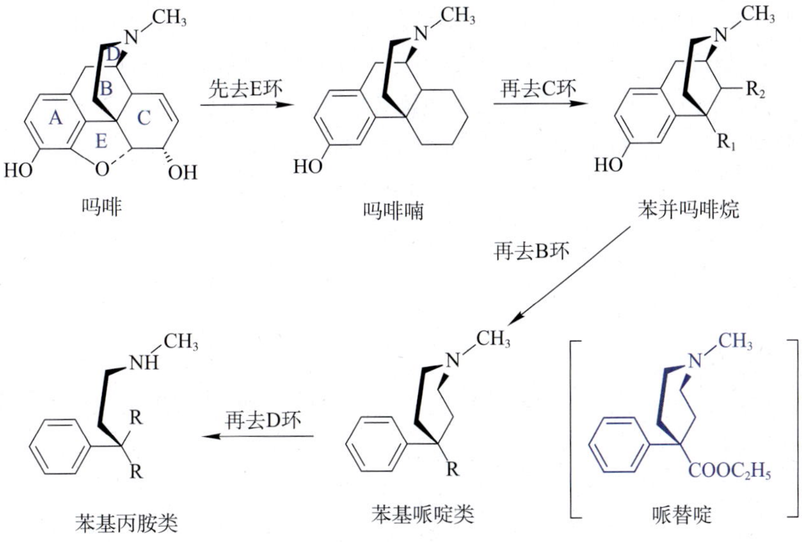

图 2-12　剖裂法简化吗啡结构

的激动剂，临床上用于治疗早幼粒细胞白血病。ATRA 分子的头部为疏水性环己烯片段，尾端为极性的羧基，中间由一定长度的共轭链连接。在该构效关系指导下，新型骨架的设计在头部引入四甲基四氢萘胺，尾部替换为对苯二甲酸，两者经酰胺键的 p-π 共轭使分子成为共轭体系，可满足药效团要求，而且分子长度相近，最终得到 RARα 的完全激动剂他米巴罗汀（tamibarotene）。

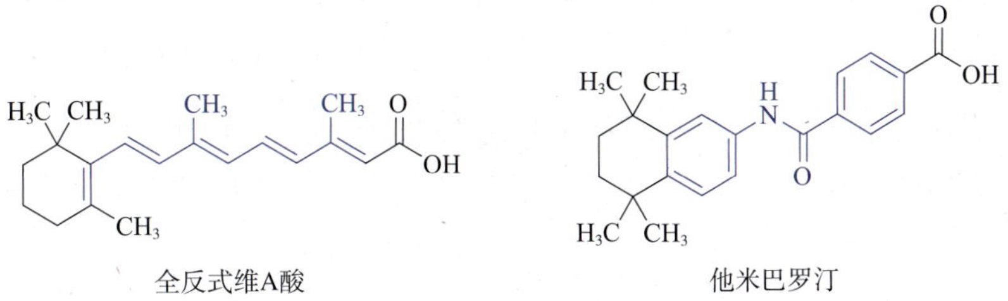

全反式维A酸　　　　　他米巴罗汀

4. 开环和闭环　链状物合成环或环状物打开成链，改变了分子的骨架、构象和表面积，会影响分子与受体的识别和结合，以及药代动力学性质。对于药效团或重要功能基的立体定位，合环方法可以将原来柔性的结构"固定"为特定的构象（如药效构象），有助于提高药理作用的特异性和活性。例如，抗雌激素药物他莫昔芬（tamoxifen）分子中具有三苯乙烯的基本结构，药用 Z 型几何异构体，E 型异构体的活性小于 Z 型。为解决该类药物的几何异构问题，设想将烯键引入环内，通过闭环策略优化后得到苯并噻吩类衍生物雷洛昔芬（raloxifene）。该药物可看成三苯乙烯类的刚性类似物，因而没有几何异构的问题，且表现出"选择性雌激素受体调节剂"的药理作用。

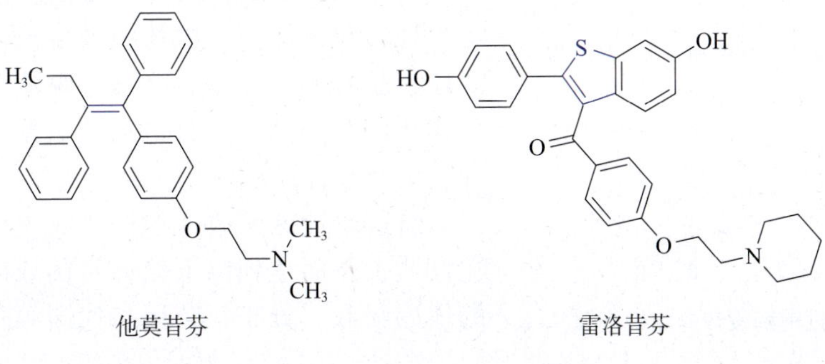

他莫昔芬　　　　　雷洛昔芬

5. 同系物变换 同系物（homolog）系指分子之间的差异只是亚甲基数目的不同所构成的一系列化合物。烷基链的增长或缩短，可影响化合物的疏水性和立体性（尤其含有支链如叔丁基），但对电性影响较小。同系物活性的变换随化合物类型与活性特征的不同而改变，通常没有固定规律，例如，去甲基肾上腺素氨基氮原子上的取代基可以影响肾上腺素受体激动剂对不同亚型受体的亲和力。随着取代基的增大（如甲基、异丙基），α受体效应减弱，β受体效应增强。由于在β受体上与氨基结合的作用位点邻近部位具有亲脂性口袋，而α受体上无此口袋。取代基的增大有助于拟肾上腺素药物和β受体间的疏水相互作用，并可使β受体变构以便与药物的β位羟基形成氢键。

肾上腺素
α/β受体效应

去甲肾上腺素
α受体效应

异丙肾上腺素
β受体效应

6. 前药设计 前药（prodrug）又称前体药物，是指一类本身在体外无活性或活性较小，在体内经酶或非酶作用生成具有药理活性的代谢物的化合物。基于代谢转化的前药设计在新药研究中使用广泛，目前全球大约10%的上市药物都可以被归类为前药。

前药可以分为两类：载体型前药（carrier prodrug）和生物前体药物（bioprecursor prodrug）。载体型前药是将一个或数个修饰性载体基团通过共价键的方式连接到本来具有生物活性的原药（parent drug）上，而该连接键会在体内经酶或非酶介导的活化作用裂解载体基团，释放原药以发挥药效。而生物前体药物不含有载体基团，常作为代谢酶的底物，在体内通过不同类型的酶系统进行生物转化，从而生成预期的活性代谢物。二者的主要区别见表2-6。

表2-6 载体型前药与生物前体药物的区别

特点	载体型前药	生物前体药物
组成	原药+载体	无活性化合物，无载体
亲脂性	变化较大	变化较小
活化反应	水解为主	氧化、还原或其他反应
催化作用	酶解或化学作用	酶催化

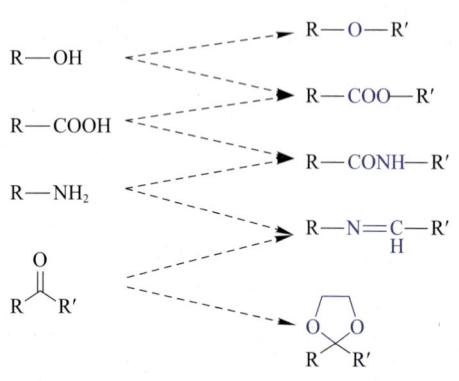

图2-13 代表性前药设计的结构类型

载体型前药设计的中心问题是：选择恰当的载体基团和原药中键合载体分子的最适宜官能团，二者间以共价键连接；并根据机体组织中的酶和pH等条件的差异，保证该键在体内能够断开，从而快速、定量地转化成原药。原药中键合载体分子的常见官能团包括羟基、羧基、氨基、磷酸基和羰基等，与多样化的载体基团连接以后形成酯、醚、酰胺等多种类型的前药官能团（图2-13）。

前药设计能够改变原药（或先导化合物）的理化性质，从而达到以下设计目的或应用：改善药物的体内吸收、分布、转运与代谢等药动学过程，以提高生物利用度；提高代谢的稳定性；延长作用时间；降低靶向性不足带来的毒副作用等。例如，天然雌激素雌二醇（estradiol）在体内迅速代谢，不能直接药用，但将其与长链脂肪酸形成酯类前药［如雌二醇戊酸酯（estradiol valerate）及苯甲酸雌二醇（estradiol benzoate）］贮存于体内脂肪组织中，可缓慢水解释放出原药而延长疗效，且作用时间持续数周。

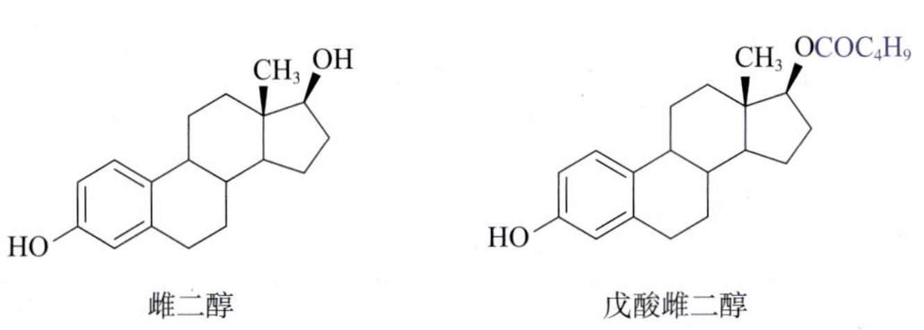

雌二醇　　　　　戊酸雌二醇　　　　　苯甲酸雌二醇

非甾体抗炎药舒林酸（sulindac）是一种生物前体药物，本身无活性。其在体内亚砜基可逆性地还原成硫醚才可以抑制环氧合酶，呈现出抗炎作用（图 2-14）。另外，舒林酸也经不可逆氧化生成无活性的砜代谢物。

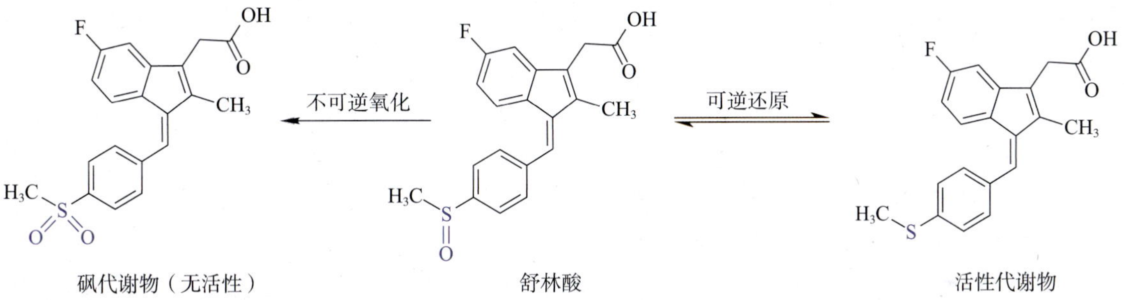

砜代谢物（无活性）　　　　　舒林酸　　　　　活性代谢物

图 2-14　舒林酸的体内代谢

7. 软药设计　软药（soft drug）是基于药物代谢原理发展的药物设计方法。与前药相反，软药本身具有生物活性，其在体内起效后，经可预料和可控制的代谢作用，迅速转变为无活性和无毒性的代谢产物而排出体外。简而言之，软药指经代谢快速失活的药物，而前药是经代谢而被活化的药物。

对于软药的设计，要求药物本身应有药理活性，而且含有代谢敏感片段，只经过简单一步代谢就被消除，从而减少药物蓄积带来的毒副作用。例如，抗菌药西吡氯氨（cetylpyridinium chloride）毒性较大，限制其临床应用。利用生物电子等排原理将酯基引入分子的烷基碳链中，制得相应的软药。后者在体内经酯酶催化水解生成无活性的代谢物，在人血浆中的半衰期为 8~10 min，其毒性为前者的 1/4（图 2-15）。

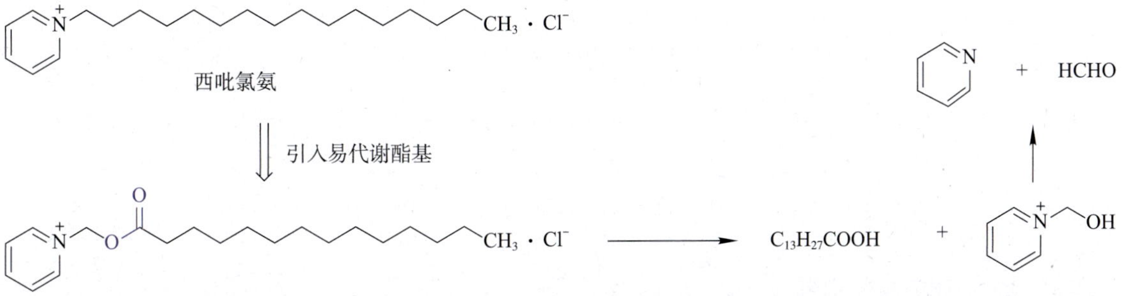

图 2-15　西吡氯氨的软药的代谢失活过程

8. 拼合原理 拼合原理（combination principles）是指将2个先导化合物或药物经共价键连接，缀合成一个新分子，在体内经代谢分解成以上2个药物，以期获得二者作用的联合效应，或者减少毒副作用等。经拼合而成的药物称为孪药（twin drug），本质上属于前药设计。例如，氨苄西林（ampicillin）和舒巴坦（sulbactam）分别是β-内酰胺类抗生素和β-内酰胺酶抑制剂，都含有羧基，两者与甲醛水合物共同形成双酯结构的前药舒他西林（sultamicillin），经口服后迅速吸收（$F > 80\%$），在体内经非特定酯酶水解，得到氨苄西林和舒巴坦，具有抗菌和抑制β-内酰胺酶的双重作用（图2-16）。

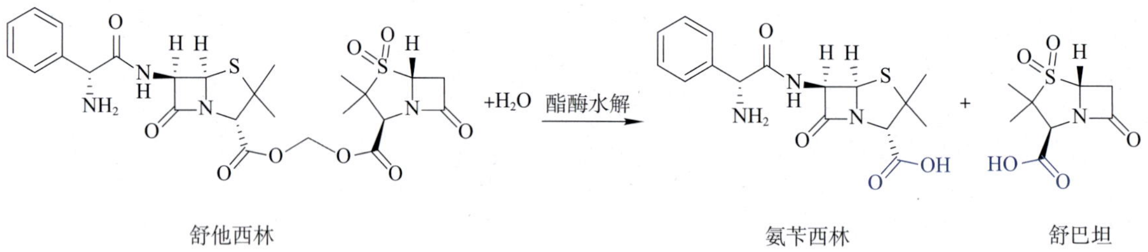

图 2-16 双前药舒他西林及其活化机制

（二）现代的方法

除传统的优化策略，计算机辅助药物设计（CADD）的方法已经融入先导化合物优化的各个方面，经历了从早期的Hansch定量构效关系（2D-QSAR）、三维定量构效关系（3D-QSAR）方法到基于靶标结构的先导物优化的过程。这些方法的发展与改进在一定程度上能够减少优化过程的偶然性和盲目性，提高优化的效率。

1. 定量构效关系 定量构效关系（QSAR）是通过一些数理统计方法建立一系列化合物的生理活性与化学结构之间的定量关系，并得出构效关系的数学方程，为进一步结构优化提供理论依据。QSAR包括经典的2D-QSAR和考虑分子结合构象的3D-QSAR。

1962年发展的Hansch分析法是经典的2D-QSAR模型，基于化合物的疏水性参数、电性参数和立体参数表达分子的结构特征分析构效关系。Hansch方程的基本通式表达如下：

$$\log(1/C) = a(\log P)^2 + b\log P + c\sigma + dE_s + \cdots + k$$

式中，$\log(1/C)$表示生物活性，方程右端各项是分子的结构特征参数。其中，$\log P$代表结构疏水参数，σ代表结构电性参数，E_s代表结构立体特征参数（a、b、c和d为系数，k为常数）。各种取代基对应的特征参数可以通过数据库查询或者计算获取。

拓展阅读 Hansch方程的建立方法

Hansch方法在药物设计中的应用非常广泛，成功的实例也很多。例如，在喹诺酮类抗菌药物的优化中，利用Hansch方法，成功优化设计新药物环丙沙星（图2-17）。其研究过程包括以下4个步骤：首先，从喹啉羧酸的母核出发，合成71个衍生物，并进行体外抑菌活性实

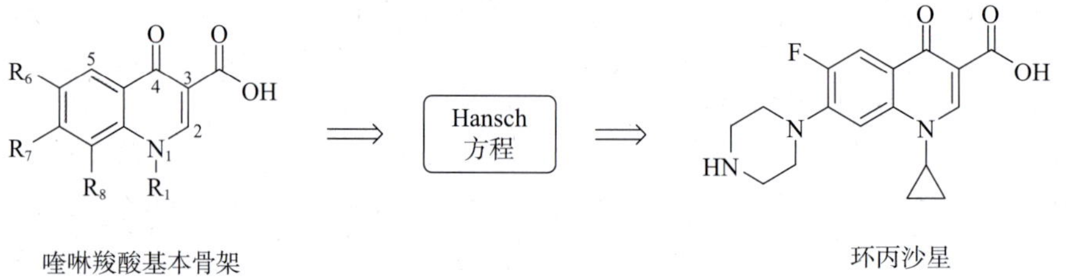

图 2-17 喹诺酮类抗菌药的定量构效关系研究

验；其次，设置各个位置取代基的结构参数，对 71 个化合物的构效关系进行回归分析，建立 Hansch 方程；再次，分析方程的构效关系信息，推测各个位置取代基的最优组合，得出新的设计分子；最后，合成并测试活性，其测得值与预测值相匹配，该分子就是环丙沙星。

尽管 2D-QSAR 模型构建简单、计算速度快，但是这种研究方法只考虑了化合物与受体的作用，没有考虑化合物与受体在结合时构象的变化，对研究药物与受体在三维空间的作用存在一定的局限性。

20 世纪 80 年代前后发展的 3D-QSAR 引入了药物分子的三维结构信息，并间接反映药物分子与生物大分子之间的非键相互作用特征，从而更准确地表达药物与靶标之间的相互作用。比较分子场分析法（comparative molecular field analysis，CoMFA）是目前应用最广泛的 3D-QSAR 方法。其基本原理是：假设一组相似化合物以同样的方式作用于同一靶标，那么在靶标三维结构未知时，可以通过研究这些化合物周围分子场的分布情况，并将分子场的变化与生物活性的变化定量地联系起来，从而可以推断出药物分子和靶标之间的一些非键相互作用特征，并用以指导新分子的设计以及定量预测其药效强度。

在这个过程中，系列化合物的生物活性构象的获取和叠加是定义分子场模型优劣的关键。由于化合物分子柔性较大，存在多种三维构象，且三维活性构象并不能轻易获取，因此，3D-QSAR 的建模过程相对复杂，对计算资源需求较高，依然存在不确定性。如果同时已知靶标的三维结构，则可以通过对接以获得化合物的最佳结合构象，由此可基于配体药物设计方法和结构药物设计方法有机地结合起来，为先导化合物的结构优化提供更多的信息。

2. 基于靶标结构的先导物优化 基于靶标结构的先导化合物优化就是借助分子图形学技术，先把先导化合物对接到靶标的结合口袋，得到最佳的结合模式；根据两个互补原则，即"化学性质互补、几何形状互补"，考察先导化合物与靶标口袋残基之间尚未满足两个互补原则的地方，通过增删或者替换先导化合物中相应的原子或基团，使其最大程度地匹配，从而完成优化的过程。例如，在基于虚拟筛选发现恩西曲韦以及基于片段筛选发现威罗菲尼的案例中，先导化合物后续的优化都是基于靶标结构展开的。

综上所述，目前计算机辅助先导化合物优化的方法主要针对生物活性进行优化，对于成药性（药动学性质和安全性）的优化进展有限，尚缺乏有效手段。但随着 AI 技术的深度融合，相关新技术和新方法还会不断涌现。

事实上，传统的药物化学优化方法和现代的计算机辅助优化方法相互补充。在复杂且循序渐进的优化过程中，研究人员需要结合具体情况，综合运用多种策略，更高效地研发具有良好成药性质的候选化合物。

第四节 新药的合成工艺

先导化合物经优化确立候选药物后，即可按照从临床前研究到临床试验的程序，逐步开展制备工艺、质量控制，以及验证安全性、有效性的新药开发研究（图 2-18），以提供充分的数据和研究资料支撑新药上市应用。其中，原料药的合成工艺研究是药物化学领域的重要内容之一，为后续制剂、质量控制、药理学、毒理学评价提供所需的质量符合要求的样品。

一、合成工艺研究的基本内容

原料药合成工艺研究的内容紧密围绕工业化生产的关键性问题，包括以下 6 个方面。

1. 效率与产率 合成路线应具有高效率和高产率，确保在工业规模下可以经济地生产足

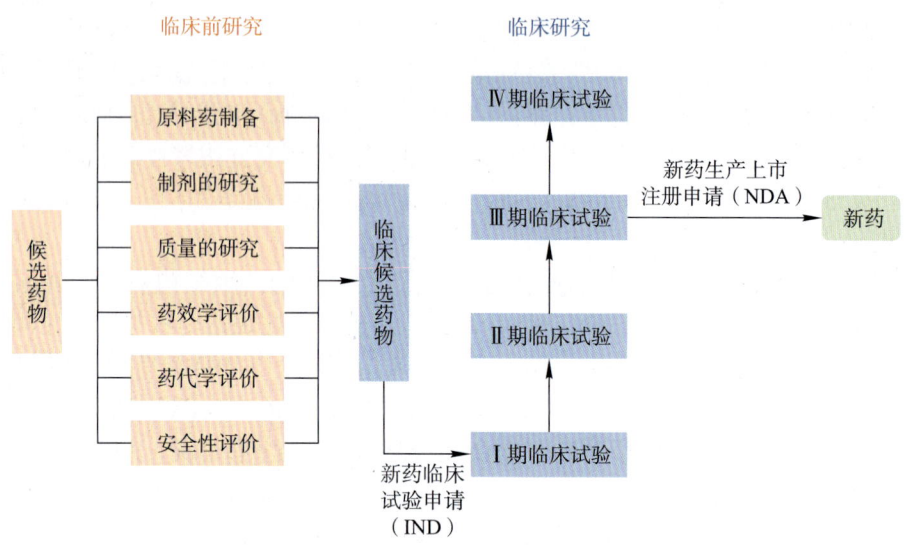

图 2-18　候选药物的临床前研究和临床研究示意图

够量的原料药。应包括优化反应条件、选择高效的反应路线和纯化方法，以及降低副产物的生成。

拓展阅读　反应条件的优化

2. 质量控制　建立适当的质量控制标准和方法，确保生产的原料药符合质量标准和法规要求。应包括对原料、中间体和最终产物的质量进行监控和评估，以确保其纯度、稳定性和一致性。

3. 可持续性　考虑工艺的可持续性，包括原料的可获得性、反应的环境友好性和废物处理等方面；优选合成路线和反应条件，以最大程度减少对环境的影响，并尽量减少废弃物的生成。

4. 安全性　确保工艺和生产过程安全、可控，最大限度减少潜在的安全风险。应包括评估使用的试剂和反应条件对人员和环境的影响，并采取适当的措施保障安全。

5. 技术可行性　确保合成路线和反应条件在工业规模下，具有可行性和可扩展性。应包括评估反应器类型和规模、原料和试剂的供应链等方面，以确定工业化生产的技术可行性。

6. 经济性　考虑工艺的经济性，包括原料成本、反应条件和生产操作的成本，以确保生产的原料药在市场上具有竞争力。

二、合成工艺研究的基本程序

新药工艺研究过程包括小量试制、中试放大和工艺验证3个阶段，各个阶段前后衔接、逐步推进，制备规模由小而大，研究重点有所差异。

1. 小量试制　候选药物确定后即可进行小量试制研究。这个阶段是对实验室原有的合成路线进行全面的、系统的改进，并在此基础上通过批量合成，积累数据，提出一条基本适合于中试生产的合成工艺路线。同时，选择和确定对样品质量影响最大的关键性因素，作为制备过程中必须监控的工艺参数，试制达到预期要求的样品。通常将制得的少量原料药用于开展毒理研究，收集安全数据，以及药物代谢及生物活性数据。

2. 中试放大　中试不是小试的简单放大。中试放大是指采用与工业化生产基本相符的条件，进一步优化和改进小试的合成工艺，以实现原料药的放大规模的生产。原本小试实验室中应用小型玻璃仪器和少量原料，其中搅拌、传热、浓缩、过滤、干燥等过程都比较容易操作，不存在物料输送、设备腐蚀、搅拌效率、"三废"排放等问题，而这些问题在中试时都必须进行有效控制，否则，将直接影响中间体或成品的收率和纯度。

中试是原料药制备从实验室阶段过渡到工业化生产阶段的不可缺少的环节。最终选定工业化生产设备的结构、材质、安装和车间布置等，为正式生产提供数据、最佳物料量和物料消耗。目前，中试放大的实验方法主要包括：逐级经验放大、相似模拟放大、数学模拟放大、化学反应工程理论指导放大。中试规模一般为生产规模的1/5~1/3，所制得的原料药用于后续的临床试验。

3. 工艺验证　工艺验证是对生产工艺及其各项参数有效性的确定过程，即在中试已确定的设备、工艺过程及工艺参数下，进行3~5批中试的稳定性试验，进一步验证该工艺在所选定设备条件下的可靠性和重现性。最终确定各步反应的工艺控制参数，并证明该工艺在上述条件下可确保生产出符合质量标准和质量特性的药品，从而确保药品生产的一致性和可追溯性。

另外，原料药的工艺优化是一个动态发展的过程，随着原料供应和新工艺、新技术的发展或者环保等要求的变化而变化，即使进入正式生产以后，工艺研究仍有必要持续进行。

综上，原料药合成工艺研究涉及多学科的交叉合作，包括有机化学、药物化学、化学工程等，最终保证原料药生产可满足工业化要求，且所制备的产品符合质量和安全性标准。

（孙平华　彭丽洁）

数字资源详见　新形态教材网

学习目标　　导学视频　　教学课件　　拓展阅读
思政元素　　思考题　　　测试题　　　参考文献

第三章 药理学

编者导学

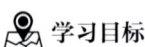
学习目标
知识导图

本章导航
第一节　药理学的性质与任务
第二节　药理学的研究内容——药物效应动力学
第三节　药理学的研究内容——药物代谢动力学

　　药理学（pharmacology）是研究药物与机体（包括病原体）相互作用及其规律的一门学科。药理学作为一门综合性学科，具有跨学科属性，涉及生理学、病理学、生物化学、分子生物学、细胞生物学等多门学科。通过多学科的交叉融合，重点研究药物与生物体之间的相互作用，进而揭示药物体内过程、作用机制、治疗效果、不良反应等方面的信息。药理学为药物研发、临床治疗和药物安全性评估提供理论依据和科学指导，在医药学领域扮演着至关重要的角色。

第一节　药理学的性质与任务

一、药理学的性质

　　药理学是研究药物的学科之一，重点关注"药物与人体相互作用的机制和效应"。自"药"的概念出现伊始，人们就从未停止过探索药物治疗人体疾病的作用和规律。古代的药理学更像是一门"经验科学"，人们以身试药，像神农尝百草一样去分辨每一种植物的作用和功效，并总结记录下来。例如，"吴茱萸，味辛、苦，具有散寒止痛、降逆止呕、助阳止泻的作用""人参，味甘，具有大补元气、补脾益肺、生津养血、安神益智的功效"。这时候的药理学还没有被细分成一门专业学科，更多的是糅杂在中药学及中医学的理论之中。这期间我国著有《神农本草经》《新修本草》《本草纲目》等典籍，总结整理了大量中草药的性质及其用途，对后世产生深远影响。进入近代以后，得益于工业的快速发展，仅靠口口相传的经验总结不再能满足药物的快速发现、进一步深入研究以及大规模应用的需求，"如何找到药""如何使用药""药如何产生作用"等问题开始被深入思考。19世纪初，德国科学家布克海姆（Rudolf Buchheim）建立了世界上第一个药理学实验室，用动物实验的方法，研究药物对机体的作用，分析药物的作用部位，创立了实验药理学，并撰写了第一本药理学教科书。其后，埃尔利希（Paul Ehrlich）

进一步提出了"锁和钥匙"的药物与受体的关系理论，并基于受体理论，对一种名为"阿托西耳"的染料（氨基苯肿酸钠）进行结构修饰，得到了首个人工合成药物砷凡纳明，并用于治疗梅毒，开辟了基于药理学理论探索新药的研究方法。这些都为现代药理学的发展奠定了基础。

我国的现代药理学形成于 20 世纪 20 年代，陈克恢教授等围绕麻黄的药理作用开展研究，首次指出麻黄碱的药理作用与肾上腺素类似，且作用更持久。该成果为后来拟交感神经药理学的研究开辟了道路。中华人民共和国成立以后，得益于经济发展和社会稳定，在国家的大力支持下，我国的药理学科飞速发展，同时国家成立了中国药理学会，并创办了《中国药理学报》等药理杂志和期刊。在这期间，领域内涌现出了大量优秀的科学家及其科研成果，例如，中国科学院院士邹冈教授发现吗啡镇痛的作用部位在第三脑室的导水管周围灰质，首次揭示了吗啡的镇痛机制；诺贝尔生理学或医学奖获得者屠呦呦教授及其团队首次发现了抗疟有效单体青蒿素，并通过临床试验证明其有效性等。

从宏观上讲，现代药理学研究主要涉及两方面内容，即药物效应动力学（pharmacodynamics，PD，药效）和药物代谢动力学（pharmacokinetics，PK，药动学）（图 3-1）。药物效应动力学主要研究药物对机体的效应，即药物所产生的作用及其作用机制。药物效应动力学的研究内容包括药物的作用方式、作用靶点、药物–受体结合、信号转导途径等；通过深入了解药物的作用机制，可以为药物的设计和优化提供指导，进而增强药物的疗效和提高安全性。药物代谢动力学主要研究机体对药物的影响，关注药物在体内的吸收、分布、代谢和排泄等过程，以及药物在体内浓度随时间变化的规律。药物代谢动力学的研究内容包括药物的吸收速率、分布范围、代谢途径和代谢酶活性等；通过了解药物在体内的代谢过程，可以预测药物的药效持续时间和剂量调整的需要，从而实现个体化的药物治疗。

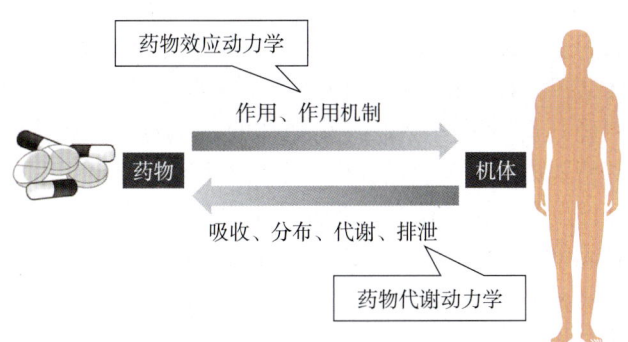

图 3-1　药理学的研究内容

无论是 PD 研究还是 PK 研究，都是耗资巨大且时间漫长的过程。近年来，结合数学理论和建模技术来分析 PD 和 PK 数据，从而提高研究效率，逐渐发展成为一个新兴学科——定量药理学。定量药理学，也常被称为数学药理学（mathematical pharmacology），是药理学的一个分支，主要运用数学方法来定量研究药理作用规律。具体地说，它通过以下 5 种方式实现：用具体的参数来表示量的差异；用简洁的公式描述量的变化；用抽象的数学模型描述事物的主要本质；用统计学方法分析随机现象；通过数学推导发现新的线索。结合数学模型和模拟技术，定量药理学可以更精确更快捷地完成药效统计分析、量效关系分析、构效关系分析、时效关系分析、时量关系分析以及药靶关系分析等工作。

目前，定量药理学已成为美国 FDA 审评的常规工具，并开始帮助其分析替代终点以支持新药的加速批准。例如，在阿杜那单抗（aduhelm）、全球首款杜氏肌营养不良症基因治疗药物 elevidys 和治疗肌萎缩侧索硬化托夫生注射液（tofersen）的新药审批和新药如何使用的决策中，定量药理学都起到了重要作用。我国国家药品监督管理局（National Medical Products Administration，NMPA）近年来也开始重视定量药理学在新药审评中的作用，不仅设立了独立的统计与临床药理学部门，还发布了多个定量药理学指导原则，对药理研究的各个环节进行量化分析与预测，从而节省时间并提高新药研发的效率。

药理学作为一门桥梁学科，紧密联系着医学和药学。它促进了药物的开发、研究和合理使用。同时，药理学也是基础医学和临床医学之间的桥梁。药理学知识可以帮助医师更好地理解药物对人体的作用机制、药物的副作用以及各药物之间的相互作用，并在临床实践中更加准确地使用药物，最大程度发挥药物的疗效。

药理学也是一门实验科学，可利用细胞模型或动物模型来探索药物的作用和效果，旨在揭示药物的体内过程和作用机制。这些实验结果可以为药物的筛选、评价和优化提供依据，加速新药的研发进程。

药理学更是一门应用学科，药理学的研究成果被广泛应用于临床领域。药理学的理论支持有助于确保药物治疗的安全性和有效性，并为个体化治疗提供理论依据。此外，药理学还对药物的相互作用和不良反应进行研究，为临床用药提供指导和警示。

拓展阅读 药理学的发展史

二、药理学的任务

1. 协助新药研发 药理学研究是新药研发过程中不可或缺的一环，为药物的药效评价及安全性测试等提供实验依据。新药的发现和开发是一个复杂而漫长的过程，涉及化合物筛选、药效评价、毒性试验、临床试验等多个步骤。药理学通过体外试验、动物实验和临床试验等多种手段综合评估新药的药效、作用机制和安全性，为药物开发提供科学数据支持。具体地讲，① 明确药物的作用部位。例如，靶向抗癌药赫赛汀的研发，通过药理学研究可以确定其作用靶点为 HER2 受体，明确其作用机制。② 评估药物的作用时间，计算药物在体内的半衰期。例如，在长效胰岛素甘精胰岛素的开发过程中，通过药理学研究确定了其在体内的持续时间，设计适合糖尿病患者每日注射一次的剂型，减少了注射频率。③ 确定药物的剂量与反应关系，明确药物的最小有效剂量和安全剂量范围。例如，在抗高血压药物缬沙坦的开发过程中，通过剂量 – 效应曲线，确定了药物的最佳剂量范围，最大限度控制血压的同时最小化副作用。总之，药理学研究不仅帮助药物开发人员设计更有效的药物，还能据此来优化设计药物，提高药物研发的成功率。

2. 指导临床用药 药理学知识可以帮助医师更好地理解药物作用机制，以便于临床合理用药，发挥药物的最佳疗效并最大程度降低不良反应。不同患者对同一种药物的反应可能存在显著差异，药理学研究能够揭示这些差异的机制，例如，基因多态性、药代动力学和药效动力学等方面的因素。借助药理学的理论和实验数据，医师可以制订个体化的用药方案，选择最适合患者的药物和剂量，避免药物过量或不足，从而增强治疗效果和提高安全性。此外，药理学还为药物相互作用的研究提供依据，帮助医师避免潜在不良反应的发生。

3. 为其他生命科学研究提供方法和依据 药理学涉及多个学科的交叉，其研究手段被广泛用于探索疾病机制、探究药物靶点、筛选活性物质等方面的研究，可为其他生命科学的研究提供参考。在分子生物学、细胞生物学、生物化学等领域，药理学的方法可以被用来研究细胞信号传导、基因表达调控、蛋白质功能等基本生命过程。通过药理学研究，可以发现新的治疗靶点，开发新的治疗策略，推动生命科学研究的进展。例如，在癌症研究中，药理学可以帮助识别和验证驱动癌细胞生长扩散的关键分子靶点，为抗癌药物的开发提供重要信息。

三、药理学在药物研发中的地位

（一）药物的研发过程

药物的研发过程大致可分为临床前研究和临床试验两个阶段。

1. 临床前研究 指的是药物在进入临床研究阶段之前进行的一系列科学研究和试验。这些研究包括但不限于药物的化学合成或天然产物的提纯研究、药物的分析研究、药物效应动力学研究、药物代谢动力学研究、药物毒理学研究，以及药剂学研究等诸多方面。这些研究旨在评估药物的安全性、有效性和适用性，为药物进入临床试验阶段提供必要的科学依据和理论支持。

2. 临床试验 是指以人体为对象的药物研究，包括Ⅰ期、Ⅱ期、Ⅲ期和Ⅳ期临床试验。

（1）Ⅰ期临床试验：是新药在人体上的最初测试阶段，也称为早期试验。通常在20~30例健康志愿者中进行，主要目的是评估人体对药物的耐受性，以及研究药物在体内的吸收、分布、代谢和排泄情况。这一阶段的研究为设计后续临床试验方案提供重要数据。

（2）Ⅱ期临床试验：主要评估药物在特定患者群体中的初步疗效，确认安全性并确定用药方案，为Ⅲ期临床试验奠定基础。研究设计通常包括随机双盲、安慰剂和对照试验，观察病例一般不小于100例，旨在评估药物的安全性和有效性。

（3）Ⅲ期临床试验：是在更大规模的患者群体中验证治疗效果和安全性，其观察例数一般不小于300例。这些试验通常是随机双盲对照研究，旨在评估药物在治疗目标疾病中的整体疗效和安全性，为药物的上市申请提供坚实的证据。

（4）Ⅳ期临床试验：在药物获得批准后进行，旨在继续评估药物在上市后的临床疗效和不良反应，因此也叫售后调研。这些试验可以进一步检测在早期试验中，是否存在未能发现的罕见不良反应，以及扩展药物的适应证。这些不同阶段的临床试验，构成了药物研发和上市申请过程中的重要步骤，确保新药的安全性和有效性得到充分的科学验证。

拓展阅读 新药0期临床试验的是与非

（二）药理学在药物研发各个阶段中的重要作用

在药物的临床前研究中，药物效应动力学、药物代谢动力学及毒理学研究都属于药理学范畴。该阶段的研究主要以体外细胞模型和体内动物模型为实验对象，并对候选化合物进行药效、毒性及其体内代谢过程的评估，可以为筛选出具有潜在治疗效果的化合物提供依据，并为其进入临床试验的合适剂量和适应证提供参考。在Ⅰ期临床试验中，药理学研究的主要目标是初步评估药物的安全性，并明确药物在人体内的吸收、分布、代谢和排泄过程，为确定药物的最佳给药方案提供数据支持。在Ⅱ期临床试验中，药理学研究的重点是确定药物的治疗效果，评估药物的疗效和安全性。Ⅲ期临床试验是在大规模患者群体中进一步确定药物的治疗效果和安全性。此阶段的药理学研究提供了理论基础和指导，使研究人员能够设计和执行合适的临床试验方案，统计大样本下药物的治疗效果和不良反应。Ⅳ期临床试验旨在评估药物在实际临床应用中的长期疗效和安全性，以帮助研究人员监测药物的长期影响，根据实际临床经验进行必要的剂量调整和治疗指导。综上所述，药理学在药物研发的各个阶段都起着关键作用，为药物的设计、评价和优化提供重要的理论基础和指导。

拓展阅读 天价药的秘密

第二节 药理学的研究内容——药物效应动力学

药物效应动力学简称药效学，是研究药物对机体的作用及其作用机制的科学。具体地说，药效学包括两方面内容：① 揭示药物的作用机制，即药物如何通过与特定生物分子或细胞结构相互作用进而产生效应；② 阐明药物的剂量-效应关系，即药物的有效剂量范围和毒性剂量范围。

药效学研究在协助新药研发、指导临床用药、评估个体化治疗等方面均发挥重要作用，为药物的安全、有效使用提供科学依据，是药物研究和临床应用的关键环节。

一、药物的作用

（一）药物作用的特点

药物对机体组织所产生的作用被称为药物作用（drug action），药物作用所产生的效果被称为药理效应（pharmacological effect）。药物的药理效应分为两种形式，即兴奋（excitation）和抑制（inhibition）。药物的兴奋作用是指药物增强机体功能的效应，例如，肾上腺素通过激动心脏上的 $β_1$ 受体，导致心率上升和心输出量增加；乙酰胆碱通过激动 M_3 受体，促进腺体分泌并且收缩平滑肌等。药物的抑制作用是指药物抑制机体功能的效应，例如，巴比妥类可以通过抑制中枢神经系统，产生镇静催眠的效果；布洛芬通过抑制前列腺素合成，进而干预下丘脑体温调节中枢的功能，产生退热效果等。

（二）药物作用的目的

防治疾病是药物作用的主要目的。药物治疗的方法有两种，即对症治疗（symptomatic treatment）和对因治疗（etiological treatment）。对症治疗是指针对疾病的症状进行治疗。这种治疗方法并不直接作用于疾病本身，只是为了减轻患者的痛苦和提高生活质量。例如，使用布洛芬来降低发热患者的体温时，并不是利用布洛芬直接治疗感染或其他引起发热的疾病诱因，而是通过恢复患者的正常体温来达到治疗效果；使用吗啡减轻患者的疼痛时，并不是由吗啡直接治疗疾病本身，而只是应用其强效镇痛作用减轻患者由创伤、手术、烧伤等引起的剧痛。对因治疗是指针对疾病的致病原因进行治疗，以期从根本解决疾病问题。这种治疗方法直接作用于疾病本身。例如，使用抗生素来杀灭引起患者感染的病原体，这种治疗方法是直接作用于感染的原因，从而在根本上解决疾病问题。对症治疗和对因治疗都是治疗中必不可少的用药手段，在处方中有时会同时体现，临床上提倡"急则治其标，缓则治其本""标本兼治"的方针原则，针对不同的疾病类型和患者身体情况选择不同的治疗方式，才能达到更好的治疗效果。例如，在肾结石的药物治疗中，可对患者立即肌内注射罂粟碱后体外超声波碎石，而后口服坦索罗辛，直至 1 周后复查。其中，罂粟碱是对症治疗，通过激动阿片受体抑制中枢疼痛传输信号，产生镇痛作用；体外超声波碎石和坦索罗辛是对因治疗，坦索罗辛通过阻断 $α_1$ 受体舒张输尿管平滑肌，促进排石排尿。例如，在细菌感染所引起的急性胃肠炎的治疗中，可对患者立即肌内注射阿托品，而后口服洛美沙星。其中，阿托品是对症治疗，作为 M 受体阻断剂，能松弛胃肠道平滑肌的强烈蠕动和痉挛，缓解腹痛；洛美沙星是对因治疗，作为广谱抗菌药，通过抑制细菌 DNA 螺旋酶和拓扑异构酶Ⅳ，使细菌生长受到抑制，发挥抗菌作用。

（三）药物作用的两重性

药物作用具有两重性，即药物可以防治疾病，但不当使用也会产生不良反应（adverse effect）。凡与用药目的无关，并为患者带来不适或痛苦的反应统称为药品不良反应。药品的不良反应可以预知，但不一定能避免。具体可以分为以下 6 类。

1. 副作用 副作用（side effect）指应用治疗量药物后出现的与治疗目的无关的药理效应。例如，吸入糖皮质激素治疗哮喘会导致患者肥胖；服用化疗药（如顺铂）治疗癌症会导致患者恶心、呕吐等。有时药物的治疗作用及其副作用的界定并不是绝对的，而是根据其治疗的情景不同而改变，例如，应用阿托品治疗胃肠道痉挛时，其抑制腺体分泌的作用为副作用，而使用阿托品治疗盗汗时，其松弛平滑肌的作用为副作用。

2. 毒性反应 毒性反应（toxic reaction）指用药剂量过大或用药时间过长导致的危害性反应。例如，某些抗癫痫药物（如卡马西平）服用过量可能会导致急性肝脏损伤。毒性反应中较为严重的"三致"是指致癌、致畸、致突变，例如，曾被用作镇静剂和镇痛剂的沙利度胺（thalidomide），在孕妇服用时引起了严重的胎儿畸形，尤其是四肢短缩畸形。毒性反应一般是可以预知的，可以通过调整药物剂量或给药方案来预防毒性反应的发生。

3. 过敏反应 过敏反应（hypersensitive reaction）又称变态反应（allergic reaction），是指药物或杂质作为抗原或半抗原刺激机体产生免疫反应，引起生理功能障碍或组织损伤。例如，临床上患者在使用青霉素之前要先进行过敏皮试检测，预防青霉素过敏导致的皮疹、发热，甚至过敏性休克等。

4. 特异质反应 特异质反应（idiosyncratic reaction）指少数患者对某些药物产生有别于常人的特殊反应，该反应的严重程度与患者体质有关，但不是免疫反应。例如，阿司匹林对正常肾功能无影响，但可以抑制前列腺素对肾脏的保护作用，因此少数人（特别是老年人及肝肾功能损害的患者）在服用该药后可能会出现多尿、水肿等肾功能异常症状。

5. 后遗效应 后遗效应（residual effect）指停药后血药浓度降至最小有效浓度以下时残存的药理效应。例如，患者在前一日服用巴比妥类催眠药后，次日早晨仍有困倦、头晕、乏力等后遗作用。

6. 停药反应 停药反应（withdrawal reaction）指突然停药后原有的疾病或症状加重。例如，某些具有依赖性的药物，在长期使用后突然停药可能导致戒断综合征，表现为焦虑、抑郁、情绪波动、恶心、头痛、体温异常、肌肉痉挛等症状。常见的具有停药反应的药物有巴比妥类镇静催眠药、阿片类镇痛药等。

> **拓展阅读** 医药史上的重大安全事故

二、药物作用的机制

药物作用的机制是指研究药物与体内靶标（如受体）之间的相互作用，并阐明这些相互作用如何转化为具体的药理效应。受体与配体的相互作用模式是大部分药物作用机制中的关键环节。

1. 受体 受体（receptor）是位于细胞表面或内部的蛋白质，能够与特定的分子（如药物、激素、神经递质等）相互作用，从而在细胞内传递信号，调节生理过程。受体的功能包括感知外界环境中的化学、物理或生物刺激，传导这些信号至细胞内部，并调节细胞功能、代谢及生理活动，如细胞增殖、分化、分泌和神经传导等。当药物与特定受体结合后，可通过激活或抑制受体而增强或降低其活性，选择性地影响机体生理过程，从而发挥药理效应并治疗疾病。药物和受体之间的相互作用是药物作用机制的基础，它们共同决定了药物的选择性、效力和药理效应，对于药物研发和治疗疾病具有重要意义。依据受体下游信号传导机制的不同，受体可以分为多种类型，主要包括 G 蛋白偶联受体（G protein-coupled receptor，GPCR）、酶偶联型受体（enzyme linked receptor）、配体门控离子通道受体（ligand-gated ion channel receptor）、细胞内受体（intracellular receptor）等。

（1）G蛋白偶联受体：这类受体是一类跨膜生物大分子，通过与细胞膜内侧的G蛋白相互作用，传递细胞外部信号至细胞内部，启动一系列细胞反应。例如，抑制疼痛信号的阿片受体、调节情绪的多巴胺受体等。

（2）酶偶联型受体：酶偶联型受体通常具有单次跨膜结构，受体的胞内部分具有酶活性或与激酶紧密相连，受体被激活后能直接触发酶的活性，启动细胞内信号传导。例如，参与细胞增殖和分化的表皮生长因子受体（EGFR）、参与葡萄糖摄取和代谢的胰岛素受体等。

（3）配体门控离子通道受体：此类受体属于离子通道，当与特定的配体（化学信使，如神经递质）结合时，会引起受体构象变化，打开或关闭离子通道，导致离子流入或流出细胞，从而改变细胞膜电位。例如，传递神经兴奋信号的 N-甲基-D-天冬氨酸受体（N-methyl-D-aspartic acid receptor，NMDA）、传递神经抑制信号的γ-氨基丁酸A型受体（GAB_A 受体）等。

（4）细胞内受体：细胞内受体大多位于胞质中，并在受体与相应的配体结合后进入细胞核发挥功能。脂溶性配体（如类固醇激素）穿过细胞膜与受体结合后，促使受体转位至细胞核内，进而调节基因的翻译和转录。例如，影响新陈代谢和生长发育的甲状腺激素受体、影响内分泌和生殖功能的雌激素受体等。

2. 配体　配体（ligand）是指能够与受体结合的分子。配体可以是内源性的，由生物体内部产生，例如，肾上腺素、胰岛素等，通过与相应的受体结合，调节细胞的代谢、生长等功能。配体也可以是外源性的，大部分药物都是外源性配体，它们通过与受体结合，模拟或干扰内源性配体的作用，从而调节细胞的生理功能。例如，β受体阻断剂普萘洛尔，通过与β受体结合抑制去甲肾上腺素等内源性配体的作用，从而产生心率减慢和血压降低等生理效应。药物可通过与受体的相互作用，影响受体下游信号传导以及细胞的生理功能，从而产生药理效应。

3. 亲和力与内在活性　配体（大多数药物）与受体的结合是一个动态平衡过程，随着药物浓度的增加，被药物结合的受体数目也随之增加，直至全部受体被占领，并出现该药物的最大效应。据此，把50%受体被占领时所需药物的剂量定义为药物与受体的亲和力（affinity）。亲和力是评价药物与受体结合能力的重要参数，通常用 K_D 值来表示。K_D 值越小，药物与受体的结合能力越强，反之则越弱。靶点亲和力是体外药物筛选的重要指标之一。

尽管药物与受体结合的程度与其药理效应呈正相关，不同药物与受体完全结合后激活下游生物信号的能力各有不同。我们常用内在活性（intrinsic activity）评价候选药物的功能，即结合受体后产生生物效应的能力。内在活性越高，药物对受体下游信号的激活作用越强；内在活性越低，药物对受体下游信号的抑制作用越强。依照内在活性的不同，药物大体可分为完全激动剂、部分激动剂和拮抗剂3种类型。

完全激动剂（full agonist）内在活性最高，与受体结合后，能够激活相应的信号传导通路，并引发最大生物效应。例如，去甲肾上腺素是α受体完全激动剂，具有强效的缩血管升压作用；部分激动剂（partial agonist）内在活性较完全激动剂低，与受体结合后，能在一定程度上激活受体，也能够引发生物效应，但其效应不如完全激动剂强。例如，喷他佐辛是阿片受体部分激动剂，其镇痛效果虽不如完全激动剂吗啡，但其成瘾以及呼吸抑制等副作用较吗啡轻；拮抗剂（antagonist）内在活性很低，甚至没有，与受体结合后，不会引发生物效应。拮抗剂的意义在于可以阻止内源性配体或其他激动剂的结合，从而抑制受体的活性及其下游生物信号。例如，抗心律失常药普萘洛尔，可以选择性阻断β受体抑制心动过速；阿托品可通过阻断M受体松弛平滑肌，缓解肌肉痉挛等。

除了传统的激动剂与拮抗剂，近年来，反向激动剂、偏置激动剂、别构调节剂等在新药开发中亦被逐渐重视，显示出巨大潜力。

拓展阅读 药物亲和力的计算方法

拓展阅读 反向激动剂、偏置激动剂以及别构调节剂

4. 基于亲和力和内在活性的药物筛选 结合（binding）和功能（function）是体外药效初步筛选中最关键的环节。对于候选药物，有结合才会有功能，结合是药物发挥功能的必要条件。不论小分子药物还是大分子药物，结合检测（binding analysis）往往是药物体外筛选的第一步。在药物研发过程中，常使用亲和力（K_D值）来评价候选分子和靶点分子之间结合的强弱。目前，常用的亲和力检测手段有等温滴定量热法（isothermal titration calorimetry，ITC）、微量热泳动法（microscale thermophoresis，MST）、表面等离子共振分析（surface plasmon resonance，SPR）、同位素标记测定和偏振荧光测定等。

亲和力虽然是候选药物是否具有药效的关键属性之一，但有时并不是越强的亲和力就能发挥越强的治疗效果。许多具有良好体外参数的候选化合物（如对预期靶点的高亲和力）并未表现出预期的体内疗效。药物的体外筛选中，功能检测（function analysis）具有重要意义。在多数情况下，会根据靶标受体的不同，检测递增剂量药物对其下游第二信使［如环磷腺苷（cAMP），环磷鸟苷（cGMP），肌醇磷脂、钙离子等］表达的影响，从而明确配体对受体功能的干预效应。

此外，药物与靶标的结合位点，药物对靶标的构象改变，抑或药物与靶标的结合速率也有可能影响最终的药效。例如，在同等亲和力的情况下，延长药物与靶标的相互作用持续时间，即停留时间（residence time），可能有助于实现持久的药理活性，而短暂的停留时间则可能有助于减少与副作用相关的风险。因此，近年来的新药研发中，往往在测定亲和力的基础上，进一步测量和优化其停留时间，确保药物开发更安全、更有效。

拓展阅读 表面等离子共振技术

三、药物作用的量效关系

1. 量反应与质反应 药物作用的量效关系是指药物的剂量与其引起的生理效应之间的关系。在量效关系中，主要有量反应和质反应两个主要类型。量反应（graded response）是指药物的效应强弱呈连续增减的变化，可用具体数量表示，例如，药物浓度引起的酶活性变化、肌肉收缩程度变化、血压变化等。此种情况下，药物剂量与反应大小之间的连续变化关系被称为量反应。质反应（quantal response）是指药物的效应强弱不随药物剂量或浓度增减呈连续性的变化，表现为反应性质的变化，常用阳性或阴性、全或无的方式表达，例如，药物引起的止痛效应、药物诱导催眠的作用或毒性反应等。此种情况下，药物剂量与药物效应发生概率（如阳性的百分比）之间的关系被称为质反应。

2. 效能与效价强度 无论是量反应还是质反应，随着药物剂量的增加，反应的强度逐渐增加，直至达到最大效应（maximal efficacy，E_{max}），继续增加剂量或浓度，效应不能再上升，此效应为一极限，也称"效能"（efficacy）。通常把引起等效反应（一般采用50%最大效应量）所需要的药物浓度或剂量定义为"效价强度"（potency），其值越小则强度越大。在量反应中，引起50%最大效应所对应的药物浓度或剂量被称为"半数最大效应浓度"（concentration for 50% of maximal effect，EC_{50}）；在质反应中，引起50%个体产生药理效应的药物剂量被称为"半数有效量""（median effect dose，ED_{50}），引起50%个体死亡的药物剂量被称为"半数致死量"（median lethal dose，LD_{50}）。

效能和效价强度均是评价药效强弱的重要指标。效价强度可以体现药物产生一定效果所需的药物剂量大小，效价强度越大则其产生药效所需的剂量越小。例如，泼尼松的抗炎作用比氢

化可的松强 4 倍，即前者 5 mg 的剂量与后者 20 mg 的剂量是等效的。药物的效能可以体现药物能够达到的最大效应水平。一种药物能够产生某种治疗效果，而另一种药物无论使用多大剂量都无法达到相同效果，例如，芬太尼能有效缓解剧烈疼痛，而布洛芬则只适用于中轻度的钝痛。因此，芬太尼的镇痛效能高于布洛芬。在药物的药效比较中，需要综合考量其效能和效价强度，只看效能或效价强度就下结论说"某药比另一药强"是不严谨的。

3. 量效曲线 在药物的剂量-效应关系（dose-effect relationship）研究中，通常用量效曲线（dose-effect curve）显示药物剂量与其所引起的生物效应之间的关系。以药物所产生的生物效应强度或者质反应的概率为纵坐标、药物的剂量或浓度为横坐标，可以得到反应剂量-效应关系的直方曲线。若将药物浓度或剂量改用对数值作图，则呈典型的 S 形曲线，这就是通常所说的量效曲线（图 3-2）。量效曲线对于药物的研发、临床应用以及毒理学研究都具有重要意义。通过量效曲线，可以确定药物的有效剂量范围、E_{max}、EC_{50} 或 ED_{50}、LD_{50} 等关键参数，帮助研究人员和医生了解药物的作用特性和安全性。

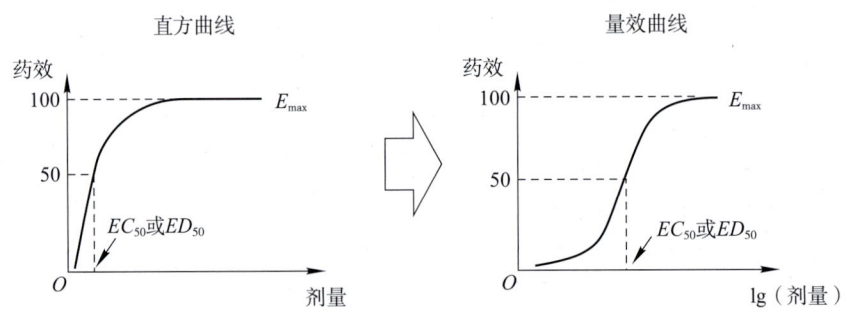

图 3-2 药物作用的剂量-效应关系曲线

4. 药物的安全性评价 随着给药剂量的递增，药物的作用逐渐增强；剂量太小，药物无效，剂量太大，则会产生毒性反应，甚至死亡（图 3-3）。每个药物在临床应用前都需要明确其有效量区间和中毒量区间，保证药物的安全性和有效性。

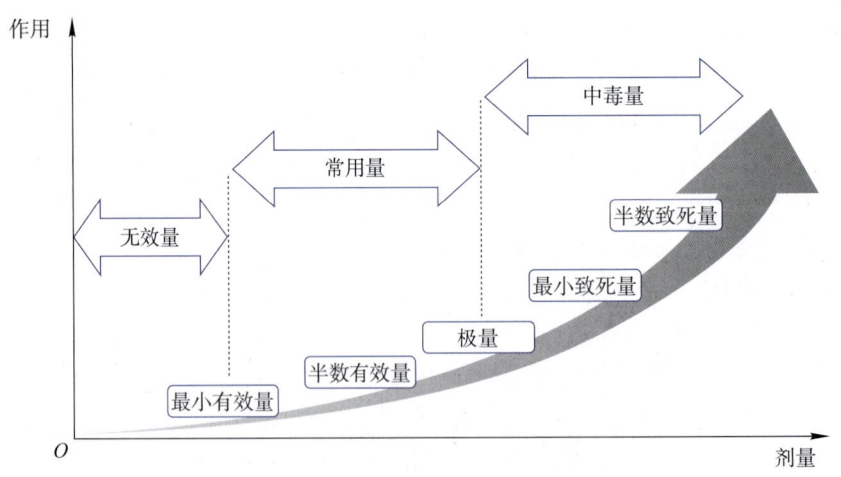

图 3-3 递增剂量药物所产生的作用

在药物的安全性评价方面，常用治疗指数（therapeutic index, TI）来衡量药物是否安全且有效。治疗指数是药物的半数致死量和半数有效量之间的比值，即 $TI = LD_{50}/ED_{50}$。治疗指数越大，表示药物的有效剂量和致死剂量之间的差异越大，药物的安全性越高。需要注意的是，仅用 TI 来评价药物的安全性并不完全可靠。在新药开发中，对于剂量的安全范围可采用更严格的 95% 有效剂量（ED_{95}）到 5% 致死剂量（LD_5）之间的范围。在这个范围内，药物可以在大多数患者身上产生治疗效果，同时避免引起严重毒性反应的风险。可靠安全系数（certain safety factor，CSF）常用于药物的安全性评价，通常表示为 LD_1/ED_{99} 之间的比值。利用以上参数均可对药物的安全性进行综合评价，为临床用药提供重要的理论指导和依据。

拓展阅读 "十四五"国家药品安全及促进高质量发展规划

第三节 药理学的研究内容——药物代谢动力学

药物代谢动力学简称药动学，是研究药物在体内跨膜转运过程中动态变化的科学。具体地说，药动学包括两方面内容：① 药物在体内的吸收、分布、代谢和排泄的过程；② 药物浓度在体内随时间变化的规律。

药动学研究有助于评估药物的代谢稳定性和体内的停留时间，为新药开发提供重要参考；同时，在预测药物体内变化情况、优化临床给药方案、评估药物相互作用等方面具有重要意义。

一、药物在体内的过程

（一）药物的跨膜转运

药物必须通过细胞膜才能进入或离开细胞，药物跨膜转运（trans-membrane transport）是这一过程的关键步骤。跨膜转运是药物在体内的吸收、分布、代谢和排泄中的必要过程，可以影响药物的吸收速率、在体内的分布浓度、代谢水平和排泄速度（图 3-4）。药物跨膜转运方式包括被动转运、主动转运和膜动转运。

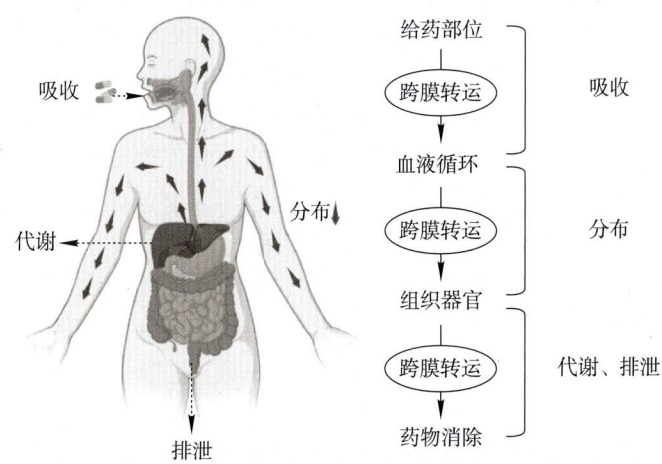

图 3-4 药物跨膜转运在吸收、分布、代谢和排泄中的关键作用

（1）被动转运（passive transport）：是指药物在渗透压的驱使下，由高浓度区域向低浓度区域扩散，该过程不需要能量供应。被动转运包括简单扩散、滤过和易化扩散。① 简单扩散（simple diffusion）：是指脂溶性药物分子通过细胞膜的疏水性区域，沿着浓度梯度自由扩散。简单扩散是绝大多数药物的转运方式，其速率取决于药物分子的油水分配系数以及膜两侧的浓度差。油水分配系数（脂溶性）和浓度差越大，简单扩散越快。理论上，脂溶性高的药物更容易跨膜转运，但如果水溶性太差同样不利于药物溶解于体液中进行转运和扩散。因此，在设

计药物时往往既需要保持药物的高脂溶性,又需要兼顾一定的水溶性。② 滤过(filtration):是水溶性药物分子通过细胞膜间隙或亲水孔道,如毛细血管壁的间隙或肾小球的滤过膜,实现进入或离开细胞的过程。滤过受分子大小的影响,通常相对分子质量 > 100 的物质不能通过亲水孔道,而乙醇、尿素等小分子水溶性物质均通过滤过进行跨膜转运。③ 易化扩散(facilitated diffusion):是指药物分子与细胞膜上的载体蛋白结合,沿浓度梯度进行转运,该过程不耗能,但有饱和现象。这些载体蛋白可以增加药物的运输速率,并在一定程度上选择性地促进特定药物的转运,如维生素 B_{12} 经胃肠道吸收、葡萄糖进入红细胞内等,均以易化扩散方式进行转运。

(2)主动转运(active transport):是指药物逆浓度梯度移动,该过程需要消耗能量。这种转运方式通常通过转运蛋白和三磷腺苷酶来实现。转运蛋白能够选择性地将特定的药物分子从低浓度区域转移到高浓度区域,以维持细胞内外的药物浓度差异。

(3)膜动转运(membrane moving transport):涉及大分子的转运,包括胞饮和胞吐。① 胞饮(pinocytosis):是指细胞通过生物膜内陷吞噬蛋白质或其他大分子物质,如细胞吞噬体;② 胞吐(exocytosis):是指细胞将囊泡包裹的物质通过生物膜融合将其释放到细胞外,如神经递质的释放过程。

(二)吸收

吸收(absorption)是药物从给药部位到达血液循环的过程,不同给药途径有不同的吸收过程和特点。口服给药是最常见的给药方式,药物从消化道吸收,通过肝门静脉进入血液循环。部分药物经胃肠道吸收后未达到全身循环前,在肝脏中被药物代谢酶代谢的现象,被称为首过效应(first-pass effect)。常见的口服首过效应明显的药物包括吗啡、哌替啶(杜冷丁)、利血平、美托洛尔、沙丁胺醇(舒喘灵)、硝酸甘油、肼苯达嗪、哌甲酯(利他林)、氟尿嘧啶、丙咪嗪、利多卡因、青霉素、普萘洛尔(心得安)、异丙基肾上腺素等。改变给药途径是避免首过效应的常用方式。注射给药通常可以避免药物经肠道吸收时的不稳定性,吸收速度较快,能够完全绕过首过效应,提高药物的生物利用度。例如,肌内注射氯丙嗪后的血药浓度比口服高 3~10 倍。其中,皮下注射和肌内注射主要通过毛细血管从注射部位到达血液循环,其吸收速率受注射部位血流量和药物剂型的影响。静脉注射和静脉滴注可使药物直接进入血液循环,所以其吸收过程可以忽略不计。局部给药是药物通过黏膜或皮肤等局部部位进行给药,不同部位的吸收速度和程度受局部生物膜特性的影响。当药物作用于口腔、鼻腔、阴道等黏膜表面,可通过黏膜吸收直接进入血液循环,在一定程度上可以避免首过效应。例如,通过直肠给药约 50% 可绕过肝;硝酸甘油口服后 90% 会被肝代谢而失去药效,而舌下给药可有效避免硝酸甘油的首过消除。通过皮肤给药同样可以避免首过效应,经皮吸收的药物可以通过贴片、凝胶或喷雾等形式直接作用于皮肤,避免经过肝的代谢过程,提高生物利用度,如硝苯地平贴皮剂、芬太尼贴皮剂等。

(三)分布

分布(distribution)是药物经血液转运到达组织器官的过程。分布过程受多种因素影响。首先,药物进入循环系统后,其分布受到组织器官血流量的影响,血流量越大,药物到达组织的速度越快。药物被吸收后,会迅速到达心脏、肝、脑、肾等血流量丰富的器官,然后再分布至脂肪、肌肉等血流量相对少的组织,该过程也被称为再分布(redistribution)。例如,静脉注射硫喷妥钠后,可先在血流量丰富的脑中迅速发挥麻醉效应,随后快速向体内血流较少、脂溶性更强的脂肪组织转移,使其麻醉作用在数分钟内迅速消失。其次,体液 pH 是影响药物分布的重要因素,一般地说,弱酸性药物倾向于向碱性环境分布,弱碱性药物倾向于向酸性环境分布。再次,体内屏障会限制药物分布到特定的组织或器官中,如血脑屏障、胎盘屏障等。例如,大环内酯类抗生素不易透过血脑屏障,在脑脊液和脑组织中达不到有效治疗浓度,因此在治疗流行性脑脊髓膜炎时不宜选用，可以选择更易透过血脑屏障的磺胺嘧啶。最后，血浆蛋白结合率会影响药物的分布。大多数药物进入血液后会与血浆蛋白进行可逆性结合，但只有游离型药物才表现药理活性，而结合型药物会暂时失去活性并贮存在血液中。在药物设计中，有时可通过增加药物与血浆蛋白的结合率而延长其药效作用时间。例如，适应证为2型糖尿病和肥胖症的司美格鲁肽，该药与血浆蛋白结合率高，因此其在血液循环中的存在时间长，半衰期可达7天（165~184 h），仅需每周给药1次。需要注意的是，如果两种或更多药物能与血浆蛋白的同一部位结合，则会发生竞争现象，结合率高的药物可以把结合率低的药物从血浆蛋白结合部位置换出来。在临床上，特别需要注意一些药物的合用可能引起药物的相互作用。例如，水杨酸类、保泰松与华法林合用时，可使华法林的血中游离浓度增高、抗凝作用加强，可能造成出血，甚至危及生命。

（四）代谢

药物的代谢（metabolism）过程主要发生在肝，该过程的核心目标是将药物转化为更易排泄的形式，通常是增加药物分子的亲水性。药物代谢主要分为两个时相：Ⅰ相反应和Ⅱ相反应。在Ⅰ相反应中，药物通常经历氧化、还原或水解反应，引入极性功能团（如羟基、羧基等），从而增加药物分子的亲水性。这些反应主要由细胞色素P450酶家族（CYP450）催化，已知CYP450主要包括3个家族，分别为CYP1、CYP2、CYP3。其中，CYP1A1/2、CYP2A6、CYP2B6、CYP2C9、CYP2D6、CYP2E1、CYP3A4是参与临床药物代谢的重要酶系。Ⅱ相反应进一步提高药物的亲水性，通过将药物（包括已经通过Ⅰ相代谢改变的药物）与内源性极性分子（如葡糖醛酸、硫酸、谷氨酰胺）结合，形成共轭物。这些共轭物通常具有更高的水溶性，更易通过肾排泄到尿中。

部分药物进入机体内被肝药酶代谢时，其原型或代谢产物亦可能诱导或抑制同工酶的活性。药酶的诱导与抑制对代谢过程有显著影响。酶诱导意味着能促进肝脏产生更多的代谢酶，从而加快药物的代谢过程，可能导致药物疗效的降低，具有酶诱导效应的药物在长期给药中可能导致机体耐受，如苯妥英钠、苯巴比妥等。酶抑制则是指某些药物或化合物能减慢代谢酶的活性，从而延缓药物的代谢，可能增加药物的毒性或副作用。在临床上，由CYP450酶诱导和抑制所致的药物相互作用可能会改变合用药物的药动学、药效和毒性，故在联合用药时需要特别注意（表3-1）。

表3-1 CYP450各亚型的常见酶诱导剂和酶抑制剂

CYP450亚型	酶诱导剂	酶抑制剂
CYP1A2	奥美拉唑 3-甲基胆蒽 β-萘黄酮 2-甲氧基-4-硝基苯胺	呋拉茶碱 α-萘黄酮 氟伏沙明
CYP2A6	苯巴比妥 利福平 地塞米松	甲氧沙林 三羟环丙胺 色胺
CYP2B6	苯巴比妥 地塞米松 利福平	噻替派 噻氯匹啶 氯吡格雷
CYP2C9	利福平 利托那韦 苯巴比妥	磺胺苯吡唑 氟康唑 格列苯脲

续表

CYP450 亚型	酶诱导剂	酶抑制剂
CYP2D6	乙醇	奎尼丁
		氟西汀
		帕罗西汀
		特比奈芬
CYP2E1	异烟肼	二乙基二硫代氨基甲酸酯
	乙醇	双硫仑
	丙酮	氯甲噻唑
		对位硝基酚
CYP3A4	利福平	酮康唑
	苯巴比妥	维拉帕米
	地塞米松	胺碘酮
	沙奎那韦	伊曲康唑

（五）排泄

药物的排泄（excretion）是指药物及其代谢产物从体内清除的过程，药物的主要排泄途径包括肾、胆汁、乳汁、汗腺和肺的呼出等。

1. 肾排泄　肾是大多数药物排泄的主要器官。药物及其代谢物在肾小球滤过后进入肾小管，经尿液排出。尿液的 pH 对药物排泄速率具有重要影响，在碱性尿液中，酸性药物更容易被排出，这种规律在某些药物中毒的治疗中有所应用。例如，乙酰水杨酸为弱酸，同服碳酸氢钠使尿液碱化，乙酰水杨酸的排泄可增加 3~5 倍，故在阿司匹林过量中毒时，给予碳酸氢钠可有一定的解毒效果。而内服氯化铵等酸性药可使尿液酸化，可用来促进碱性药物的排泄。

2. 胆汁排泄　胆汁排泄也是重要的排泄途径之一，部分药物经肝代谢后分泌到胆汁中，进入肠道，连同未被吸收的药物随粪便排出体外。部分药物（如洋地黄）经肝排入胆汁，随胆汁进入肠腔，其中一部分可能会再次被吸收进入肝，形成肝肠循环（hepato-enteral circulation），从而延长药物的作用时间。

3. 其他排泄途径　药物可以通过乳汁、汗腺、唾液及肺呼出进行部分排泄，例如，青霉素可通过乳腺排出到乳汁中。因此，哺乳期妇女需要特别注意，以免引起婴儿的过敏反应。

拓展阅读　肝肠循环与药物的毒副作用

（六）药物的消除动力学

药物消除是指促使药物从体内消除的各过程总和，包括代谢和排泄。根据药物性质的不同，药物的消除模式主要分为零级消除动力学和一级消除动力学两种类型（图 3-5）。

（1）零级消除动力学（zero-order elimination kinetics，恒量消除）：无论血浆药物浓度高低，药物在体内始终以恒定的速率消除，单位时间内消除的药量不变。

（2）一级消除动力学（first-order elimination kinetics，恒比消除）：药物在体内以恒定比例消除，在单位时间内的消除量与血浆药物浓度成正比。绝大多数药物在体内是以一级消除动力学的方式消除。

拓展阅读　混合消除动力学与米曼方程

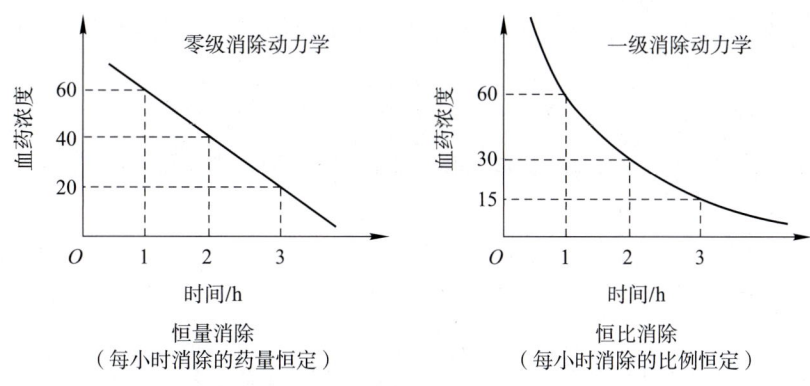

图 3-5　药物消除的零级消除动力学与一级消除动力学

二、血药浓度与时间的关系

（一）单次血药浓度 - 时间曲线

当一个药物被注射或口服进入人体后，自吸收进入血液循环，随着分布、代谢和排泄，药物在血液中的浓度随时间的变化而变化。该过程可以用血药浓度 - 时间曲线来描述（图 3-6）。单次血药浓度 - 时间曲线包括的关键信息有：达峰时间、达峰浓度和血药浓度 - 时间曲线下面积。达峰时间（T_{max}）是指给予药物后体内血药浓度逐渐上升，达到最高浓度的时间点；达峰浓度（c_{max}）是指达峰时间对应的血药浓度峰值，表示药物在体内达到的最高浓度。T_{max} 和 c_{max} 是评估药物吸收和分布的重要参数；血药浓度 - 时间曲线下面积（area under the curve，AUC）代表药物进入体内血液循环的总量。AUC 是评估药物在体内累积程度的重要参数，通常与药物的剂量和给药途径密切相关。

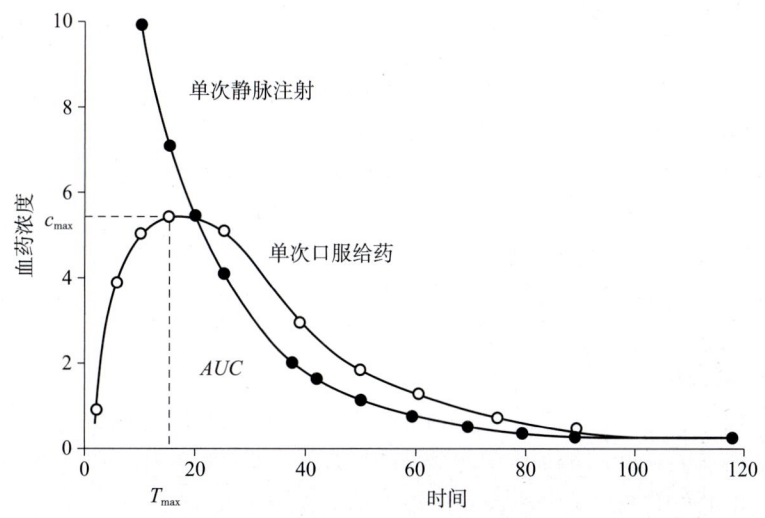

图 3-6　单次静脉注射和单次口服给药的血药浓度 - 时间曲线

（二）多次血药浓度 - 时间曲线

多次血药浓度 - 时间曲线描述了在固定间隔多次给药后，药物在体内的浓度随时间变化的情况，这些曲线通常涉及以下概念。

（1）稳态血药浓度（steady-state plasma concentration，c_{ss}）：是指在多次给药后经过足够长

的时间，药物在体内的浓度会趋于稳定，从而达到平衡时的浓度（图3-7）。

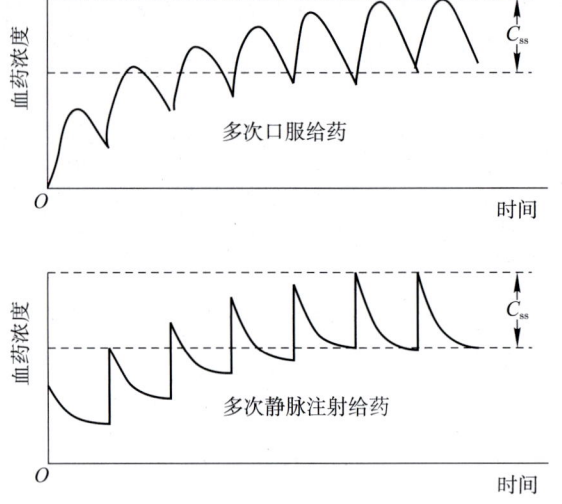

图3-7 多次口服给药和多次静脉注射给药的稳态血药浓度

（2）维持剂量（maintenance dose）：是指为了维持c_{ss}在靶浓度范围内而每次所需的给药剂量。

（3）负荷剂量（loading dose）：是指为了快速达到c_{ss}而在开始治疗时给予的较大剂量。在临床上，通常口服给药的负荷剂量是维持剂量的2倍，持续静脉滴注的负荷剂量是维持剂量的1.44倍。对于需要迅速控制病情的情况，使用负荷剂量可以使体内药物浓度尽快到达c_{ss}从而实现治疗目标。

拓展阅读 稳态血药浓度的估算与临床应用

三、评价药物体内过程的重要参数

在药动学研究中涉及一些重要参数，包括消除半衰期、表观分布容积和清除率等。

（一）消除半衰期

消除半衰期（half time，$t_{1/2}$）指药物在体内浓度下降到其初始浓度一半所需的时间。$t_{1/2}$是评估药物消除（代谢和排泄）的重要参数。绝大多数药物在体内呈恒比消除（constant fraction elimination），其$t_{1/2}$是一个定值，且不受药物剂量的影响。$t_{1/2}$反映药物在体内的停留时间，可影响给药方案的设计和药物剂量的调整。在临床上，为了使药物更好地发挥疗效和减少毒性反应，一般根据药物的$t_{1/2}$选择最适当的给药间隔时间，拟订合理的治疗方案。

（二）表观分布容积

表观分布容积（apparent volume of distribution，V_d）描述药物在体内分布的参数，是指体内药物总量待平衡后，按测得的血浆药物浓度计算时，所需要的体液总容积。V_d值越大，表示药物在体内的分布范围越广，可能存在于组织中的量也就越大。

拓展阅读 表观分布容积的临床意义

（三）清除率

清除率（clearance，CL）指单位时间内清除药物的能力，通常表示为单位时间内清除药物的血液容积。在大多数情况下，药物的CL大小与其清除速率常数（elimination rate constant，K_e）成正比，与其半衰期成反比。CL常用来评估药物在体内的排泄效率。

(四)生物利用度

生物利用度(bioavailability,F)指药物在经过给药后,能够以未改变的形式进入全身血液循环的药物百分率。具体来说,生物利用度可以分为绝对生物利用度和相对生物利用度两种概念:绝对生物利用度是指药物从给药途径(如口服)进入血液循环的总量与该药直接静脉注射所测得的 AUC 的比值。绝对生物利用度帮助评估不同给药途径下药物的相对吸收效率;相对生物利用度是指不同药厂生产的同一药物、同一药厂生产的不同批次药物的 AUC 与标准试剂 AUC 的比值,旨在判断两者在药效上是否具有生物等效性(bioequivalence)。等效性评价是确定药物之间是否有相似生物药效的重要环节,确保药物在临床使用中能够保持稳定的安全性和有效性。

(郭栋 付彩云)

数字资源详见 新形态教材网

- 学习目标
- 导学视频
- 教学课件
- 拓展阅读
- 思政元素
- 思考题
- 测试题
- 参考文献

第四章
药剂学

编者导学

📍 学习目标
🔗 知识导图

本章导航
第一节　药剂学的性质
第二节　药剂学的发展和任务
第三节　药物制剂的设计
第四节　药物制剂的处方前研究
第五节　药物制剂的处方设计及工艺设计

药剂学是一门面向药学类专业本科生和研究生的主干课程，主要涉及药物剂型和制剂的设计、制备、生产、质量控制及合理应用等方面的理论知识和专业技能。作为与药物临床应用关系最为密切的药学分支学科，药剂学有着悠久的发展历史。我国很早以前就有丸、散、膏、丹、汤、酒等剂型，而西方的剂型研究可追溯至古希腊人格林发明的"格林制剂"，这些传统制剂为药剂学的发展奠定了基础。早期的药物制剂研究侧重于临床实用性，大多是在实践中总结的经验，并未形成系统的科学理论。直至1847年，随着德国药师莫尔（Karl Friedrich Mohr）所著的《药剂工艺学》问世，标志着药剂学逐渐从经验探索阶段步入科学研究阶段，并开始形成了较为完整的研究方向和体系。随着物理学、化学、生物学、材料学的蓬勃发展，药剂学与这些自然科学交叉、渗透和融合，共同构建了现代药剂学知识体系。

自20世纪90年代以来，新材料、新技术不断涌现，现代药剂学逐渐进入新型药物递送系统（drug delivery system，DDS）的新纪元。至此，新型药物递送系统，如缓释递送系统、控释递送系统、靶向递送系统、局部递送系统、智能递送系统等，获得快速发展，成为药剂学的研究热点。与片剂、胶囊剂和气雾剂等传统制剂相比，新型药物递送系统具有增效、减毒、延长作用时间等优势，在新型药物的开发和临床研究中展现出广阔的应用前景。

缓释递送系统主要是利用特殊的药用辅料以延缓、阻滞药物的释放，其理论和技术不断完善和发展，已进入临床应用和规模化制备的阶段。控释递送系统是基于缓释递送系统发展而来，通过控制药物的释放速率，使药物的有效成分在体内定时、定量释放，维持较稳定的血药浓度，进而最大限度优化药物的药代动力学性质。然而，控释药物递送系统的体内转运过程尚需深入研究，理想的控释递送系统亟待发展。以经皮递送系统为代表的局部递送系统，可达到维持长时间稳定的有效血药浓度的目的；与仅作用于局部的外用皮肤制剂不同，经皮递送系统能够实现全身性的治疗效果。靶向递送系统正成为新型药物递送系统研究的前沿领域，通过将药物分子引导至机体某一特定组织或细胞，以实现精准输送。近年来，生物医用材料和纳米技术的发展推动药物递送系统进入纳米制剂时代，尤其在肿瘤治疗领域展现出广阔的应用前景。美国塞奎斯制药公司的盐酸多柔比星脂质体注射液（商品名doxil）的成功上市，开启了纳米药物从研发层面转向临床应用的新篇章。白蛋白结合型紫杉醇纳米制剂（abraxane）是抗肿瘤纳米药物的另一代表性产品。相比于传统紫杉醇药物，abraxane通过血清白蛋白分子与紫杉醇结合形成纳米制剂，增加紫杉醇的水溶性，改善其药代动力学特性；并且利用白蛋白介导的药物跨膜转运机制，增强紫杉醇在肿瘤组织的富集。脂质纳米颗粒（lipid nanoparticle，LNP）是另一种已在临床上得到广泛应用的非病毒基因递送载体，已经过充分的临床验证，且放大工艺成熟。全球首款siRNA药物帕特罗（patisiran，商品名onpattro）的获批上市标志着LNP递送技术已成功实现临床转化，该siRNA药物用于治疗遗传性转甲状腺素蛋白淀粉样变性引起的周围多发性神经疾病。此外，两款基于LNP的COVID-19 mRNA疫苗（BNT162b2和mRNA-1273）于2020年底紧急获批上市，进一步促进了纳米制剂在基因和细胞治疗领域的研发热潮。几十年来，药物递送技术飞速发展，但当下仍有很多未满足的需求，迫切需要更具突破性的药物递送技术。

拓展阅读 抗体偶联药物：靶向抗癌的创新力量

拓展阅读 GalNAc偶联技术：核酸药物递送的革新技术

本章的主要内容包括5个部分，分别介绍了药剂学的性质、药剂学的发展和任务、药物制剂的设计、药物制剂的处方前研究和药物制剂的处方设计及工艺设计。在"药剂学的性质"小节中，对药剂学核心术语进行定义，结合具体实例说明药剂学对于实现药物增效减毒作用的重要性，并概述《中国药典》（2025年版）的剂型分类法及药剂学的分支学科；在"药剂学的发展和任务"小节中，按地域和时间展示药剂学发展史上的重要事件，展望学科发展的未来趋势，并总结药剂学的研究内容和学科发展目标；在"药物制剂的设计"小节中阐述了制剂设计的重要性，围绕制剂设计的目的和基本原则对影响制剂设计的一系列因素进行展开说明，并重点提出了"质量源于设计"的理念，即质量不是检测出来的，而是设计与生产出来的；"药物制剂的处方前研究"章节涵盖文献调研以及药物的理化性质、生物学性质等一系列性质的考察，这一部分内容结合第五部分"药物制剂的处方与工艺设计"，对药物制剂从研究到生产的全流程进行介绍。此外，本章将思想政治教育有机地贯穿于整个专业知识教学过程，引导学生树立正确的人生观和价值观，致力于培养符合社会需要的德才兼备的药学人才。

第一节 药剂学的性质

药剂学是研究药物剂型和制剂的基本理论、处方设计、制备工艺和合理应用的综合性技术科学。掌握药剂学中的基本概念和常用术语、药物剂型的分类、各剂型的特点及其对药物疗效的影响；了解药物递送系统；学习药剂学各分支学科的基本概念和理论，对于设计和开发新型药物制剂、开展处方和工艺研究具有重要的指导意义。

一、药剂学的概念

药剂学（pharmaceutics）是一门研究药物制剂的剂型设计、处方设计、生产工艺、合理应用，以及药物制剂在体内吸收、分布、代谢和排泄规律的综合性技术科学。其中，研究、设计和开发药物新剂型及新制剂是药剂学的核心内容。药剂学不仅是各领域科学原理的整合，还是从药物理论知识到临床实际应用的桥梁，推动了药物研发与工业化生产的协同发展。

药物剂型（pharmaceutical dosage form）和药物制剂（pharmaceutical preparation）是药剂学的两个核心概念。药物剂型（以下简称"剂型"）是指为了满足诊断、预防或治疗疾病的多样化需求而设计并制备的药物应用形式，其设计具有高度的灵活性和多样性，同一种剂型能够广泛应用于不同的药物，而同一药物也可根据具体需求制成多种不同的剂型。药物制剂（以下简称制剂）是将原料药按照某种剂型制成一定规格并具有一定质量标准的具体品种；制剂通常由原料药（bulk drug）和辅料（adjuvant）组成，原料药即药物活性成分（active pharmaceutical ingredients，API），辅料是除外API的其他成分，主要包括填充剂、崩解剂、pH调节剂、矫味剂、增溶剂、冻干保护剂以及常用于纳米制剂制备的脂质等辅料。

二、药剂学的重要性

药物制剂是药品研发过程的最后一环，也是医药工业的最终产品。制剂的生产是集药物、辅料、工艺、设备、技术于一体的系统工程。制剂的质量直接影响药物的安全性、有效性和稳定性，因此在整个药物研发过程中占据着至关重要的位置。而且，API被加工成制剂后，其附加值大大增加，所以各国非常重视药物制剂工业的发展。API自身的物理化学性质和给药途径的选择直接决定剂型和处方设计，而改变药物的吸收行为和生物利用度等关键属性，最终会影响患者的顺应性和药物疗效。同种API的不同剂型有时甚至适用于不同适应证。剂型对疗效产生的影响主要体现在以下几方面。

（1）改变药物的作用速度：注射剂、气雾剂起效迅速，常用于急救；口服片剂通常作用缓慢，因为口服后需要经历崩解、溶解和吸收的过程。

（2）降低或消除原料药的毒副作用：如氨茶碱对哮喘病有很好的疗效，但可能引起心脏毒副作用，若制成栓剂则可消除毒副作用；非甾体抗炎药口服会产生严重的胃部刺激，若制成经皮吸收贴剂或肠溶片剂则可减小毒副作用；具有缓释、控释功能的剂型能保持较平稳的血药浓度，避免血药浓度的峰谷现象，并能减少给药频次，降低药物的毒副作用。

（3）改善患者用药的依从性：由于尺寸较大、口感不佳等原因，某些口服剂型难以被儿童、老年人及吞咽困难的患者所吞服。为提高这些特殊患者的依从性，可以采用咀嚼片或口腔速溶膜剂。

（4）提高药物稳定性：如质子泵抑制剂是弱碱性药物，在胃酸中不稳定，可制成肠溶片剂或胶囊剂，以保护药物在小肠中释放吸收。通常，固体剂型的稳定性比液体剂型好，冻干粉针剂的稳定性优于液体注射剂。

（5）提高生物利用度、有效性和安全性：如异丙肾上腺素的首过效应强，口服给药生物利用度低，设计成注射剂、气雾剂或舌下片剂后可以提高药物的生物利用度，增强药物对哮喘和心脏病等疾病的治疗作用，同时降低药物的毒副作用。

（6）产生被动靶向作用：被动靶向制剂的载体微粒包括微乳、脂质体、微球、微囊等，一旦载药微粒进入血液循环，易被网状内皮系统中的巨噬细胞捕获与吞噬，促使载药微粒在肝、肾、脾等器官中富集，从而提高药物在这些器官中的浓度，实现针对这些器官的被动靶向药物递送。

（7）改变药物的作用机制：某些药物的药理作用与剂型相关，如硫酸镁注射液经静脉滴注后可抑制大脑中枢神经，具有镇静、镇痛作用，而口服给药后具有泻下作用；1%依沙吖啶注射液用于中期引产，而0.1%~0.2%的溶液外用具有杀菌作用。

三、剂型的分类及药物递送系统

（一）剂型的分类

根据 2025 年版《中国药典》，药物剂型的分类如下（图 4-1）。

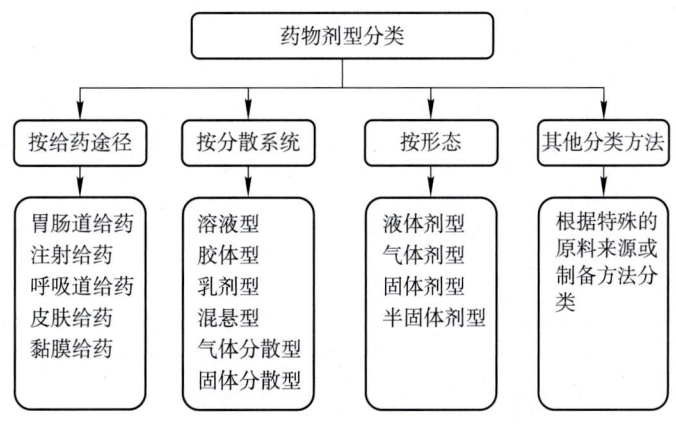

图 4-1　药物剂型的分类

1. 按给药途径分类

（1）胃肠道给药剂型：经口服进入胃肠道后，产生局部作用或吸收后发挥系统性作用的剂型，如口服片剂、颗粒剂、胶囊剂等。

（2）非胃肠道给药剂型：除口服给药外的其他所有剂型，可以在给药部位发挥局部作用，或被吸收后发挥全身性作用。

1）注射给药剂型：以注射方式给药的剂型，如静脉注射制剂、肌内注射制剂等。

2）呼吸道给药剂型：通过特定的给药装置将药物以气溶胶、干粉或雾化溶液的形式输送至气管或肺部的剂型，主要以吸入方式给药，如气雾剂、粉雾剂、喷雾剂等。

3）皮肤给药剂型：作用于皮肤，发挥局部或全身作用的剂型，如软膏剂、凝胶剂、乳膏剂等。

4）黏膜给药剂型：通过人体腔道黏膜给药，药物直接作用于黏膜部位，或经黏膜吸收进入血液循环，发挥全身作用的剂型。常见的给药部位包括眼、耳道、鼻黏膜、口腔黏膜、阴道和直肠黏膜等，常见剂型有滴眼剂、滴鼻剂、滴耳剂、直肠栓剂等。

2. 按分散系统分类　分散系统是指一种或几种物质高度分散在另一种物质中形成的系统。其中，被分散的物质称为分散相，另一种物质称为分散介质。

（1）溶液型药物：药物以分子或离子形式（直径≤1 nm）分散于分散介质中形成的均匀分散体系，亦称为低分子溶液剂，如芳香水剂、溶液剂、甘油剂、醑剂、溶液型注射剂等。

（2）胶体型药物：分散相的粒子直径在 1～100 nm 的分散体系。根据分散相的种类不同可分为两种：一种是分散相为高分子的均匀分散体系，如胶浆剂、火棉胶剂、涂膜剂等；另一种是分散相为不溶性纳米粒的非均匀分散体系，如纳米乳、脂质体、纳米囊等。

（3）乳剂型药物：油性药物或药物的油溶液以液滴状态分散在分散介质中所形成的非均匀分散体系，分散相的粒子直径在 0.1～50 μm，如口服乳剂、静脉注射乳剂等。

（4）混悬型药物：难溶性固体药物以微粒（直径在 0.1～50 μm）状态分散在分散介质中所形成的非均匀分散体系，如合剂、洗剂、混悬剂等。

（5）气体分散型药物：分散相以微粒状态分散在气体分散介质中所形成的分散体系，如气雾剂、粉雾剂。

（6）固体分散型药物：固体混合物的分散体系，如片剂、散剂、颗粒剂、胶囊剂、丸剂等。

3. 按形态分类 包括以下几种类型。

（1）液体剂型：如芳香水剂、溶液剂、注射剂、合剂、洗剂等。

（2）气体剂型：如气雾剂、喷雾剂等。

（3）固体剂型：如散剂、丸剂、片剂、栓剂、膜剂等。

（4）半固体剂型：如软膏剂、糊剂等。

4. 其他分类方法 是根据特殊的原料来源或制备过程进行分类的方法。

（1）浸出制剂：是用浸出方法制备的各种剂型，一般是指中药剂型，如浸膏剂、流浸膏剂、酊剂等。

（2）无菌制剂：是用灭菌方法或无菌技术制成的剂型，如植入剂、注射剂、滴眼剂等。

（二）药物递送系统

随着药学的不断进步以及人们对高疗效、低毒性的持续追求，药物递送技术越来越受到重视，更多的难溶性药物、细胞治疗药物和基因治疗药物等层出不穷。因其特殊的性质，往往难以通过传统制剂的形式发挥疗效，而药物递送系统为这些新兴药物提供了更加高效的递送方式。药物递送系统是指在时间、空间及剂量上全面调控药物在生物体内分布的技术体系，是先进技术和新剂型的组合，涉及药学、医学、纳米科学、材料学、电子科学、机械学、电磁学等众多学科，具有技术门槛高、迭代速度快、涉及领域广等特点。研究范畴涵盖药物理化性质的分析、递送材料的选择与开发、递送载体的表面修饰及递送装置的设计等。药物递送系统通过调控药物的释放过程、优化药代动力学和药效动力学特性、跨越生理屏障、增加药物的生物利用度等方式，提高药物的有效性、安全性及患者的依从性。

新型药物递送系统正逐渐成为提高疗效和减少毒副作用的关键手段。药物递送系统涉及缓控释递送系统、无针注射、微针、仿生递送系统、靶向递送系统、智能递送系统和纳米递送系统等。每一种递送系统都各有优势和局限性，需要在实践中不断完善。

四、药剂学的分支学科

药剂学是一门基于化学、生物学、物理学和医学等多学科理论的综合性技术科学。各学科互相影响、互相渗透，形成许多药剂学的分支学科，如基础药剂学（物理药剂学、生物药剂学、药物动力学）、工业药剂学、临床药剂学（临床药学）。

（1）物理药剂学是一门运用物理化学原理、方法和手段，深入研究药物剂型特点、处方设计、制备工艺和质量控制的学科，可为新剂型的发展提供科学依据。

（2）生物药剂学是专注于探究药物在生物体内吸收、分布、代谢与排泄的机制，揭示药物因素、剂型因素和生理因素与药效之间的关系的学科，可为药物的设计、开发和临床应用提供了重要指导。

（3）药物动力学是运用动力学的原理和数学方法，系统研究药物在生物体内的吸收、分布、代谢与排泄过程随时间变化的规律，并深入剖析这些规律与药效之间的内在联系的学科，可为药物的设计、优化和临床应用提供量化分析的工具。

（4）工业药剂学是药剂学的核心，是研究药物制剂在工业生产中的基本理论、技术工艺、生产设备和质量管理的学科。其基本任务是将药物制成适宜的剂型，并批量生产出安全有效且质量合格、稳定的制剂。

（5）临床药学是一门以患者利益为中心，通过治疗药物的选择、剂量调整、药物相互作用、血药浓度监测及患者用药教育等多个层面，保障临床用药的合理性、有效性、安全性和经济性的学科。

拓展阅读 智能型药物递送系统

拓展阅读 核酸药物的"快递员"——脂质纳米颗粒

第二节　药剂学的发展和任务

药剂学的发展历程贯通古今中外，从古埃及《伊伯氏纸草本》的问世到药剂学基本理论的产生，从夏禹时期药酒的初创到现代多种药物剂型、药用辅料、生产技术和设备的持续革新，均体现了药剂学的不断进步。作为一门综合性学科，药剂学的基本任务是将药物制成合适的剂型，以实现安全、有效、质量可控、依从性好的制剂大规模生产，满足疾病预防与治疗的需求。本节将探讨国内外药剂学的发展历程和未来方向及其在现代医疗中所承担的主要任务，这对我们理解药剂学的历史演变以及未来趋势，促进该学科发展，推动医药行业的进步具有重要意义。

一、药剂学的发展

国外药剂学的发展最早可追溯到古埃及和古巴比伦王国（今伊拉克地区）。公元前1500年前后，《伊伯氏纸草本》详细记载散剂、硬膏剂、丸剂和软膏剂等多种药物剂型以及相应的药物处方和制法。罗马籍希腊人格林作为西方药剂学奠基人，在其著作中详细描述了散剂、丸剂、浸膏剂及溶液剂等剂型，人们称之为"格林制剂"。在"格林制剂"的基础之上，药剂学在工业革命时期迎来飞速发展。1498年欧洲第一部法定药典《佛罗伦萨处方集》出版，为药剂学的系统化发展奠定了坚实的基石。18世纪初，随着有机化学的快速发展，药物的制备逐渐从依赖天然物质转向化学合成。19世纪中后期，模印片、硬胶囊剂、压片机和安瓿瓶相继问世，这些技术不仅丰富了药物剂型的种类、改善了药品的储存方式，也极大地推动了药剂学理论的发展与制药工业的演变。1847年德国药师莫尔总结了以往和当时的药剂成果，出版第一本药剂学教科书《药剂工艺学》，这标志着药剂学成为一门独立的学科。1947年缓释制剂被研制成功，并于20世纪70年代后应用于临床。20世纪50年代，药物稳定性、流变学和溶解理论等物理化学理论应用于药剂学，促进了药剂学的发展，药剂学的基本理论随之产生（图4-2）。

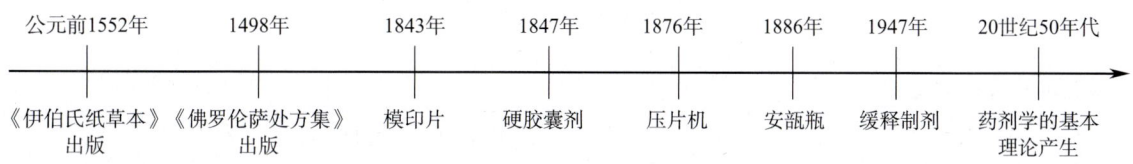

图4-2　国外药剂学的发展历程

我国中医药历史悠久（图4-3），早在夏禹时期，药酒已被成功制备并使用。商代，《黄帝内经》《伤寒论》中已有汤剂、丸剂、散剂等剂型的记载。唐代颁布了世界上最早的国家药典《新修本草》，比《伦敦药典》早约1 000年。明代李时珍编纂《本草纲目》，收录了丰富的药物和剂型。自1900年以来，通过引进国外的先进制药技术，我国药剂学得到快速的发展，建立了生产注射剂、片剂等多种现代剂型的药厂。改革开放后，我国药剂学的发展实现了飞跃，在药物剂型、药用辅料、生产技术和设备等方面不断创新。目前，我国已能够规模生产多种制剂和药用辅料。

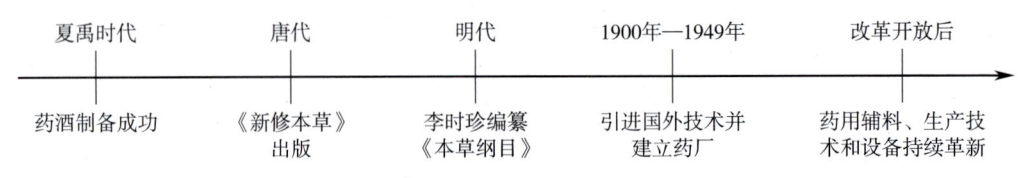

图4-3　国内药剂学的发展历程

纵观药物剂型的发展历程，可将药物剂型简单地划分为4代（图4-4）：第1代剂型是指简单加工供口服与外用的汤、酒、炙、条、膏、丹、丸、散剂。为了响应临床用药需求的增长、给药途径的多样化以及工业自动化的推进，第2代剂型如片剂、注射剂、胶囊剂和气雾剂等应运而生。第3代剂型为缓控释剂型，不需要频繁给药，能在较长时间内维持药物的有效浓度。第4代剂型是将药物选择性地递送至靶器官、靶组织、靶细胞或细胞器的精准递送系统及智能递送系统，可提高药物在病灶部位的浓度，减少在非病灶部位的药物分布，从而提高药物疗效并降低毒副作用。可预见的是，精准递送系统和智能递送系统不仅是未来药物制剂的发展方向，亦是支撑医药行业快速发展的重要动力。

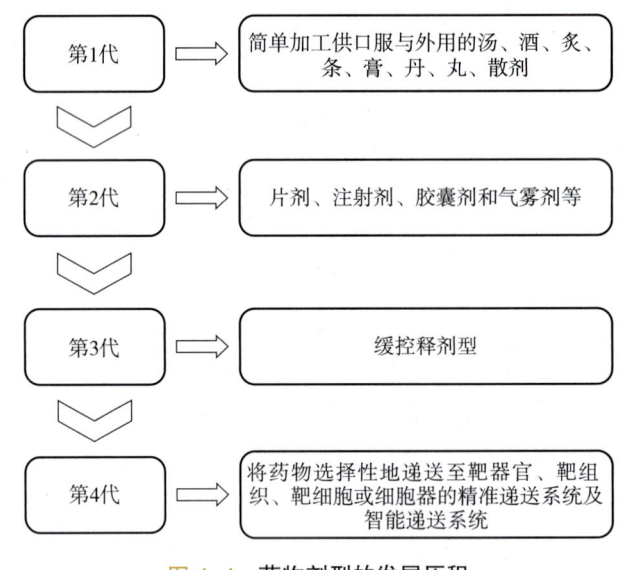

图4-4　药物剂型的发展历程

二、药剂学的任务

综合科研、生产及临床等方面，药剂学的主要任务包括基本理论的研究，药物剂型质量的提高，新剂型、新制剂、新技术、新辅料、新设备的研究与开发，中药制剂的研究与开发，生物技术药物制剂的研究与开发（图4-5）。

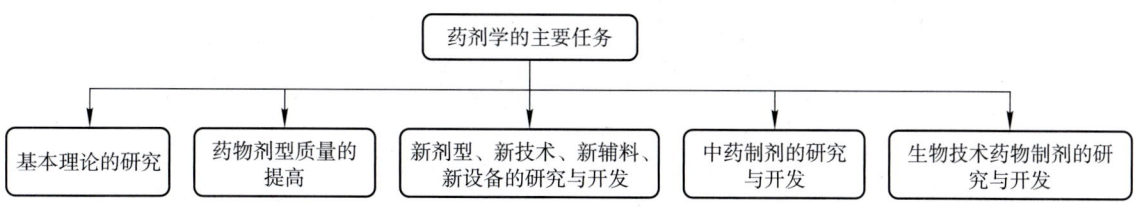

图 4-5 药剂学的主要任务

(一) 基本理论的研究

药剂学的基本理论涵盖了药物的处方设计、制备工艺、质量控制及合理应用等关键领域。药剂学基本理论的探索和应用,不仅为制剂的创新提供理论支撑,也为药剂学及其相关学科的快速发展奠定了坚实的基础。例如,片剂压缩成型理论对片剂生产和质量控制至关重要;动力学理论与制剂稳定性研究相结合可预测制剂的有效期;基于纳米尺度效应理论的纳米制剂利用其独特的性质来改善药物的溶解性、稳定性和生物利用度;基于靶向递药理论将药物直接递送至病变部位,以提高疗效并减少对正常组织的影响,促进主动和被动靶向策略的发展。

(二) 药物剂型质量的提高

在供给临床使用前,药物须制成适合医疗和预防需求的剂型,如片剂、胶囊、注射剂、软膏和栓剂等。为了确保患者能够获得有效、安全的治疗,药剂学致力于在优化配方设计、改进制备工艺以及强化质量控制等多个方面以提高各剂型的质量。例如,调整辅料的种类和比例可提高药物的稳定性和生物利用度;通过计算机辅助设计模拟药物与辅料的相互作用可优化固体分散体的配方,提高难溶性药物的溶解度和生物利用度。

(三) 新剂型、新技术、新辅料、新设备的研究与开发

除药物本身的性质和药理作用,药物的剂型直接影响其临床效果。常用的片剂、注射剂、丸剂、胶囊、溶液剂等剂型,难以完全满足高效、速效、低毒、控制药物释放和定向给药等多方面的要求。例如,硝苯地平控释片利用渗透泵原理,维持稳定血药浓度,减少血药浓度波动,同时降低药品不良反应。因此,新剂型的研发是药剂学的核心,同时需要新技术、新辅料、新机械和新设备的支持。

新技术对药物制剂研发和生产质量提升至关重要。例如,采用纳米技术将药物加工成超微粒子,制成气雾剂、静脉注射剂等,可大幅提高药物的生物利用度,并解决难溶性药物的成药性问题;将 3D 打印技术用于个性化药物制剂的定制,不仅可以提高生产效率,还能提高患者的依从性。这些技术的应用不仅推动了药物治疗效果的提升,也促进了制药行业的发展。

药用辅料在新剂型开发、药物制剂质量提升及工艺改进中发挥着关键作用。例如,云南白药气雾剂通过添加二甲醚、甘油、四氟乙烷等辅料,增强药物的溶解性,并降低燃烧性,既保留其传统活血化瘀和消肿止痛的效果,又具备气雾剂的快速冷却的特性。新辅料的研究与开发对于提升药物制剂的整体质量及新剂型的开发具有极为重要的作用。

制剂生产的规模化离不开先进的设备和机械。当前,制剂生产正朝着密闭式、电子高度程控化的方向发展,同时设备也趋向于多机联动和高度自动控制。例如,全自动灯检仪的成功研制填补了注射剂灯检领域的空白,减少人为因素的影响,同时拉近国内与国际先进水平的距离。

(四) 中药制剂的研究与开发

中药是中华民族的宝贵遗产,运用现代科学技术开发中药新剂型是中医药走向世界的必由之路。目前,我国已开发了中药注射剂、中药颗粒剂及中药片剂等多个新型中药剂型,超细粉碎技术和包合技术等新技术在中药领域逐渐实现广泛应用。水蛭、三七等珍贵中药可通过超细粉碎技术将其研磨为粉碎状,从而适当减少用药,提高药效;将药物包合在环糊精中可降低药

物挥发性,增强其溶解性,被广泛用于中药制剂中。但中药制剂存在有效成分无法明确、质量标准不易确立等问题,中药制剂的研究与开发仍是一项长期而艰巨的任务。

(五)生物技术药物制剂的研究与开发

生物技术在当今科学技术领域中占据重要地位,尤其在药物研发方面具有巨大潜力。基因重组疫苗预防乙肝、红细胞生长素治疗贫血、人胰岛素治疗糖尿病、人生长激素治疗侏儒症,以及凝血因子治疗血友病等新型生物技术药物的研究为解决人类疾病问题提供了重要手段。2019 年,FDA 批准首个纳米抗体上市,用于治疗获得性血栓性血小板减少性紫癜。纳米抗体相较于传统单克隆抗体,具有更好的渗透性、生产简易性、稳定性、高抗原结合力和低免疫原性。随着生物技术的发展,针对多种给药途径的生物制剂将不断涌现。

拓展阅读 Trans4 mer-V1X——智能肠道靶向 3D 打印药物递送系统

第三节 药物制剂的设计

药物作用的效果不仅取决于药物本身的活性,也与其进入体内的形式、途径和作用过程等密切相关。不同的给药途径、剂型、处方、制备工艺等因素不仅影响制剂的稳定性,还会影响药物的药代动力学,从而导致不同剂型的同一药物或者不同处方工艺的相同剂型药物具有不同的疗效和毒副作用。深刻理解药物制剂设计的重要性,明确其目的和基本原则,并根据影响因素设计最适宜的给药途径和剂型,对于提高药物质量、保障患者用药安全具有至关重要的意义。

一、制剂设计的目的

药物制剂的设计目的是根据疾病的性质、临床用药的需要以及药物的理化性质,确定适宜的给药途径和剂型,选择合适的辅料、制备工艺,筛选制剂的最佳处方和工艺条件,确定包装,最终形成适合于工业生产和临床应用的制剂产品。为确保药物合理递送至人体,同时在临床应用中展现出适宜的药理活性和治疗作用,应达到以下 4 个目标。

(一)确保药物迅速抵达作用部位

在剂型设计过程中,首先考虑的是如何使药物能够快速到达其预期的作用部位,并维持足够的有效浓度,从而达到较高的生物利用度。例如,通过静脉注射的方式,药物 100% 地进入血液循环,其作用速度也能得到精准控制。单次推注能够立即发挥药效;滴注方式则能确保药物以稳定的速率持续发挥作用;软膏、凝胶、洗剂等局部作用剂型能够更容易地到达皮肤、黏膜等特定部位,但较难完全吸收。

(二)避免药物在体内转运过程中的破坏

在制剂设计时,必须深入了解药物在体内可能遇到的挑战,如药物在体内是否存在首过效应,是否可能被生物膜、体液 pH 或酶破坏。通过合理的剂型设计,可以有效地避免或减轻这些不利因素,确保药物能够完整地到达其作用部位。

(三)减少药物的刺激性和毒副作用

某些药物可能会对胃肠道产生刺激或对肝、肾等器官产生毒性,但可以通过改变药物的剂型来减少其副作用。例如,多柔比星普通注射剂对心脏有较大的毒性,但将其制成脂质体后,可以显著降低心脏毒性。

(四)确保药物制剂的稳定性

根据药物的性质进行药物制剂的选择和配方设计,确保药物在制剂中能够保持稳定。例如,水溶液中容易降解的药物,可将其制成固体制剂以提高其稳定性;为避免注射液在加热灭菌或在热带地区制备或贮藏时失效，在药物剂型设计时应考虑温度对制剂稳定性的影响。

二、制剂设计的基本原则

为保证药物在临床上呈现适宜的治疗效果，制剂设计应考虑以下 5 项基本原则。

（一）安全性

安全性（safety）是新药开发的首要考虑。理想的制剂设计应确保药物在最低剂量下达到治疗效果，同时保证药物在作用后能迅速从体内清除，最大程度降低刺激性和毒副作用。例如，因紫杉醇固有的毒副作用和在水中的溶解度限制，在制备成注射液时需加入增溶剂聚氧乙烯蓖麻油，但该增溶剂具有很强刺激性。通过设计紫杉醇脂质体制剂，可以避免使用高刺激性的增溶剂，从而减少紫杉醇注射剂的不良反应。

（二）有效性

有效性（effectiveness）是新药开发的根本目的。在保证安全用药的前提下，通过合理的制剂处方及工艺设计，提高药物的有效性。制剂设计时，应综合考虑给药途径、剂型、剂量等相关因素。以硝酸甘油为例，舌下给药用于急救，透皮给药适于预防和慢性病治疗，普通片吸收慢不宜用于急救。

（三）可控性

可控性（controllability）是安全性和有效性的重要保证，即不同批次生产的制剂应达到统一的质量标准，无显著差异。在制剂设计时，应选择成熟的剂型和给药途径，以及稳定的制备工艺，以确保制剂质量的一致性和可靠性。国际上的"质量源于设计"理念强调了在制剂设计初期质量可控性的重要性。

（四）稳定性

稳定性（stability）是安全性和有效性的基础。稳定性包括物理、化学和微生物学方面的稳定性。在制剂设计初期，需要考虑稳定性问题，包括处方配伍的稳定性、工艺过程中的药物稳定性，以及制剂在贮藏和使用期间的稳定性。

（五）顺应性

顺应性（compliance）是患者或医护人员对所用药物的接受程度，包括给药方式、给药次数、制剂外观、大小、形状、色泽、口感等。不便于患者接受的给药方式或剂型可能不利于治疗。因此，在剂型设计时，应考虑采用最便捷的给药途径，减少给药次数，并在处方设计中尽量避免可能给患者带来的不适或痛苦。

三、给药途径和剂型的确定

在临床治疗和预防疾病时，我们需要根据疾病的种类和特点来选择合适的给药途径和剂型。有些疾病需要全身用药，而有些则只需要局部用药以避免全身吸收。同时，有些疾病需要药物快速吸收以迅速控制病情，而有些则需要药物缓慢吸收以维持治疗效果。因此，为了满足不同疾病的治疗需求，我们需要开发多种给药途径和相应的制剂。

四、影响制剂设计的其他因素

除上述因素，还有一些其他因素也会影响制剂设计，包括以下 4 个方面。

1. 辅料的选择 辅料在制剂中起着至关重要的作用，如增溶剂、稳定剂、润滑剂等。辅料的选择应考虑其与药物的相容性、对药物性质的影响以及对制剂的稳定性。

2. 制备工艺 制备工艺的选择会影响制剂的质量、稳定性和疗效。不同的制备工艺可能导致药物的晶型、粒度、溶解度等性质的不同。因此，在选择制备工艺时，需要综合考虑设备的条件、操作人员的技能及成本等因素。

3. 法规要求 制剂设计必须遵守相关的法规要求，如药品注册法规、药品生产质量管理规范等。这些法规要求会限制制剂的设计和生产过程，以确保药物的安全性和有效性。

4. 市场需求 市场需求是影响制剂设计的重要因素。例如，对于某些慢性疾病需要长期治疗的药物，患者可能更倾向于选择方便携带和使用的剂型，如缓释制剂或贴剂等。

五、质量源于设计

药品质量源于设计（quality by design，QbD）系指药品从研发开始就要考虑最终产品的质量，在配方设计、工艺路线确定、工艺参数选择、物料控制等各个方面都要进行深入的研究，积累翔实的数据，在透彻理解的基础上确定最佳的产品配方和生产工艺。QbD 在制剂研发、分析方法开发和生物制药等制药领域越来越重要。合理运用 QbD 方法进行制剂处方、工艺开发/验证或分析方法开发/验证，可以为未来中试/工艺放大提供可靠的信息和先验知识，从而使研发产品更好地在生产车间转化，确保能够持续生产出安全、有效、高质量的药物。QbD 理念强调通过设计提高产品质量，实现药品生产企业降低成本、监管机构弹性监管、患者获得质量更优药品的三方共赢。

拓展阅读 QbD 理念的演化

第四节 药物制剂的处方前研究

药物制剂的处方前设计应对药物的物理性质、化学性质、生物学性质等一系列性质进行考察，统称为处方前研究。目前，在新药研发和药物制剂的改良中，处方前研究已成为常规化的研究项目，为进一步研制具有安全性、稳定性、有效性、可控性、顺应性的制剂提供理论依据。

一、文献调研与资料收集

对已知化合物的研究，可采用查阅相关文献、药典、数据库等方式。资料收集与文献检索是处方前研究目前面临的重要内容。随着现代医药网络的快速发展，医药领域的文献和书籍数量日益增多，要快速、准确、完整地检索所需的文献资料，必须熟悉检索工具、掌握检索方法。

二、药物的理化性质

药物的理化性质是药物制剂设计中的重要环节之一，可影响给药途径及其在体内作用方式。因此，在药物制剂的处方前研究时应充分考虑理化性质的影响。药物理化性质研究主要包括溶解度、解离常数、油水分配系数、盐型、多晶型、溶出速率、表面特征及吸湿性等的测定。

（一）溶解度

溶解度（solubility）是指在一定温度（气体在一定温度和压力下）下，在一定溶剂中达饱和时溶解的最大药量,是反映药物溶解性的重要指标。药物达到溶解的状态才能被吸收,因此,不论药物通过何种给药途径,都需要具有一定的溶解度。对于溶解度大的药物(易溶于水),可制成固体或液体剂型,适合于各种给药途径;对于溶解度小的难溶性药物,药物的溶出是吸收的限速过程,可以适当添加增溶剂、助溶剂、潜溶剂等以提高其生物利用度。

在一定温度下,将过量药物与特定溶剂混合,并且充分搅拌达到饱和后,测定溶剂中药物的浓度,即可得到该温度下药物的饱和溶解度或平衡溶解度。

(二)解离常数

解离常数(pK_a)又名酸度系数,是指一个特定的平衡常数,代表一种酸解离氢离子的能力。pK_a对药物的溶解性、稳定性及吸收性很重要。大多数药物是有机弱酸或有机弱碱,其在不同的pH介质中的比例不同,主要以解离型和非解离型两种形式存在。pK_a与药物溶解性密切相关,所以在制剂处方前工作时必须先测定药物的溶解度与pK_a。一般地说,提高制剂的溶解性和稳定性的方法有两种:改变pH、选用合适的盐。

药物在体内的吸收、分布、代谢等都与药物的酸、碱性有关。通常解离型药物难以跨过生物膜而被吸收,而非解离型药物往往可有效地跨过生物膜而被吸收。

(三)油水分配系数

油水分配系数(partition coefficient,P)用于表示药物分子亲脂特性的参数。药物分子必须跨过生物体的各种生物膜屏障才能进入人体发挥治疗作用。生物膜相当于类脂屏障,转运分子穿透生物膜的能力取决于其脂溶性。由于正辛醇和水不互溶,且其极性与生物膜脂层相近,所以正辛醇是常用的油相溶剂,用以测定药物的油水分配系数。通常以油水分配系数的对数值表示,logP越高,表明药物的亲脂性越强;反之,药物的亲水性越强。

(四)药物的溶出速率

溶出速率(dissolution rate)是指单位时间内药物从固体药物制剂中溶出的量,对药物的生物利用度和疗效有重要的影响。药物的溶出速率受多种因素的影响,主要取决于药物在水或其他水性溶剂中的溶解度、粒度、晶型、pH、缓冲盐浓度等。

根据Nernst-Bruner方程,当溶出介质中的药物浓度远低于其饱和溶解度,即满足漏槽条件时,溶出速率仅由固体颗粒的表面积所决定。保持固体的表面积不变,就可测得药物固有溶出速率。固有溶出速率反映药物从固体表面进入溶出介质的速率,可以提示药物是否出现生物利用度问题。

三、原料药的固态性质

(一)盐型

盐型是药物与酸或碱形成的盐。这些盐通常具有比游离态更好的溶解性、吸收性和稳定性。药物盐型有可溶性盐、难溶性盐和不溶性盐。同一化合物的不同盐型存在不同的溶解度和溶出速率。为了制成溶液剂或者提高药物溶出速率,将药物制成溶解度更大的盐型;为了达到缓释效果或减少药物的溶解,将药物制成难溶性或不溶性的盐。所以,根据化合物的性质特点,要选择适合的盐型。在处方前研究中,通过筛选可获得合适的盐型,例如,抗炎药布洛芬的钠盐熔点较游离酸的熔点高40 ℃,更宜制成片剂。

(二)多晶型

同一种化合物由于结晶条件(如溶剂、温度、冷却速度)不同,结晶时形成两种或两种以上的分子排列与晶格的现象。多晶型中有稳定型、亚稳定型和无定型。稳定型的结晶熵值最小,熔点高,溶解度小,溶出速度慢;无定型溶解时不必克服晶格能,溶出最快,但在贮存过程中，甚至在体内易转化成稳定型；亚稳定型介于上述两者之间，熔点较低，具有较高的溶解度和溶出速率。亚稳定型可以逐渐转变为稳定型，但这种转变速度比较缓慢，在常温下较稳定，有利于制剂的制备。

一种药物可以多种晶型物质状态存在，同一种药物的不同晶型，在体内的溶解和吸收可能不同，从而会对制剂的溶出和释放产生影响。固体药物有结晶型和非结晶型（无定形）之分。构成药物结晶的基本单元为晶格，在晶格中药物分子以一定的规律排列。而无定形是分子以无序的方式排列，不具有明确的晶格。通过药物多晶型的研究，可为优势药物晶型物质状态选择、药物制剂工艺等提供科学依据。

一些方法可用于研究和区分多晶型现象，包括单晶 X 射线衍射、粉末 X 射线衍射显微观察、差示扫描量热分析、热重分析、热台显微镜、红外光谱、拉曼光谱、固相磁共振等。

（三）吸湿性

吸湿性是指药物从周围环境中吸收水分的能力。药物的吸湿程度取决于药物的理化性质和周围环境的相对湿度（relative humidity，RH）。空气的 RH 越大，露置于空气中的物料越易吸湿。药物的水溶性不同，其吸湿规律也略有不同。水溶性药物粉末固体在大于其临界相对湿度（critical relative humidity，CRH）的环境中吸湿量突然增加；反之，水不溶性药物粉末固体随空气中相对湿度的增加缓慢吸湿。故将生产及贮藏环境的相对湿度控制在药物的 CRH 值以下，可防止吸湿；同时，应选择 CRH 值大的物料作为防湿性辅料和内包装材料。

药物吸湿性的测定方法：将药物置于已知相对湿度的环境（饱和盐溶液的干燥器），间隔一定的时间后，将药物取出称重，测定吸水量。以样品的平衡吸湿量对各个相对湿度作图，绘制药物的平衡吸湿曲线。可见，在 25 ℃，80% 的相对湿度下放置 24 h，吸水量 < 2% 时为微吸湿，> 15% 为极易吸湿。

（四）粉体学性质

药物的粉体学性质主要包括粒子形状、大小、粒度分布、比表面积、粉体密度、吸附性、流动性、润湿性、附着性等。这些性质对药物制剂处方工艺设计和剂型的稳定性、成型性、释药性、质量控制、吸收速率、溶出速率等均有影响；用于固体制剂的辅料如填充剂、崩解剂、润滑剂等的粉体性质也可改变主药的粉体性质，可以提高药物制剂的质量，但如果选择不当，也可能影响药物制剂的质量。

拓展阅读 晶型之变，药效之争

四、药物的稳定性和辅料配伍研究

（一）药物的稳定性

药物的稳定性与药物的结构、性质和给药途径密切相关。外界因素如光、热、金属离子、氧气、pH 等均会影响制剂中药物的稳定性，使得药物的物理化学性质发生改变而产生降解产物，甚至产生毒性物质，从而诱发不良反应。因此，处方前研究的一项重要工作就是考察药物在各种条件下的稳定性与破坏稳定性的机制。对于药物稳定性的研究，可从原料药及其制剂的组成、制备工艺、辅料、稳定性、附加剂、温度、湿度等以及包装设计、储存、运输等多方面进行考察。在处方前研究中，要根据药物的结构、理化性质及给药途径进行分析，研究导致药物不稳定的原因，如降解反应、氧化反应、聚合反应等。药物稳定性的试验方法主要包括影响因素试验、加速试验与长期试验。例如，高效液相色谱、薄层色谱等方法可用于检测化合物的含量变化和降解产物；热分析法可用于检测多晶型、溶剂化物及药物与辅料的相互作用；漫反射分光光度法可用于检测药物与辅料的相互作用。

（二）药物与辅料的配伍研究

1. 固体制剂的配伍 固体制剂中通常需要加入辅料，如填充剂、崩解剂、黏合剂、润滑剂等，因此选择合适的辅料对药物制剂设计的外观、成型、安全性等有重要影响。还需要考察辅料与药物混合后出现的配伍变化，是否会对药物的物理稳定性或者化学稳定性存在影响。一般选用热分析的方法，根据新出现的峰形、原有峰形、峰面积、峰位移的变化来判断药物和辅料之间理化性质的变化。

2. 液体制剂的配伍 在液体制剂的配伍研究中，主要考察药物在一系列不同pH缓冲液条件下，pH与药物降解的反应速率关系，以选择最佳的pH和缓冲液体系。此外，对于注射剂的配伍，需要考察重金属、抗氧剂等辅料在氧化、光照等条件下对药物稳定性的影响。对于口服液体制剂的配伍，需要考察药物与乙醇、甘油、糖浆、防腐剂和缓冲液等常用辅料的配伍情况。

五、处方前生物药剂学研究

生物药剂学分类系统（biopharmaceutics classification system，BCS）是根据药物体外溶解性和肠道渗透性的高低，对药物进行分类的一种科学方法（图4-6）。依据BCS分类系统可知，BCS Ⅰ类药物的溶解度和渗透性均较大，只要处方中没有溶解和渗透的影响因素就可以尝试各种制剂的研发；BCS Ⅱ类药物的溶解度较小而限制了其在胃肠道的溶出，进而影响药物吸收，可增加药物溶解度或加快药物溶出速率以提高其生物利用度；BCS Ⅲ类药物溶解度大，但渗透性低，可以从提高药物的透过性入手来设计药物剂型；BCS Ⅳ类药物溶解度小，渗透性差，制剂开发时风险较高。

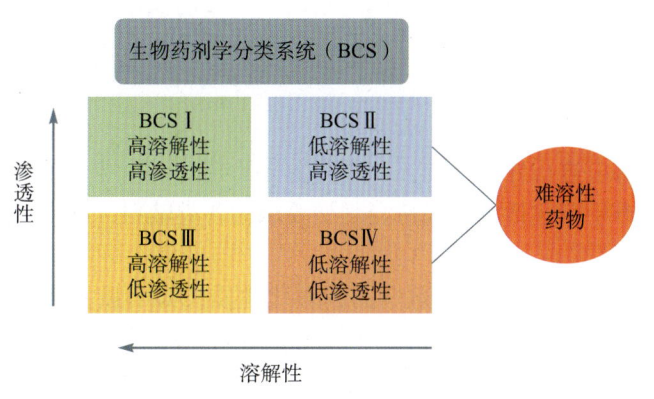

图4-6 生物药剂学分类系统

此外，还研究药物及其剂型在体内的吸收（absorption）、分布（distribution）、代谢（metabolism）与排泄（excretion）过程，从而评价药品质量，设计合理的剂型、处方及生产工艺，并为临床合理用药提供科学依据，使药物发挥最佳治疗作用。

吸收是指药物从给药部位进入血液循环的过程。生物膜是一种类脂性半透膜，因此，口服药物要具有一定的亲脂性，但同时该药物必须在水中具有一定的溶解度才能溶出，通过生物膜进入血液循环。经吸收后，药物从血液循环分布到全身各器官、组织，同时通过代谢和排泄从体内消除。药物分布与消除速率共同决定血液和作用部位药物的浓度，从而决定给药频次、剂量等，因此在药物制剂处方设计前，就应该充分了解药物的分布和代谢等特点。

处方前的药物体内动力学研究可通过查阅文献的方式来获得药物本身的体内动力学性质和参数，针对药物自身的体内分布、代谢、排泄特性特征，结合其物理化学性质，设计适宜的剂型。

第五节　药物制剂的处方设计及工艺设计

药物制剂的处方设计与工艺设计是药物研发中至关重要的两个环节，两者共同决定药物最终的质量和疗效。

处方设计侧重于选择合适的辅料配方，确保药物能够稳定成型、准确分剂量，并充分释放药效。这要求设计者综合考虑药物的物理化学性质、治疗目的、患者群体以及给药途径等多种因素，以制订最佳的处方方案。而工艺设计则关注于将药物半成品与辅料加工处理成最终产品的过程，涉及生产过程中的各个环节和参数的确定，以及设备的选型、生产环境的控制、原辅料的检验与存放等问题。工艺设计还需要关注生产过程中的安全性问题，确保产品的质量和操作人员的安全。

这两个环节相互依存，相互制约，需要紧密合作以确保药物研发的成功。处方设计为工艺设计提供基础，工艺设计确保处方设计得以实现。在药物研发过程中，处方设计和工艺设计都需要经过多次实验验证和修改完善，以满足法规要求和市场需求。

一、制剂处方设计

处方设计（performulation）是指根据前期所研究的药物及辅料的物理、化学、生物学特性，根据剂型和临床需要，以及后续的研究工作，设计出几种基本合理的处方。为了优化药物制剂的处方和工艺，首先要明确药品质量的关键指标。一般采用合适的初试方法，选择一定的辅料和制备工艺，采用优化技术优化处方和工艺设计。优化处方和工艺研究不仅可以确定特定产品的处方和工艺，还可以获得影响药品质量的完整数据，从而科学地制订保证产品质量的设计空间。

（一）处方筛选

自行设计的处方都应进行处方筛选。在进行处方筛选时，应结合制剂特点设计至少 3 种处方进行小样试制。处方中应包括主药和符合剂型要求的各类辅料，处方筛选的主要工作是辅料及用量的筛选。

1. 辅料的选择　辅料可以赋予制剂所需的理化性质，如增强主药的稳定性，延长制剂的保质期，调节主药在体内体外的释放速率，调节机体的生理适应性，以及改变药物的给药途径和作用方式等。辅料的选择对制剂的质量和生产过程具有重要影响。

（1）辅料的来源：辅料是除主药以外的所有原料的总称。处方中使用的辅料，原则上应使用纳入国家标准（如《中国药典》、部级标准、局级标准）的国产品种，以及经批准的进口辅料；对于其他常用的辅料，应提供依据，并建立相应的质量标准。列入国外药典的辅料，应当提供国外药典和进口许可证的依据。对调味剂、风味调节剂、着色剂、抗氧化剂等食品添加剂也应制定质量标准和使用指南。对改变制剂给药途径的赋形剂，应制定相应的质量标准。未在国内或者国际上使用的辅料，应当申报批准以作为新辅料使用。

（2）辅料的一般要求：辅料的选择应根据剂型或制剂条件及给药途径的需要。例如，对于低剂量片剂，主要选择填充剂，使片剂大小合适，供患者服用；对于某些不溶性药物的片剂，除一般成型辅料，主要应考虑选择较好的崩解剂或表面活性剂；对于凝胶剂，应选择形成凝胶的赋形剂；在悬浮液中需要能调节药物颗粒沉降速率的赋形剂。同时，还应考虑辅料不与主药相互作用，不影响制剂的含量测定。

（3）辅料的选择：辅料选择得当可以发挥主药的理想药理活性，提高疗效；可以减少药物用量，降低毒副作用；可以增强药物的稳定性，延长贮存时间；可以控制和调节药物的体内释放，减少服药次数等。

（4）辅料的用量：了解辅料在已上市产品中的给药途径及在各种给药途径下的合理用量范围。对某些不常用的辅料或辅料用量过大、超出常规用量且无文献支持的，需进行必要的药理毒理试验，以验证这些辅料在所选用量下的安全性。对于改变给药途径的辅料，应充分证明所用途径及用量下的安全性。对具有一定药理活性的辅料，如抗氧剂 $L-$ 半胱氨酸（参与细胞的还原过程和肝内磷脂的代谢）和稳定剂枸橼酸（具有抗凝血作用），应明确药理学活性剂量，其用量应控制在该剂量之下。

2. 处方相容性研究　处方相容性研究是指研究主药与辅料间的相互作用。大多数辅料在化学性质上表现为惰性，但也不排除某些辅料与药物混合后出现配伍变化。因此，新药研发时应进行主药与辅料相互作用的研究。

以口服固体制剂为例，具体实验方法如下：选用若干种辅料，如辅料用量较大的（如填充剂、稀释剂等）可按主药 – 辅料（1∶5）的比例混合，用量较少的（如润滑剂）则按主药 – 辅料（20∶1）的比例混合。取一定量，按照药物稳定性试验指导原则中影响因素的实验方法，分别在强光（4 500±500）lx、高温（60 ℃）、高湿（相对湿度 90%±5%）的条件下放置 10 d。用高效液相色谱（HPLC）法或其他适宜的方法检查含量及有关物质放置前后有无变化，同时观察外观、色泽等物理性状的变化。必要时可用纯原料做平行对照试验，以区别是原料本身的变化还是辅料的影响。根据实验结果，判断主药与辅料是否发生相互作用，选择与主药没有相互作用的辅料用于处方研究。

通过研究辅料与主药的配伍变化，考察辅料对主药的鉴别与含量测定的影响，设计含有不同辅料及不同配比的制剂，以外观性状、pH、澄明度、溶出度、降解产物和含量等相关质量检查项目为指标，考察不同处方制剂的质量，以及光、热、湿度对不同制剂质量的影响，以筛选出质量高、稳定性好的处方。

（二）处方优化

处方优化是药物研发中极为关键的环节，旨在通过调整药物配方中各种成分的比例和类型来改进药物的性能，包括但不限于稳定性、生物利用度、溶解度、释放速率等。

1. 处方优化的内容

（1）成分选择：根据药物的性质和治疗需求，选择合适的辅料、载体或添加剂。例如，可以选择纳米颗粒、脂质体、微球等作为载体，以改善药物的溶解度和生物利用度。

（2）配方比例调整：通过调整药物成分的比例来优化药物的稳定性和疗效，包括改变活性成分，调整填充剂、崩解剂、黏合剂等的用量。

（3）溶解度提高：通过改变药物的晶型、选择合适的溶剂或使用增溶剂等方法，提高药物的溶解度，从而改善药物的吸收和生物利用度。

（4）释放速率优化：通过改变药物的释放机制、调整制剂的结构或使用控释技术等方法，优化药物的释放速率，以确保药物在体内能够持续、稳定地释放，从而提高疗效。

在处方优化过程中，通常采用多种方法和技术，如实验设计法、数学模型法、计算机模拟法、专家系统法等，来指导处方优化的方向和策略。这些方法可以帮助科研人员更快速、准确地找到最佳的处方配比和工艺条件。

此外，处方优化还需要考虑患者需求和临床实际情况。医师在开具处方时，应根据患者的病情、身体状况、药物过敏史等因素，为每位患者提供个性化的用药建议。同时，医院应建立处方监管制度，对医师开具的处方进行审核和监控，以确保处方的合理性和安全性。

2. 处方优化常见实验设计方法

（1）实验设计法：这是一种通过合理安排实验，以最少的试验次数获得充分可靠的数据，并对试验结果进行科学分析，从而找到最优处方配比的方法。这种方法更强调实验的科学性和经济性。

（2）随机对照试验：这是药学实验中最常见的实验设计方法。通过将实验对象随机分为实验组和对照组，比较两组之间的差异来评估药物的疗效。需要注意的是实验对象的随机分配和盲法的使用，以减少实验结果的偏差。

（3）交叉试验：是一种特殊的实验设计方法，用于评估药物的生物利用度和药代动力学特性。在交叉试验中，实验对象会接受不同处理条件的药物，然后通过测量血药浓度或其他生物指标来评估药物的效果。为了减少个体差异对实验结果的影响，交叉试验通常需要重复多次。

（4）因子设计：是一种多因素实验设计方法，用于评估多个因素对药物疗效的影响。在因子设计中，需要确定实验所需的因素和水平，并通过正交表或其他设计方法构建实验方案。根据实验结果进行数据分析，以确定各个因素对药物疗效的贡献程度。

（5）数学模型法：利用数学模型进行处方设计，通过对试验数据进行数学处理，得出最佳的处方配比。常用的数学模型包括回归模型、响应面模型等。这种方法能够量化各因素之间的关系，为处方优化提供理论依据。

（6）计算机模拟法：利用计算机模拟技术对处方进行模拟实验，得出最佳处方配比。这种方法可以大幅缩短试验周期，提高试验效率；还可以模拟复杂的药物作用过程，为处方优化提供全面支持。

以上方法各有特点，可以根据具体的研究目的和实验条件选择合适的方法。在实际应用中，可以联合不同实验设计方法，以提高处方优化的效率和准确性。

拓展阅读 计算机模拟：药物研发的创新"引擎"

二、制剂工艺设计

制剂工艺能影响药物制剂的质量，如不同的工艺能影响口服固体制剂的生物利用度或液体制剂的澄明度与稳定性。在注射剂制备过程中，药用炭处理的方法会影响注射剂的澄明度、色泽与含量。灭菌温度与时间会影响注射剂成品的色泽、pH 和含量等。固体制剂制备时，原料药的粒子大小、制粒操作及压片时的压力等都可能影响药物的溶出速率，进而影响其吸收。因此，需要对工艺进行筛选，以确定最优的生产工艺。

在选择适宜剂型的基础上，综合考虑剂型的特点、药物和辅料的理化性质以及拟达到的质量指标等因素，选择制备工艺。

（一）剂型因素

基于具体剂型选择制备工艺。通过对所选剂型常用制备工艺的分析，并结合药物的特点，选择适宜的制备工艺；若常规制备工艺不能满足需要，则需对工艺进行改进或自行研究新工艺；制备工艺的设计和选择，应充分考虑工艺放大过程中的可延续性。

（二）药物的理化性质

选择制备工艺应充分考虑药物的理化性质。对于多晶型现象的药物，且晶型影响药物的稳定性和生物利用度时，制备工艺应注意避免引起药物晶型的改变。对于遇湿热不稳定的药物，制备工艺应尽量避免水分、温度的影响，如阿德福韦酯经口服吸收后在体内迅速转化为活性结构阿德福韦而发挥药效；头孢特仑新戊酯属第 3 代口服头孢菌素头孢特仑的酯化物，口服后经肠管壁酯酶水解成为有抗菌活性的头孢特仑，在制备过程中均需避免药物的水解。

拟达到的质量指标也是工艺选择中需考虑的重要因素。目前，常用的亲水凝胶骨架片工艺具有工艺简便、辅料易得、易于大生产等优势，但难达到零级释药制剂的要求，而渗透泵技术在此方面有较大优势。

（三）工艺参数的确定

基本的制备工艺确定后，应结合药物的理化性质、制剂设备等因素，通过试验研究确定具体的工艺参数。在试验研究过程中，应注意考察工艺各环节对产品质量的影响，并确定制备工艺的关键环节。对于关键环节，应考虑在一定范围内改变制备条件和工艺参数对产品质量的影响，再根据研究结果，建立相应的质控参数和指标。企业应根据关键工艺参数，并对其进行监测或控制以确保此工艺生产出达到预期质量的产品。对于关键工艺参数的范围，一般是根据前期研究（小试、中试）结果，并根据大生产的经验进行制订。对于一般工艺参数，如果经过研究证明参数的变化与生产规模无关，则在放大生产时可直接放大。

（四）工艺的验证

工艺的验证包括工艺研究阶段的验证及放大生产阶段对工艺的验证，尤其应关注所用工艺是否适合工业化生产，如放大生产后工艺是否可生产出合格产品，工艺是否稳定可控等。

1. 工艺研究阶段的验证 通过对多批样品制备过程中积累的数据加以分析，对工艺过程本身是否稳定、是否易于控制，进而明确是否适合大生产；通过制剂中间产品及终产品质量分析、反映所选择的处方工艺是否合理可行。

2. 放大生产对工艺的验证 在放大生产（包括小试成功后放大样品的制备、临床研究用样品的制备、临床研究期间多批中试规模样品的制备）过程中，以及批准上市后的生产过程中，均应注意积累数据，进一步考察制剂工艺的可行性，并对工艺作进一步的验证。放大生产中由于设备生产环境等具体情况的改变，可能需要重新确定某些工艺参数。有时可能还需要对工艺进行修订与完善。如果工艺的修订可能导致药品安全性或有效性的改变，则可能需要重新进行临床研究工作。在工艺研究初期，应充分考虑放大生产对工艺的要求，对制备工艺进行充分研究，以便确定的工艺能够满足生产实际的需要。这对于申报单位将来顺利生产该品种非常重要。

三、制剂的中试设计

中试是小型生产模拟试验。中试是根据小试实验研究工业化可行的方案，进一步研究在一定规模的装置中各步化学反应条件的变化规律，并解决实验室中所不能解决或发现的问题，为工业化生产提供设计依据。虽然化学反应的本质不会因实验生产的不同而改变，但各步化学反应的最佳反应工艺条件可能随实验规模和设备等外部条件的改变而改变。一般地说，中试放大是快速、高水平到工业化生产的重要过渡阶段，其水平代表工业化的水平。中试放大是药品研发到生产的必由之路，也是降低产业化风险的有效措施。

1. 实验室中试应具备的条件

（1）小试收率稳定，产品质量可靠。

（2）操作条件已经确定，产品、中间体和原料的分析检验方法已确定。

（3）具备中试所需设备，设备已进行耐腐蚀等实验。

（4）进行了物料衡算，对于"三废"问题已有初步的处理方法。

（5）已提出原材料的规格和单耗数量。

（6）已提出安全生产的要求。

2. 中试放大的方法

（1）经验放大：主要是凭借经验通过逐级放大（小试装置－中间装置－中型装置－大型装置）来摸索反应器的特征。它也是目前药物合成中采用的主要方法。

（2）相似放大：主要是应用相似原理进行放大。此法有一定局限性，只适用于物理过程放大，而不适用于化学过程的放大。

（3）数学模拟放大：是应用计算机技术的放大，是今后发展的方向。此外，微型中间装置的发展也很迅速，即采用微型中间装置替代大型中间装置，为工业化装置提供精确的设计数据。其优点是费用低廉，建设快。

3. 中试生产的主要任务

（1）考核小试提供的合成工艺路线，在工艺条件、设备、原材料等方面是否有特殊要求，是否适合于工业生产。

（2）验证小试提供的合成工艺路线，是否成熟、合理，主要经济技术指标是否接近生产要求。

（3）在放大中试研究过程中，进一步考核和完善工艺路线，应取得每一反应步骤和单元操作基本稳定的数据。

（4）根据中试研究的结果制订或修订中间体和成品的质量标准以及分析鉴定方法。

（5）制备中间体及成品的批次一般不少于3～5批，以便积累数据，完善中试生产资料。

（6）根据原材料、动力消耗和工时等，初步核算经济技术指标，提出生产成本。

（7）对各步物料进行规划，提出回收套用和"三废"处理的措施。

（8）提出合成路线的工艺流程，各个单元操作的工艺规程、安全操作要求及制度。

四、制剂评价

药物制剂评价是一个全面而细致的过程，旨在确保药物制剂的安全性、有效性、稳定性和质量可控性。

1. 物理性质评价 包括对外观、颜色、形状、大小、密度等物理特性的评估。这些指标反映药物剂型的整体特征，有助于判断制剂是否符合规定标准。

2. 药物含量评价 包括对药物在制剂中的含量分布、均匀性和稳定性的评估。这些指标有助于确保药物在制剂中的含量准确、分布均匀，并在储存和使用过程中保持稳定。

3. 释放度评价 包括评估药物的溶解度、释放速率等。这些指标反映药物在剂型中的释放性能，有助于预测药物在体内的吸收和分布。

4. 稳定性评价 是对制剂在不同环境条件下的稳定性进行评估的过程。通过稳定性评价，可以确定制剂在保存和输送过程中是否会发生质量变化，以及其有效期是否符合要求。

5. 药效评价 是评估药物制剂疗效的过程。通过药效评价，可以确定制剂在临床上的治疗效果和安全性，为药物的临床应用提供科学依据。

6. 安全性评价 包括对药物制剂的毒理学和安全性进行评估的过程。通过安全性评价，可以确定制剂的毒副作用和安全性指标，以保证患者用药的安全性。

在药物制剂评价过程中，还需要考虑制剂的成本和大规模生产的可行性。一个成功的药物制剂应能在保证质量和安全性的同时，具有较低的成本和良好的大规模生产性能。

具体评价方法和指标可能因药物种类、剂型、用途等因素而有所不同。在实际评价过程中，需要根据具体情况制订相应的评价方案和标准。

五、新药研发与制剂设计

在现代新药研发的过程中,制剂研究作为其中不可或缺的一环,其重要性日益凸显。当原料药历经严格的质量检验,达到既定的纯度与活性标准后,如何将这些活性成分有效地转化为可供患者使用的药物制剂,便成了新药研发者亟须解决的核心问题。在药物研发领域,制剂设计的重要性不容忽视。

制剂研究一般主要集中于药物开发阶段,涉及处方筛选、稳定性评估及制备工艺的开发与优化等关键环节。然而,在实际研发过程中,众多候选化合物往往在后期阶段才会暴露溶解性差、体内吸收不良、稳定性不佳等问题。这些问题不仅可能导致研发进程的中断或延迟,还会造成前期大量研发资源的浪费。因此,现代药物研发理念强调将制剂设计的理念及相关研究贯穿于新药开发过程,充分发挥药物制剂在新药研发转化中的纽带作用。新药研发各阶段与制剂相关的工作研究流程如图 4-7 所示。

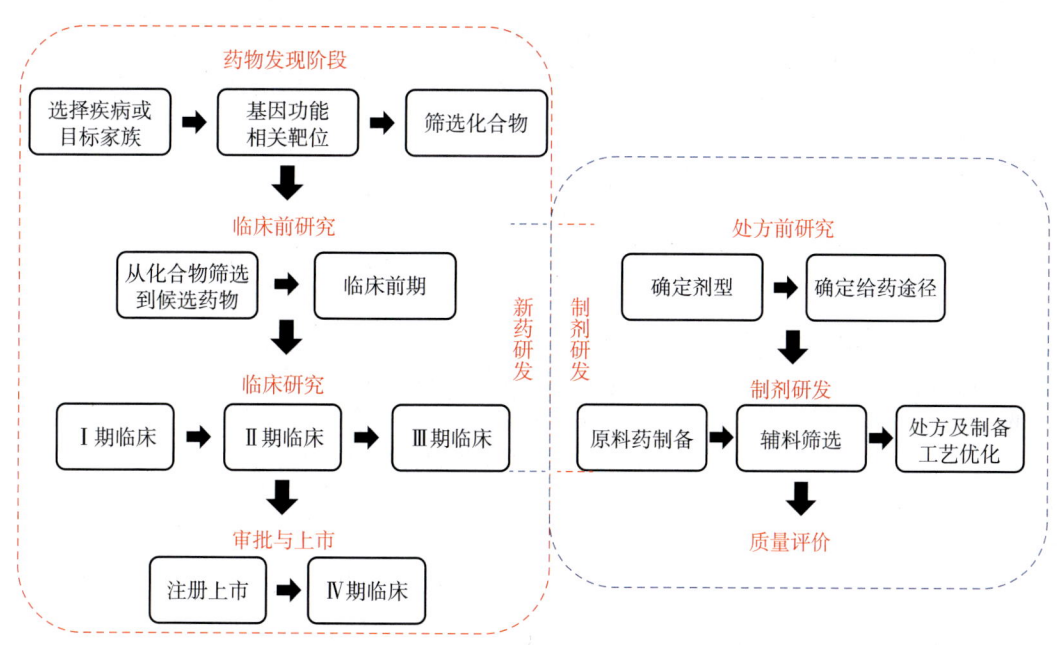

图 4-7 新药研发流程及与制剂研发的关系

制剂设计不仅是新药研发的技术支撑,更是新药研发转化过程中的重要纽带。通过合理的制剂设计,可以将原本难以被人体吸收或具有显著毒性的药物成分转化为安全、有效的药物制剂,从而极大地拓宽了新药的应用范围和市场前景。同时,制剂设计的创新为新药研发提供了新的思路,推动整个药物研发领域的不断进步与发展。在未来的新药研发过程中,应当更加重视制剂设计的作用和价值,共同推动新药研发与制剂研究的深度融合与协同发展。

(章雪晴 张华)

数字资源详见 新形态教材网

- 学习目标
- 导学视频
- 教学课件
- 拓展阅读
- 思政元素
- 思考题
- 测试题
- 参考文献

第五章 药物分析学

编者导学

📍 学习目标
✦ 知识导图

本章导航
第一节 药物分析学的性质与任务
第二节 药物分析学的主要内容
第三节 药物分析学的新进展

  药物是用以预防、治疗和诊断疾病的物质，主要包括天然药物、化学合成药物和生物药物。随着创新药物的需求增加和药学学科的快速发展，药物分析面临全新的要求和挑战。药学与生命科学的融合，以及现代分析技术的进步，使药物分析的手段更加先进，其应用领域被大大拓展，药物分析已经从一门应用技术逐步发展成为一门科学。

第一节 药物分析学的性质与任务

一、药物分析学的性质

  药物质量的优劣直接关系人民的身体健康和生命安全。为了保证用药安全、合理、有效，需要鉴别药品的化学成分、控制药品质量、考察药物贮藏过程质量、监测临床血药浓度及分析药物体内代谢过程等。药物分析学在药物全面检验和质量控制过程中承担着非常重要的任务，进而发展形成一门独立的学科。

  我国药物分析学奠基人之一安登魁教授在其主编的《药物分析》中提出，药物分析的性质是主要利用化学、物理化学或其他有关化学的手段，来研究化学结构已经明确的合成药物或天然药物及其制剂的质量问题。2007年，人民卫生出版社出版的《药物分析》第6版将定义修订为药物分析主要研究化学结构已经明确的合成药物或天然药物及其制剂的质量控制方法，也研究中药制剂和生物制品及其制剂有代表性的质量控制方法。2008年，曾苏教授主编的《药物分析学》在高等教育出版社出版，在此书中，他提出药物分析学是运用物理、化学、物理化学、微生物学、信息学等方法，在研发、制造和临床使用等过程的各个环节，全面保证和控制药品质量。这些定义主要针对药物质量研究，与当时我国药学的研究水平相适应，促进了药物分析学科的发展。

  近年来，随着药物科学研究的进步，药物分析学作为药物科学研究的"方法科学""眼睛科学"，无论是分析领域还是分析技术，都已经大大拓展。这使得药物分析学从20世纪初的一种专门技术，逐步发展完善成为一门日臻成熟的科学。药物分析主要包括药物分析技术和药物分析科学两大研究领域，前者侧重于应用研究，后者则侧重于基础或应用基础研究。

二、药物分析学的发展历程

药物分析学的发展史不仅是药物分析测定技术和应用的发展史，也是药物质量控制水平和监管理念的逐步提升史。药物分析技术及其应用随医药技术领域的发展需求而不断进步，可以分为感官评价、化学物质分析、药物分析3个发展阶段。

人类在长期的劳动生产过程中，发现并认识了许多可以缓解身体疼痛和调节机体功能的天然物质，继而摸索、建立了以看、摸、闻、尝、试等基于感官评价的标准来判别天然药物"真伪优劣"的方法。在这一阶段，药物分析主要停留在"感官评价"。古代神话中就有神农尝百草的故事，这正是感官评价的一种原始表现；公元659年，唐朝政府组织苏敬等编撰并颁行的《新修本草》，收载药物850种，详细介绍了每种药物的性味、产地、效用等，是我国乃至世界上最早的药典；明代著名医药学家李时珍编著的《本草纲目》收载了1 892种天然药物，涉及植物学、动物学、矿物学及药物化学等多方面知识。其中，有关药物性状、药用和药效的细致描述，则为天然药材的感官鉴别提供了诸多参考。近代，陈仁山的《药物出产辨》(1930年)、沈嘉徵的《中国药物形态学》(1931年)以及汪雪轩的《鉴选国药常识》(1936年)等药物鉴别专著，为药物优劣的感官评价奠定了很好的基础。由于方法和技术水平的限制，有关天然药物资源的原始质量控制并未得到充分认识和有效提高，随着制陶、冶炼和炼丹等实践活动的开展，一些重要的化学反应原理、方法和技术逐渐被积累，不仅促进了制药化学的发展，而且扩大了化学药物的应用范围。人们通过分析它们的物理特性和化学变化，总结了有关药物，特别是矿物的化学鉴别方法。

近代化学科学的发展极大地推动了药物分析技术的建立，药物分析主要处于"化学物质分析"阶段。该阶段早期主要有赖于有机化学的蓬勃发展，人们开始尝试从大自然中寻找和分离其活性成分并加以改造用以获取新的化学药物，比如从金鸡纳树皮中分离提纯得到抗疟有效成分奎宁、从罂粟壳中提取吗啡、从柳树皮中提取并合成解热镇痛药物阿司匹林等都是代表性的案例。此阶段的药物分析基本从属于分析化学学科的部分范畴，技术方法手段基本为分析化学所囊括，可视作药物的"化学物质分析"阶段。

20世纪40~60年代，随着物理学、电子学等科学技术的发展，分析化学也从传统的溶液化学分析发展为仪器分析。从20世纪70年代末开始，以计算机应用为主要标志的信息时代的到来促使分析化学向智能化和自动化方向迅速发展，加之新仪器和新测量技术的不断涌现，为药物分析的发展注入了新动力。在此背景下，药学家借助分析化学的理论和仪器，使检验和评价药物质量从早期的外观性状观察发展为包含性状、鉴别、检查和含量测定等在内的较为完整的药品质量检测体系，在新药研究、药物代谢和手性药物分析等方面均有广泛应用。药物质量的分析和控制体系也逐步形成并不断发展，日渐成熟并成为独立的"药物分析"科学。

随着分析化学的进一步发展，药物分析逐渐由分析化学的一个重要分支发展成为一门相对独立的学科，成为药学科学领域中一个重要的组成部分。1966年，我国药物分析学科的奠基人和创始人——药物分析学家安登魁教授编著了《药物分析》讲义，并于1980年倡导出版《药物分析》首版教材，汇集了国内外药物分析研究成果和药品质量控制的主要方法，纳入放射免疫分析和血药浓度测定等内容，使药物分析独立于分析化学，这是药物分析学从理论走向成熟的标志性事件。1981年，中国药学会药物分析学会的成立对于药物分析学科的发展起到积极的推动作用，不仅扩展了药物分析学的内容，还吸收包括药物质量控制、临床药物分析、毒物分析、兴奋剂检测和中草药检验等多个领域的知识。随着生命科学和新材料科学的发展以及计算机技术的引入，药物分析学得到了迅猛发展。

2013年起，罗国安、毕开顺、曾苏和柴逸峰等纷纷提出药物分析学已经从传统以控制药品质量、安全性和有效性为主要目的的药物活性成分分析模式，逐渐转化为与生命科学深度结合的新型分析模式，充分体现在基础研究中生物医学与药学的密切融合（图5-1）。在这一阶段，药物分析逐渐走向药效分析，甚至"药学分析"。

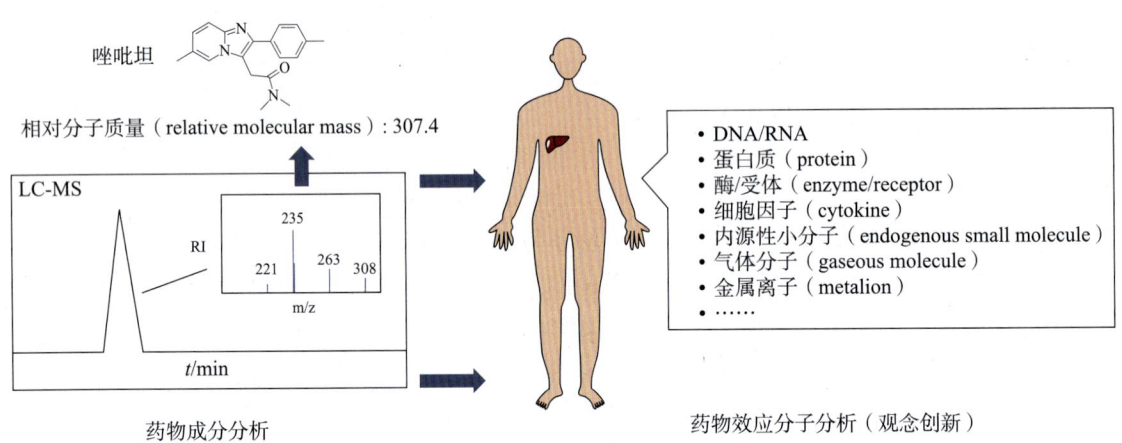

图 5-1　药物分析学科发展趋势

三、药物分析学的研究范围与对象

药物分析学是药物研究的重要技术手段。药理学、毒理学、药剂学、药物化学和中药学等学科的发展，都离不开药物分析学。保障药品质量安全离不开各种药物及其杂质或代谢物的分析方法。在各类药物组学（药物基因组学、药物转录组学、药物蛋白质组学、药物代谢组学、药物细胞组学等）研究中，分析和鉴定技术发挥着关键的作用。各类生物标志物的发现和药物的体内过程探究离不开药物分析学所提供高灵敏的分析检测技术，药学各相关学科对药物分析学不断提出更高更新的要求，药物分析学和相关学科相互促进。

近年，随着药物分析学科不断发展，根据药物学和药理学研究中的重要分析科学问题，可将药物分析学研究范围和对象归纳为"药物活性分子""药物效应分子"两类。药物活性分子是指具有生物活性的分子、先导化合物、候选药物和药物。药物效应分子是指能与药物活性成分发生直接或间接相互作用的受体、酶、DNA/RNA、蛋白质、细胞因子、内源性小分子、气体分子和金属离子等。药物分析学的研究范围和主要研究对象见图5-2。

第二节　药物分析学的主要内容

一、药品标准

药品标准（俗称药品质量标准）是根据药物自身的理化与生物学特性，按照来源、处方、制法和运输、贮藏等条件所制定的、用以评估药品质量在有效期内是否达到药用要求，并衡量其质量是否均一稳定的技术要求。药品质量标准的内涵包括真伪鉴别、纯度检查和品质要求三

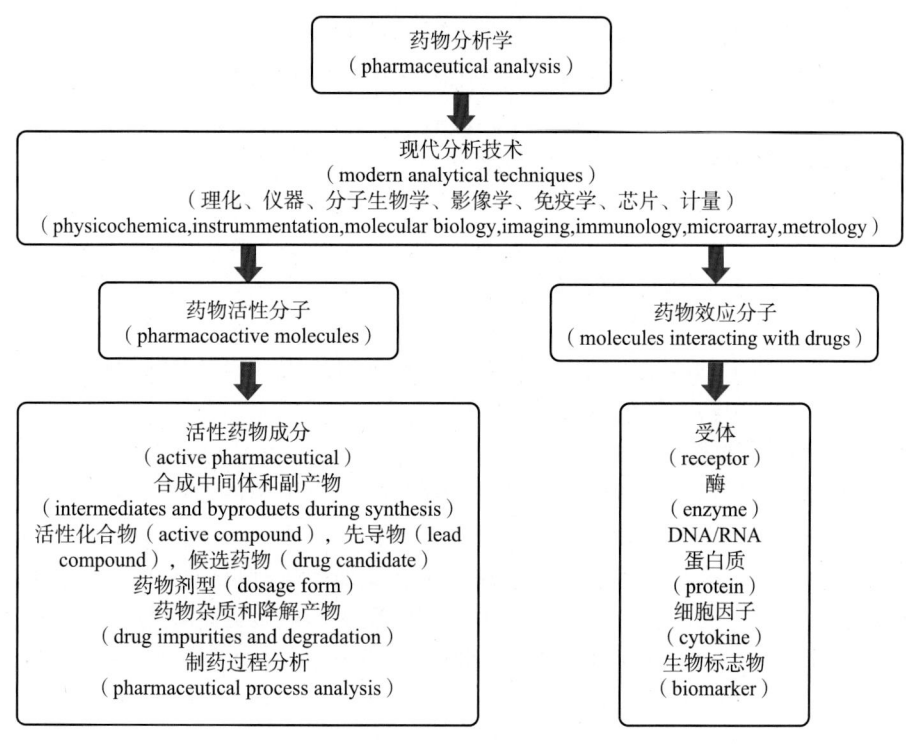

图 5-2 药物分析学的研究范围和主要研究对象

个方面，药品在这三方面的综合表现决定了药品的安全性、有效性和质量可控性。

药品标准分为法定标准和企业标准。法定标准是国家为了保证药品质量，对生产药品的质量指标、检验方法及生产工艺等技术要求，所作的科学技术规定；具有法律效力，是从事药品研制、生产、流通、使用、检验的单位、人员和监督管理部门，在各环节必须共同遵循的强制性技术准则和法定依据。2024 年 1 月 1 日起施行的《药品标准管理办法》系统梳理和明确了我国药品标准体系的构成，以及不同标准的定位和关系。如表 5-1 所示，法定标准主要以国家药品标准、药品注册标准和省级中药标准三种形式存在。国务院药品监督管理部门颁布的《中华人民共和国药典》（简称《中国药典》）和药品标准为国家药品标准。国家药品标准是由国务院药品监督管理部门会同国务院卫生健康主管部门组织药典委员会来制定和修订，是公共标准，具有普适性。经药品注册申请人（简称申请人）提出，由国务院药品监督管理部门药品审评中心（简称药品审评中心）核定，国务院药品监督管理部门在批准药品上市许可、补充申请时发给药品上市许可持有人（简称持有人）的经核准的质量标准为药品注册标准。该药品标准对药品持有人有效。省级中药标准包括省、自治区、直辖市人民政府药品监督管理部门（简称省级药品监督管理部门）制定的国家药品标准没有规定的中药材标准、中药饮片炮制规范和中

表 5-1 法定药品标准

序号	标准层级	标准形态	标准制定机关
1	国家药品标准	药典标准、局（部）颁标准	药典委员会，国家药品监督管理局
2	药品注册标准	经国家药品监督管理局批准的药品注册标准	药品申请人提出，药品审评中心核定
3	省级中药标准	法律规定由省级制定的标准	省药品监督管理局制定

药配方颗粒标准。企业标准是由药品生产企业研究制定并用于其药品质量控制的标准，它仅在本企业的药品生产质量管理中发挥作用，属于非法定标准。

二、药品质量管理规范

依据科学的方法、稳定的技术路线、先进的生产设备和科学规范的生产管理，才能够稳定地生产出质量合格的药品。除对药品的生产进行分析检验与控制，还要求药物的研究、开发、生产、经营、使用和监管等多方面、多学科的密切协作，对药物实行全程的质量跟踪与管理，及时解决药品生产过程中的质量问题，监测并及时解决药品使用过程中的药品不良反应/不良事件，才能够保障人民用药的安全、有效和合理。

（一）我国药品管理规范

为加强药品监督管理，保证药品质量，保障人民安全用药的合法权益，我国政府制定了《中华人民共和国药品管理法》（简称《药品管理法》）。《药品管理法》是专门规范药品研制、生产、经营、使用和监督管理的法律。国务院药品监督管理部门（国家药品监督管理局，NMPA）依据该法制定了相关的管理规范，包括《药品生产质量管理规范》（GMP）、《药品经营质量管理规范》（GSP）、《药物非临床研究质量管理规范》（GLP）、《药物临床试验质量管理规范》（GCP）、《中药材生产质量管理规范》（GAP）等。这些法规文件对药物的研制、生产、经营、使用和监督管理等起到了良好的保障作用。

（二）国际药品管理规范

多数发达国家对药品的研发、生产、销售和进口等都施行严格的审批注册制度。但是，不同国家监管体系不同，易导致药品研发和注册成本的不必要提高以及生产资源的浪费，不利于创新药物研究成果的共享和人类医药事业的发展。世界卫生组织（WHO）2021年4月发布《医药产品监管质量管理规范》（good regulatory practice for medical products）和《医药产品监管互信质量管理规范》（good reliance practice for medical products）。二者的主要内容为《药品监管质量管理规范》（good regulatory practice，GRP），我国的药品管理规范建设框架如图5-3所示。

通过加入人用药品注册技术要求国际协调会（ICH）、国际药品检查组织（PIC/S）、世界贸易组织（WTO）国际互认协议、国际药品监管机构联盟（ICMRA），有助于消除药品贸易中的障碍，促进国际GMP法规标准及检查的一致化。《"十四五"国家药品安全及促进高质量发展规划》提出"强化多部门治理协同""深入参与国际监管协调"等药品安全治理体系建设要求。我国药品监管体系标准已融入了国际组织互认协议（图5-4）。

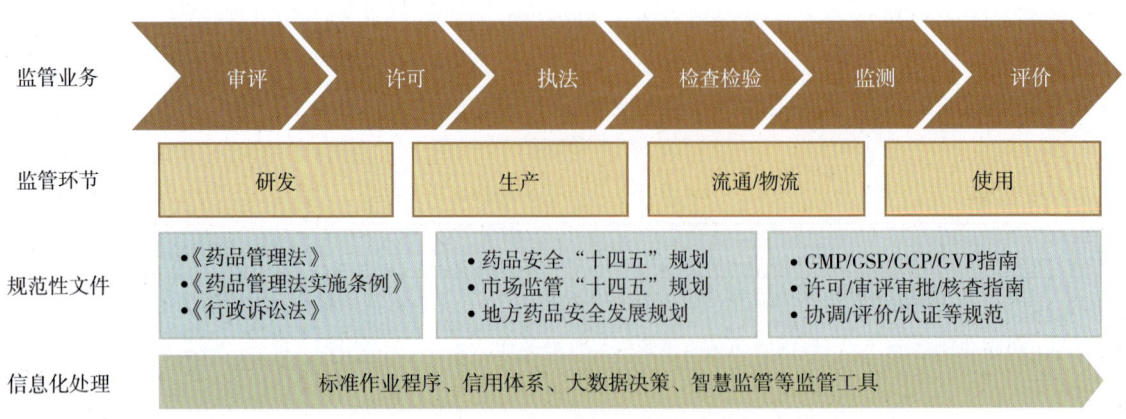

图 5-3　我国《药品监管质量管理规范》监管分类示意图

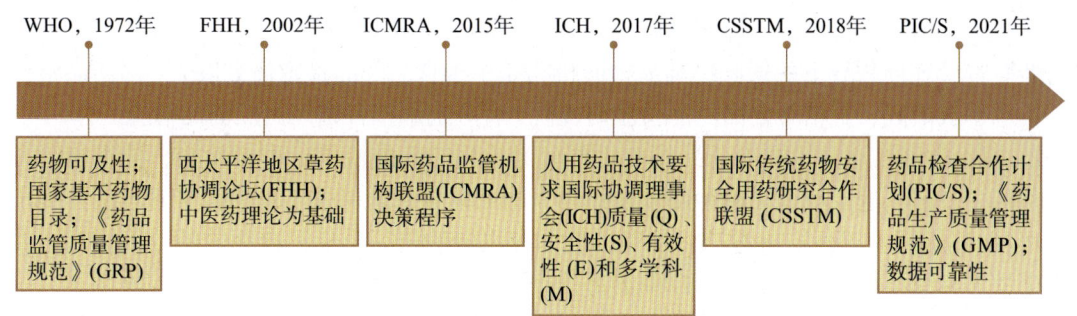

图 5-4 我国药品监管机构加入或申请加入国际组织互认协议

拓展阅读 习近平总书记关于食品药品安全"四个最严"要求

三、药品质量研究

（一）药品质量研究的目的

药品质量的优劣直接影响药品的安全性和有效性，关系人民的健康与生命安危。药品的质量首先取决于药物自身的疗效和毒副作用等生物学特性，即药物的内在质量。为了保障药品的安全和有效，要求药物在治疗剂量范围内，疗效肯定，不良反应（副作用）小，不发生严重的毒性反应。药物的疗效和毒副作用等生物学特性是药理学研究的主要内容，有时也与药物的制剂特性密切相关。所以，药物的有效性和安全性一直都是药物质量控制的核心内容。药品的质量同时也取决于药物的纯度与含量等外在质量。药品生产企业的生产工艺、技术水平、设备条件和贮藏运输状态的差异，尤其是生产管理水平和人员素质，都将影响药品的外在质量。

药品质量研究的目的就是制定药品标准，加强对药品质量的控制及监督管理，保证药品的质量稳定、均一，并达到用药要求，保障用药的安全、有效和合理。药品标准只是控制产品质量的有效措施之一。在药品生产过程中，严格实施《药品生产质量管理规范》才能保证药品的质量。只有将药品质量的终点控制（按照药品标准进行分析检验）和生产的过程控制结合起来，才能全面地控制药品的质量。

（二）药品质量研究的内容

药品的质量既受其结构、性质和内在稳定性特征的制约，又受其生产工艺过程、贮藏和运输条件等的影响。药物质量研究的内容就是对药物自身的理化与生物学特性进行分析，对来源处方、生产工艺、贮藏运输条件等影响药物杂质和纯度的因素进行考察，从而确立药物的性状特征、真伪鉴别方法、纯度、安全性、有效性和含量（效价）等的检查或测定项目与指标，以及适宜的贮藏条件，保障药品质量达到用药要求，保证药品质量稳定和均一。

原料药和制剂质量研究的侧重点略有不同。原料药的质量研究在确证化学结构或组分的基础上进行，更注重自身的理化与生物学特性、稳定性、杂质与纯度控制。制剂的质量研究在原料药研究的基础上进行，结合制剂处方工艺，更注重其原辅料相容性、安全性、有效性、均一性和稳定性。

（三）药品检验与监督

药品检验工作的根本目的就是保证用药的安全、有效。药品分析检验工作者必须具备扎实的药物分析专业理论知识、正确而熟练的实践操作技能、一丝不苟的工作态度、严谨求实又不断进取的科学作风，确保药品检验数据及检验结论准确、公正。

1. 检验机构 《中华人民共和国药品管理法》规定"药品监督管理部门设置或者指定的药

品专业技术机构,承担依法实施药品监督管理所需审评、检验、核查、监测与评价等工作。国家药品监督管理局领导下的国家级药品检验机构是中国食品药品检定研究院/中国药品检验总所,各省、自治区、直辖市食品药品检验研究院/所分别承担各辖区内的药品检验工作。

2. 检验类别　通常情况下药品检验主要分为进出口药品检验、委托检验、抽查检验和复查检验四个方面。进出口药品检验必须按照国家药品监督管理局关于药品监督管理工作提出的《进口药物注册证》对药物质量进行检验,确保进出口的药品质量符合相关的政策标准。委托检验是针对自身不具备检验条件和标准的部门提供的一种药品检验方式。抽查检验则是对一定数量的药品进行随机检测,根据药品包装中填写的信息,如药品的具体数量和生产单位等进行检验。复查检验是在药品第一次检验合格以后进行的第二次检测,主要是针对新研发的药物或者评定药物质量时采取的一种检测方式。

3. 检验程序　药品检验工作的基本程序一般为取样(检品收检)、检验、留样、检验报告。取样要考虑科学性、真实性与代表性,其基本原则是均匀、合理;检验应依据质量标准及其标准操作程序(SOP)进行;原始记录应真实、完整、清晰、具体;检验报告应完整、整洁、结论明确,必须有检验人员、复核人员及部门负责人签名或盖章,以及检验机构盖章。

四、体内药物分析

体内药物分析,也称生物分析(bioanalysis)是指体内样品(生物体液、器官或组织)中药物及其代谢产物或内源性生物活性物质的定量分析。体内药物分析与体内药代动力学、毒代动力学、生物等效性试验和临床治疗药物监测等方面研究密切相关,直接关系药物的体内作用机制探讨与质量评价和药物临床使用的安全性、有效性与合理性。

(一)体内样品种类

体内药物分析采用的体内样品包括血液、尿液、唾液、头发、脏器、组织、乳汁、精液、脑脊液、泪液、胆汁、胃液、胰液、淋巴液、粪便等。其中,最常用的是血浆或血清,因为它们可以较好地体现药物浓度和治疗作用之间的关系。药物在体内的某些代谢产物常具有一定的生理活性,它们在体内的变化规律对母体药物的药理学与毒理学评价极为重要。机体内源性生物活性物质往往参与机体重要的生理过程,其变化规律的异常改变也与某些疾病的发病机制密切相关。所以,体内特定药物代谢产物和机体内源性生物活性物质,也是体内药物分析监测的目标。

(二)体内样品处理

在测定体内药物及其特定代谢产物或内源性生物活性物质时,除少数情况将体液作简单处理后可直接测定,通常在测定前要对体内样品进行分离净化与浓集等样品处理,从而为体内样品中药物的测定提供良好的环境与条件。常用的样品处理方法包括蛋白沉淀、缀合物水解、化学衍生化、分离浓集等方法。其中,蛋白沉淀法包括溶剂沉淀法、中性盐析法、强酸沉淀法、超滤法及热凝固法;分离浓集法通常采用液-液萃取、固相萃取与膜分离等技术。

(三)体内样品分析方法

体内药物分析的特点是:①体内样品通常需经分离与浓集,或经化学衍生化处理后才能进行分析;②对分析方法的灵敏度及选择性要求较高;③分析工作量大,测定数据的处理和结果的阐明较为繁杂。基于这些特点,体内药物分析中常用的测定方法主要有色谱分析法、免疫分析法和生物学方法。其中,色谱分析法主要包括气相色谱(GC)法、高效液相色谱(HPLC)法、色谱-质谱联用(LC-MS、LC-MS/MS、GC-MS、GC-MS/MS)法等,可用于药代动力学研究(PK)与临床治疗药物监测(TDM)的体内样品中大多数小分子药物及其特定代谢产物的测定,而液相色谱-质谱联用法(LC-MS和LC-MS/MS)也可用于蛋白质、多肽等生物大分子类药物或内源性生物活性物质的测定与分析；免疫分析法主要有放射免疫分析（RIA）法、酶免疫分析（ELA）法、荧光免疫分析（FIA）法等。生物学或微生物学方法适用于体内样品中抗生素类药物的测定。一些体内药物分析方法的新进展将在本章第三节进行介绍。

（四）分析方法验证

建立可靠和可重复的定量分析方法是体内样品分析的基础。为了保证分析方法的可行性与可靠性，体内样品分析方法在用于试验样品的分析之前，必须进行充分的方法学验证。体内样品分析方法的验证分为完整验证、部分验证和交叉验证三种情况。对于首次建立的体内样品分析方法，新的药物或新增代谢产物定量分析应进行完整的方法验证。分析方法验证的内容包括分析方法的效能指标（即选择性、残留、标准曲线和定量范围、定量下限、稀释可靠性、基质效应、精密度与准确度等）与样品（包括体内样品、处理过的样品及对照标准物质及内标的储备液和工作溶液）稳定性及提取回收率的验证。

第三节　药物分析学的新进展

现代医药领域的快速发展对药物分析学提出了更高的需求。天然药物和中药研究中亟须解决的"定性与定量"问题，缓控释制剂和靶向制剂等新型给药系统的不断出现，手性药物的拆分以及生物药物，特别是细胞治疗产品的质量控制等都对药物分析学提出了新的挑战。建立高通量、多尺度、多参量、连续化、自动化的新方法和新技术将是药物分析学发展的趋势。其中，药物质量评价与药物分析新技术和新方法的构建依然是药物分析学的重要任务。特别是在药物的定量代谢组学研究方面，基于液相色谱质谱技术和核磁共振波谱开发灵敏度高、准确性好、通用性强的定量代谢组学平台，通过对比给药前后代谢产物的变化来分析生物体对药物的代谢情况的影响，评价药物疗效和毒性药物，为实现个体化精准医疗提供理论基础。此外，不同分析技术的联合使用是保障药物质量控制的重要手段之一，如抗体偶联药物的动力学测量可将配体结合实验，如酶免疫、电化学发光免疫、微流控芯片免疫等与液相色谱质谱技术、活体成像技术等联合使用，获得抗体偶联药物在体内的吸收、分布、代谢及排泄特征。在确证中药的有效性和作用机制，解释中药多药联合使用的科学性时，可以将化学计量学、结构药理学和指纹图谱技术等与多组分定量分析联合，对于质量控制准确度和完整性的提升具有非常重要的意义。根据药物的三种主要类型，即化学（合成）药物、中药（含天然药物）和生物药物，以下将详细介绍新技术与新方法；同时，鉴于体内外环境差异导致体内外药物分析方法上的巨大差别，也将一并介绍体内药物分析的新技术与新方法。

拓展阅读　行业专家谈药物分析新技术赋能研发创新

一、化学药物分析的新进展

化学药物分析的常规质量检测内容，如含量测定、辅料分析等并不在此处介绍。

（一）仿制药质量和疗效一致性评价分析

我国是制药大国，目前的仿制药占据绝对比例。截至2020年底，我国有4 460家原料药和制剂生产企业，仿制药企业占比达90%以上；16万多个药品批文中，95%以上都是仿制药。2016年2月，国务院办公厅发布了《国务院办公厅关于开展仿制药质量和疗效一致性评价的意见》。开展仿制药质量和疗效一致性评价，是一项保障人民用药安全、减轻社会医疗负担、提升中国药企国际竞争力的重要举措，也对相关的药物分析与质量控制技术提出了新的要求。仿制药一致性评价政策实施的目的在于评价仿制药与专利药的治疗等效性（therapeutic equivalence，TE），需要完成药学等效性（pharmaceutical equivalence，PE）和生物等效性（bioequivalence，BE）研究两个重要环节（图 5-5）。其中，通过建立仿制药原研药品数据库实现快速分析归纳相关药品信息非常必要，这将为后续遴选参比制剂等提供便利。目前，为实现临床上仿制药可以替代原研药，仿制药须同时满足药学等效和生物等效，如口服固体制剂的药学等效常通过体外溶出行为来衡量，采用高效液相色谱结合相似因子法评价仿制药和原研药体外溶出曲线的相似性，同时考察两者的外观、脆碎度、晶体形貌等指标；采用离子色谱技术检测注射液中的未知杂质，并对杂质来源和降解途径进行溯源研究，大大降低仿制药不良反应发生率。药学等效是指同一药物相同剂量制成同一剂型，但非活性成分不一定相同，在含量、纯度、均匀度、崩解时间、溶出速率符合同一规定标准的制剂。通常通过活性成分、剂型、质量标准等方面进行评价。但是，药学等效不能完全反映药物制剂在体内的情况。生物等效的考察一般采用药时曲线下面积（AUC）和最大血浆浓度（peak plasma concentration，c_{max}）为评价标准，采用高效液相色谱串联质谱法测定血浆药物浓度，并计算主要药动学参数，通过分析置信区间范围来判定仿制药与原研药是否生物等效。对于肠溶胶囊等剂型，还可以通过构建药动学（pharmacokinetics，PK）模型，反推其口服后在胃肠中的释放与吸收曲线，分析体内外溶出行为相关性来判断生物等效性，可实现体外检测反映体内疗效的设想，节约实验数量与成本。此外，组学技术的引入也是一大趋势，如通过利用尿液蛋白质组学技术进行一致性评价的研究思路，通过对差异蛋白质生物通路的分析可看到不同来源药品的细微变化，具有准确、灵敏的优势。

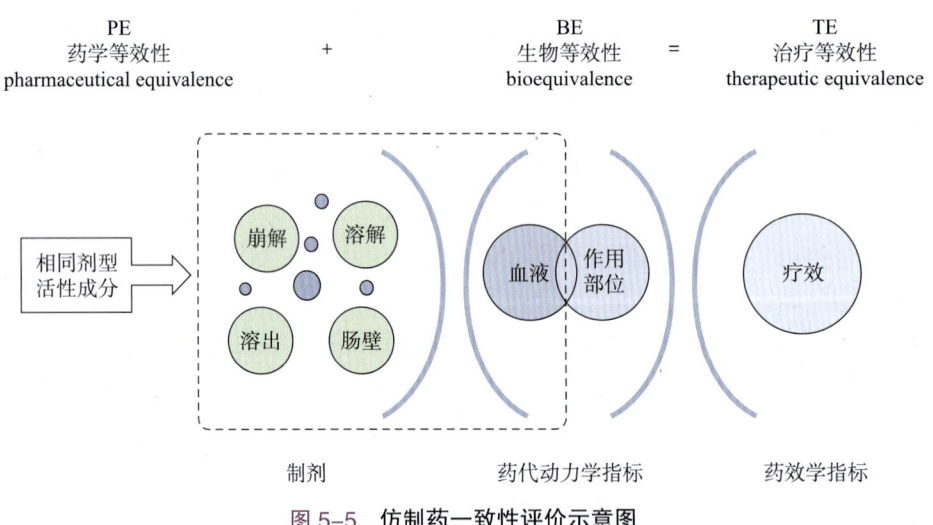

图 5-5　仿制药一致性评价示意图

杂质研究是药品质量一致性评价的重点内容，关系到药品的安全性、有效性和质量可控性，贯穿于药品的研发、生产及上市后变更等整个生命周期。杂质谱分析应结合原料药的降解途径、原料药与辅料及内包材的相容性研究结果等，对产品中潜在的一般有机杂质、异构体、基因毒性杂质、残留溶剂和元素杂质等进行详细分析，说明杂质的来源、检出结果、控制策略及拟定依据等。以近年引起高度关注的"基因毒性杂质"为例，主要因其痕量且毒性强而得名，常诱发基因突变或癌症发生，给人群健康和生命安全造成极大威胁。因基因毒性杂质种类多样，近年来针对不同结构、性质的遗传毒性杂质相应开发了高通量高选择性的检测技术，如气相色谱三重四极杆质谱法、液相-高分辨质谱联用法，均被用于基因毒性杂质检测与分析，方法灵敏、准确且专属性强。液相-高分辨质谱联用法现已收录于 2025 年版《中国药典》中《化学药品中亚硝胺类杂质研究技术指导原则》。此外，样品前处理技术的发展为消除基质效应、提高待测杂质富集度提供了便利,如分散液液微萃取法、顶空分析法及固相微萃取法等。

(二)标准物标定与非法添加药物检测分析

国家药品标准物质是指供国家法定药品标准中药品的物理、化学及生物学等测试用,具有确定的特性或量值,用于校准设备、评价测量方法、给供试药品赋值或鉴别用的物质,包括标准品、对照品、对照提取物、对照药材、参考品。国家药品标准物质的标定须经3家以上国家药品监督管理部门认可的实验室协作完成。常规的分析技术包括紫外光谱、红外光谱、质谱、核磁共振波谱等。在定量分析方面,质量平衡法是国际通用的对照品赋值法,但存在不同杂质响应值差异、色谱分离能力限制等不确定因素,常引起较大偏差。定量氢核磁共振波谱法快速易操作、样品无损测定、耐用性佳,在传统含量测定基础上提供一种全新的定值手段,更适用于没有对照品的创新化学药物定量分析,是极具开发潜力的方法。

非法添加药物是指被禁止生产、销售和使用的精神活性物质,色谱法是目前用于非法药物添加检测的主要方法之一。近年来其种类由常见药物如大麻素、苯丙胺类扩大到有特定功效或缓解不良反应的新型药物,添加方法由单组分高剂量转变为低剂量多组分,添加方式也愈加隐蔽,亟待开发更为广谱、高效、灵敏的检测技术,快速筛查违禁药物添加,评估药品风险,保障用药安全。基于超高效液相色谱四极杆-飞行时间串联质谱联用技术是近年该领域应用最广泛的新方法,可同时测定多种非法添加药物。基于分离区域电晕放电电离源的便携式数字线性离子阱质谱仪,无须溶剂和惰性气体等耗材,实现了超过两个数量级的动态范围和10匹克的检测限,满足现场快速检测非法药物的应用需求。由此可见,与质谱的联用已成为非法添加药物分析检测的重要方法。

(三)手性药物的检测与分析

手性药物即在药物分子结构中引入手性中心所得到的一对互为镜像与实物的对映异构体。目前,临床上使用的药物约有1/3是手性药物。在药代动力学方面,手性药物也可能在体内的吸收、分布、代谢和排泄中表现出一定程度的立体选择性。"反应停"事件就是忽略药物手性特征而导致悲剧的一个突出的例子。2006年12月原国家食品药品监督管理局发布了《手性药物质量控制研究技术指导原则》,其中规定:"手性药物质量标准的构成与化学药物基本相同,特点是质控项目要体现其光学特征的质量控制。"因此,手性药物的检测与分析在新药研发、活性化合物筛选和药物检验中均十分重要。色谱法一直是手性药物分析的重要手段和常用方法,各种色谱填料的涌现大大推动了相关领域的发展。手性色谱分离被认为是最具挑战性的分离分析技术,是历久常新的热点技术问题。为了提高柱效,传统色谱柱选用的填料越来越小,但对于高效液相色谱,色谱柱背压随填料粒径的减小而急剧上升,所以尽管1~2μm直径的填料早已出现,但目前广泛使用的仍为3~5μm的柱填料。手性色谱填料寿命短,价格昂贵,因此,填料用量显著减少的毛细管色谱越来越受重视。毛细管色谱是在常规液相色谱柱进行微型化的基础上,伴随精密加工以及微加工制造技术的进步和新材料的出现而发展起来的一种色谱微分离技术,具有高分离柱效、少量消耗、高灵敏度等优点。目前,主要可以分为开管柱、填充柱及整体柱三类。在此基础上,二维液相色谱技术也常被用于复杂样品的手性分离。按色谱柱的切换方式,二维色谱分离系统可以分为中心切割(heart-cutting)和全二维(comprehensive)液相色谱两种(图5-6),但一般全二维色谱要求第二维色谱的分离要非常快。近年来,其他各种药物分析新技术和新方法不断应用于手性药物的分析中,包括旋光法和旋光色散法、圆二色性法(电子圆二色性法、振动圆二色性法)、手性拉曼光谱法、质谱法、核磁共振波谱法、电化学法、光学传感器等,尤其是利用手性传感器对药物进行手性分析具有很好的应用前景,可通过传感器直接获得供试物手性信号,并进行手性分析,具有简单、高效、实时检测等优点。

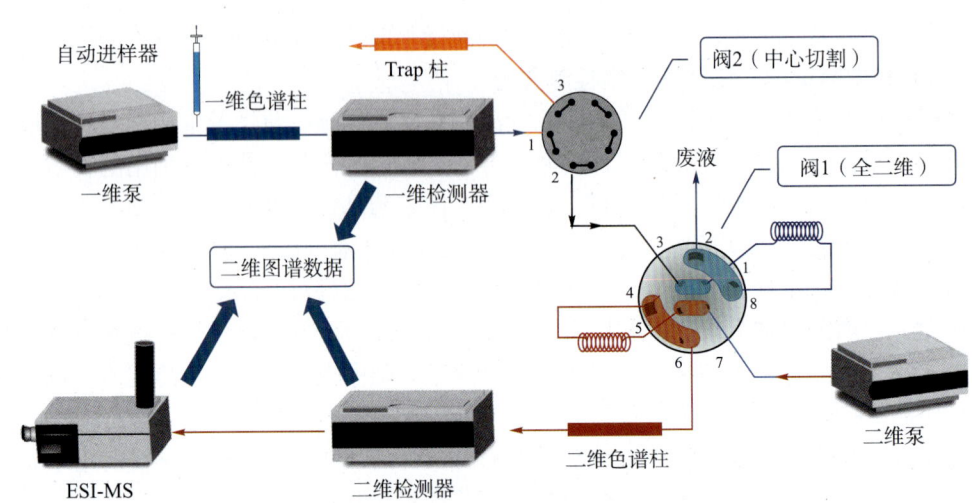

图 5-6 中心切割和全二维液相色谱系统的构建

二、中药分析的新进展

中药分析的常规质量检测内容，如中药杂质、重金属、农残、黄曲霉素等检测内容并不在此处介绍。

（一）中药指纹图谱和谱效关系分析

中药指纹图谱是一种通过一定的分析手段（高效液相色谱、超高效液相色谱、气相色谱、液相色谱-质谱联用等）得到的能够反映中药特性的共有峰谱图，用于鉴别真伪，评价原料药材、半成品和成品质量均一性和稳定性，其基本属性是"整体性"和"模糊性"，已成为国际公认的控制中药或天然药物质量的有效手段。"整体性"和"模糊性"是中药的基本属性。其中，模糊性强调的是对照样品与待测样品指纹图谱的相似性，而不是完全相同；整体性是强调完整地比较色谱的特征"面貌"，而不是将其"肢解"。该领域新技术的发展旨在兼顾中药化学成分与药理活性，并基于中医药整体观理念探讨两者之间的潜在关系，从而催生了中药谱效理论。例如，通过比较不同批次的指纹图谱，评价其共有峰成分的抗氧化活性，并结合灰色关联度法探讨谱-效关系，可较单张指纹图谱分析能更全面、精准地明晰中药药效物质基础。此外，偏最小二乘回归（partial least squares regression，PLSR）法的应用，通过药物在体内的动态变化规律，能够迅速筛选出中药复杂体系中的潜在活性物质。

（二）中药系统生物学分析

近年来，随着多学科交叉融合创新，网络药理学-分子对接、代谢组学、转录组学等系统生物学技术得到飞速发展。网络药理学-分子对接技术的基本流程是基于已有文献和数据库，如基于网络药理学-分子对接技术、代谢组学技术等，检索活性成分和作用靶点，获取疾病相关基因，构建"成分-疾病-靶点"关系网络，并预测潜在信号通路。其中，代谢组学技术的核心是通过监测内源性代谢物的变化，评价中药对机体产生的整体效应，有望为进一步评估中药药效活性物质及挖掘分子机制奠定基础。此前，利用代谢组学结合转录组学技术揭示保元汤改善心肌缺血的复杂机制的案例，为药效研究提供科学佐证；如近年提出的中医方证代谢组学新策略，结合液质联用技术对相关中药血清代谢物进行分析，明晰物质基础，并通过平台关联性分析预测可能的作用靶点，为推进中药现代化研究提供科学依据。

（三）中药的细胞膜色谱分析

细胞膜色谱（cell membrane chromatography，CMC）技术是由贺浪冲在 1996 年提出，通过

中药有效部位群与细胞膜受体的相互作用，实现潜在活性成分的高通量筛选的技术方法。具体而言，就以含靶标受体的活性细胞膜为固定相，利用药物与膜受体之间的特异性识别和亲和力，从中药复杂体系中快速筛选出能与目标受体结合的活性成分（图5-7）。与传统的活性成分筛选和分析方法相比，由于相关方法对复杂体系具有极为理想的亲和性和选择性，尤其适用于中药研究分析，具有在线、高通量、高灵敏度、自动化等优势。通过选择不同类型的膜受体可筛选出针对不同疾病的中药活性成分，通过将细胞膜色谱与高效液相色谱和质谱联用，可大幅提高活性成分的筛选和鉴定效率。大量研究表明，药物起效的关键是与细胞膜上的受体、通道或酶相结合，而膜受体约占药物靶标的45%，已成为最重要的药物靶标。膜受体是细胞表面特异性、高亲和性、可饱和的分子，与疾病的发生发展密切相关，其通过识别和结合特定的生物活性物质而被激活，并启动一系列物理化学变化，最终导致物质的生物学效应。因此，通过选择不同靶标膜受体可达到理清和分析针对不同疾病的中药活性成分的目的。基于不同膜受体的细胞膜色谱模型，已被广泛应用于中药抗肿瘤、抗心血管疾病、抗过敏、抗骨质疏松、抗炎镇痛、抗病毒、抗前列腺增生等活性成分的分析。除了中药药效物质分析，该技术在中药注射液类过敏物分析中也得到了很好的应用。中药注射液是中药创新的重要体现，从20世纪40年代柴胡注射液的成功研制，开启了中药注射液80多年的发展历史。然而，近年来报道的中药注射液的不良反应和不良事件不断增加，其不良反应的发生率和严重程度在中成药剂型中最为多见，已占到中药制剂的75%。二维-细胞膜色谱模型对临床常用中药注射液进行了系统

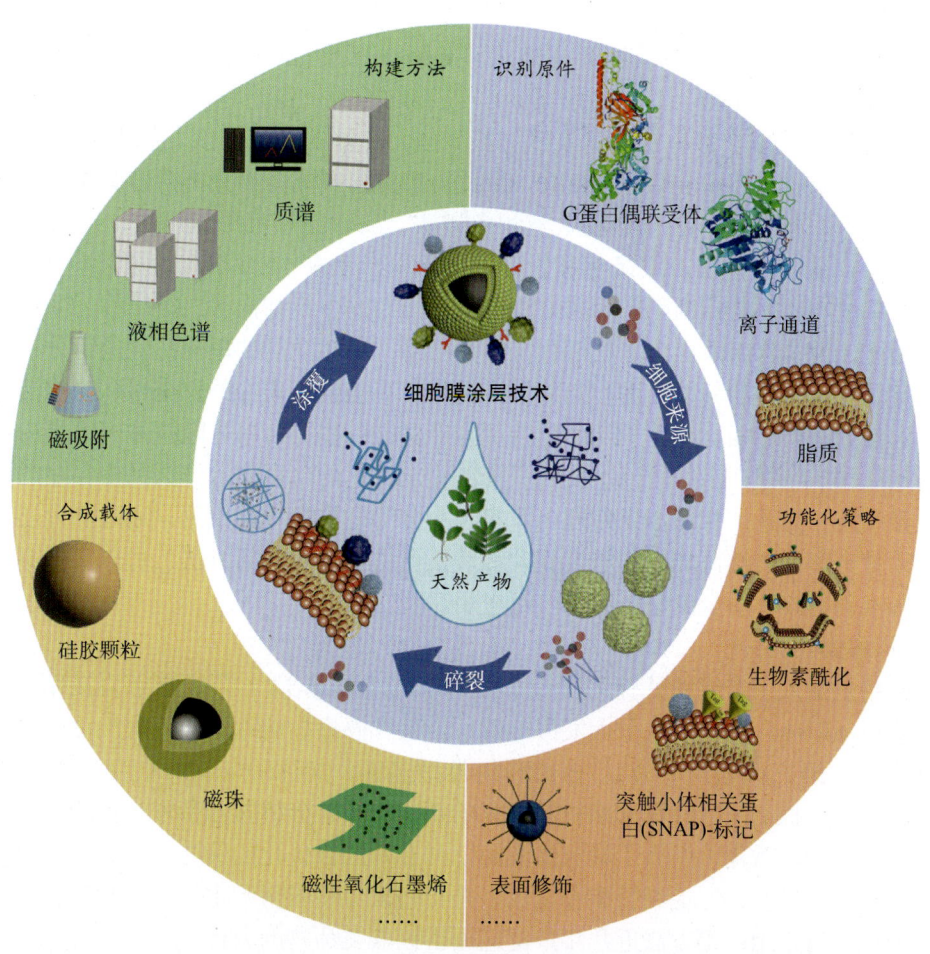

图 5-7 细胞膜色谱技术在中药和天然药物分析中的应用示意图

筛选，发现了关键类过敏组分并揭示了"量–效关系"，拟订最低致敏限量，有望实现中药注射液复杂药物样本中类过敏物的有效分析。

（四）中药的一测多评分析

一测多评法（quantitative analysis of multi-components by single marker，QAMS），又称替代对照品法，是由王智民在2006年提出的多指标质量控制方法。一测多评法根据待测成分的结构与理化性质，选择一种易得、价格低廉、稳定的对照品作为内标，进行色谱条件优化及方法学验证，计算相对保留时间、紫外光谱相似度两个定性指标与相对校正因子定量指标，实现多种成分的定性与定量分析，有助于解决部分对照品不易获得、多个标准物质同时使用带来的价格昂贵等问题，具有经济、便捷、准确、环保等优点。该分析方法在国内提出后，在中国、欧洲、印度、美国等得到广泛的关注，且2025年版《中国药典》中将其应用于中草药的质量控制。目前，除广泛应用于中药材、中药饮片、中药制剂、农药残留等多个成分的定性定量分析，拓展到化学药物、中药中化学药成分、中药违法添加化学药及药物杂质的快速质量控制；随着超高效液相色谱法和高效液相色谱–质谱–电喷雾检测法等新技术逐渐被引入QAMS分析中，该法展现了良好的发展和应用前景。但在发展和推广应用过程中，尤其是临床应用中还存在一定的问题，需要作进一步规范。

三、生物药物分析的新进展

（一）单克隆抗体药物分析

近年来，单克隆抗体（monoclonal antibody，mAb）已成为制药领域研究的热点和焦点。在全球生物制药领域中，单抗类药物占据了50%左右的份额。由于单抗类药物为结构复杂的生物大分子，经翻译后修饰容易发生二聚体、多聚体、末端氨基酸突变、糖基化等不均一的变化，严重影响临床用药的安全性和有效性。因此，单克隆抗体药物分析内容主要集中于质量控制和杂质分析，目前常用方法包括高效液相色谱法、酶联免疫吸附测定法、毛细管区带电泳法、毛细管等电聚焦电泳法、成像毛细管等电聚焦电泳法和十二烷基硫酸钠–毛细管电泳法等。不同的单抗产品质量控制所采用的方法可能与药物的一级结构、二级结构、电荷属性等因素有关。因此，为确保所采用的方法适合特定的产品，需对产品的理化特性进行分析研究，建立适合特定单克隆抗体的分析方法。此外，为保障单克隆抗体药物的安全性和生物活性，其杂质的定性定量分析要求相比小分子化学药物更为严格，一些结合单克隆抗体药物蛋白特征的方法也逐渐建立，如利用亲水作用色谱质谱联用法鉴定纯化的单克隆抗体药品中存在的各种低相对分子质量杂质，且无须样品富集处理，可实现小分子杂质的直接检测；通过部分还原单克隆抗体和使用带有痕量碱性添加剂的酸性流动相表征蛋白质片段的新方法，可以实现高分辨的去卷积谱图和准确的碎片质量测量，现已广泛应用。

（二）核酸类药物分析

核酸药物是指人工合成的具有疾病治疗功能的DNA或RNA片段，能够直接作用于致病靶基因或致病靶mRNA，在基因水平上发挥疗效，因其在癌症、病毒感染等疾病治疗中体现巨大潜力，又称作"第三代药物革命"。核酸药物类型多样，如ASO、siRNA、gRNA、mRNA等，其结构表征、质量控制、活性筛选和机制研究的复杂需求给分析技术带来了挑战。为了提高测定结果的特异度和灵敏度，引入了微流体液滴阵列芯片结合优化的荧光探针方法、电化学核酸生物传感器等技术。此外，毛细管凝胶电泳、杂交酶联免疫吸附测定法、定量反转录聚合酶链反应、放射性同位素示踪等方法近几年广泛应用于核酸类药物的分析。

(三）糖类药物分析

近年大量研究发现糖类物质不仅直接参与几乎所有重要的生命活动（如免疫应答、细胞信号转导、细胞分裂和分化、炎症反应、精卵识别和肿瘤转移等），更以缀合物的方式结合体内超过 50% 的蛋白质，而糖链或糖残基正是许多糖蛋白得以更好发挥生物功能的关键所在。目前，已知的糖类药物适应证包括肿瘤、心血管疾病、糖尿病、艾滋病、流行性感冒、细菌感染等。从结构上讲，一方面，单糖的多羟基醛结构骨架决定了糖苷键可以有多种连接方式和空间构型，奠定了糖类分子结构多样性的基础；另一方面，糖链的生物合成途径既不像核酸合成那样有碱基配对规律可循，也没有蛋白质合成中翻译密码子的指令作为依据。因此，糖类分子结构高度复杂，导致其功能多样而复杂。

因此，糖结构分析是糖类新药研发的前提。分析单糖类药物和结构确定的寡糖类药物结构相对简单，但多糖类药物，特别是未知的多糖类药物的结构确证难度较大。现在多糖的结构分析已有相应方法，包括单糖的组成、糖苷键的链接方式和构型、相对分子质量的大小和分布分析方法等，未来研究方向主要是实现方法的标准化、简单化和自动化。糖类药物的质量控制，主要是利用糖类药物其自身特性，如光谱特性、核磁共振波谱特性、电荷特性、旋光特性和显色特性等，达到特异性控制糖类药物质量的目的。以多糖质量控制为例，主要从定性、定量和安全性三个方面展开，相关新技术和新方法包括多角度激光光散射技术、离子色谱技术、液相色谱技术、核磁共振技术及红外光谱技术等，对多糖药物理化性质、相对分子质量分布、糖组成与糖结构、含量、杂质控制及安全性检查项目等方面进行全面控制。近年来对中药多糖的研究逐步成为热点，其质量控制研究也得到了较大的发展。指纹图谱法可以较全面地反映产品内在成分的类别和含量，在中药多糖质量评价及监控产品批间差异上展现突出的实用价值，其中较具潜力的主要包括多元指纹图谱法和糖谱法。

四、体内药物分析的新进展

体内外环境差异巨大，体内药物分析具有自身的特点和要求，已发展为一门研究生物机体中药物及其代谢产物和内源性物质的质与量变化规律的分析方法学。其中，高效液相色谱-质谱联用技术是目前最常用的方法，选择性强，同时兼顾灵敏度和准确度，非常适合体内药物分析。热门技术包括但不限于功能代谢组学分析、成像分析等，有望成为未来发展的重点方向。

体内药物分析是药物代谢动力学的重要组成部分，是获得药物代谢动力学参数、转变方式和代谢途径信息的主要手段。近年来，利用超高效液相色谱-四极杆静电场轨道阱-质谱（UHPLC-QE-Orbitrap-MS）等新技术，大量代谢产物首次被报道，丰富了药物体内代谢途径及转运机制研究手段和方法，有望更好地指导临床精准安全用药。此外，近年兴起的微透析技术能够直接靶向评估病变部位药物及其代谢物浓度，克服了血液取样的缺陷，实现体内动态实时监测，在阐明药物体内变化规律方面具有独特优势。功能代谢组学分析的是代谢组在某一时刻细胞内所有代谢物的集合，通过功能代谢组学的方法，研究生理病理过程中的微观代谢改变，揭示药物作用的新机制，为新药开发和基础研究提供新靶点、新思路，也为实现精准医疗提供强有力的工具。近年来，已有报道通过利用组学技术描绘了全球代谢和免疫反应图谱，分析了代谢物和促炎细胞因子/趋化因子之间存在相关性，为指明代谢和高炎症之间存在潜在的调节交互作用提供了依据。

成像技术中，以质谱成像（mass spectrometry imaging）技术和分子探针成像（molecular probe imaging）技术最受关注。前者是以质谱技术为基础的成像方法，通过质谱直接扫描生物样品成像；后者以小分子探针化合物实现体内原位成像，用以动态、定量、无创地评价药物分布情况。质谱成像的样品前处理过程简单，无须荧光或放射性同位素标记，即可同时提供多种分子空间分布与结构信息，以此开展生物组织中代谢物成像与原位分析，以揭示药理学研究和临床中与疾病相关靶标的变化，在探究药物分子机制、确定代谢差异物、疾病早期诊断及治疗等方面有着重要意义。分子探针成像的优势则在于对疾病相关靶点有高度亲和力和特异性，可获取RNA的时空信息，减小机制干扰，有助于RNA生物标志物的疾病预测、诊断及预后。

（郭嘉亮　刘洋）

数字资源详见　新形态教材网

| 学习目标 | 导学视频 | 教学课件 | 拓展阅读 |
| 思政元素 | 思考题 | 测试题 | 参考文献 |

第六章 天然药物化学与生药学

编者导学（1）

编者导学（2）

📍 学习目标
✳ 知识导图

本章导航

第一节　天然药物化学的性质及主要任务
第二节　天然药物化学学科发展史
第三节　天然药物化学的研究内容
第四节　天然药物化学的应用发展
第五节　天然药物化学的应用实例
第六节　生药学概述
第七节　生药学的应用与发展

天然药物化学（medicinal chemistry of natural products）是运用现代科学理论与方法研究天然药物中化学成分及其应用的一门学科，主要介绍天然药物化学成分的结构特点、理化性质、提取分离方法、结构鉴定及生物合成等基本知识。天然药物化学是药学的重要组成部分，是药学领域中极具潜力的学科，也是全国普通高等教育药学类专业规定设置的一门主要专业课程。通过本课程的学习可以为天然药物及其物质基础研究和新药开发奠定基础。

第一节　天然药物化学的性质及主要任务

一、天然药物化学的性质

天然药物的来源包括植物、动物、矿物和微生物，以植物为主，种类繁多。在我国，中草药是天然药物的重要组成部分。天然药物化学是运用现代科学理论与方法研究天然药物中化学成分的一门学科。天然药物预防与治疗疾病的物质基础是其所含的生物活性成分。有效成分是指天然药物中具有一定生物活性、能代表天然药物临床治疗疗效的化合物，如奎宁（quinine）是茜草科植物金鸡纳属 Cinchona 植物中分得的抗疟有效成分，左旋麻黄碱［(-)-ephedrine］是中药麻黄中具有平喘、解痉作用的有效成分。有效部位是指一类或数类成分组成的提取物，其中结构明确成分的含量占提取物的50%以上，如人参总皂苷、银杏叶提取物等。

二、天然药物化学的主要任务

天然药物悠久的应用历史和丰富的研究经验，为天然药物化学的发展奠定了坚实的基础。因此，研究其中的生物活性成分意义重大，天然药物化学的主要任务有以下6个方面。

(一)阐明天然药物的药效物质基础

应用天然药物化学的知识和方法,探讨天然药物所含有的能够预防与治疗疾病的有效成分,以揭示天然药物的药效物质基础,为天然药物的临床疗效、用药安全和质量控制提供理论依据。例如,名贵中药材人参具有安神益智、滋补五脏、生津、补气之功效,其主要有效成分人参皂苷(ginsenoside)能够显著促进血清、肝、骨髓及睾丸中核糖核酸、脱氧核糖核酸、蛋白质、脂质和糖类的生物合成,提高机体的免疫能力。

(二)研究天然药物化学成分的类型、理化性质

探讨天然药物化学成分的结构类型与理化性质,寻找有效、快捷、先进的天然药效成分的提取、分离方法,为天然药物临床剂型的合理选择、分析和检验提供科学依据。例如,芦丁(rutin)、葛根素(puerarin)、红花苷(carthamin)、橙皮苷(hesperidin)等黄酮类化合物,根据其母核结构类型、取代基及存在状态,可以选择不同的提取方式。该类化合物分子中通常具有酚羟基,呈酸性,故可用酸提碱沉法进行分离纯化。但其母核上羟基的糖苷化数目越多,则分子的水溶性越大。一般利用还原试验和络合反应鉴别黄酮类化合物,常用盐酸-镁粉法,多数黄酮及其苷类显橙红色至紫红色,少数显紫色至蓝色。

(三)研究天然药物中化学成分的结构特征与生物活性之间的关系

揭示天然药物中化学成分的结构信息,了解其有效成分的化学结构特点与作用靶标间的相互作用关系,即结构与活性关系或简称构效关系,为发现和开发新型的先导化合物(lead compound)提供科学依据,为创制高效安全的临床药物奠定理论基础。如将青蒿素C-10位羰基进行氢化、甲基化制成衍生物蒿甲醚(artemether)后,其抗疟活性明显增强,成为我国第一个国际注册的原创新药。

(四)基于天然药物的新药创制研发

基于天然产物开发新药的途径和方法,包括经典的结构改造、天然化合物的化学合成等。争取创制新药已构成近年来天然药物化学的重要任务,赋予了天然药物化学新的内涵,是推动天然药物化学发展的主要动力。从天然药物和中药中发现具有生物活性的先导化合物,并对其进行结构修饰或改造,是目前快速、低成本创制高效低毒新药的重要途径。如鬼臼毒素(podophyllotoxin)抗肿瘤作用显著,但存在毒性大、疗效低的缺陷,将其结构进行修饰,成功研制人工半合成的鬼臼毒素葡萄糖衍生物依托泊苷(etoposide)和替尼泊苷(teniposide),一种细胞周期特异性抗肿瘤药物。此外,对于资源稀少或含量太低且结构相对简单的有效成分,如洋金花中的阿托品(atropine)、茶中的咖啡因(caffeine)、川芎中的川芎嗪(ligustrazine)等可采用人工合成的方法制得。

(五)探讨天然药物中药效物质的生源途径

天然药物所含成分多种多样,这些成分基本都是生物体利用初生代谢形成的有限结构单元,经过生物体酶促或非酶促反应形成的。研究天然药物中药效物质的生源途径,对于理解这些化合物的合成机制、结构之间的联系,以及其生物学功能具有重要意义。特别是在药物发现和开发过程中,可以指导合成路径的设计和优化,从而提高生产效率。以紫杉醇的合成路径优化为例,紫杉醇从红豆杉树皮中提取,资源稀缺,且难以满足大规模需求;为此,研究人员对其复杂的生物合成途径进行研究,通过合成关键中间体,采用半合成方法制备紫杉醇,显著提高生产效率,降低了生产成本。

(六)促进天然药物的开发和利用

当应用天然药物化学的方法从中药中分离出某种有效成分后,即可根据有效成分的化学结构特征和性质,结合植物的亲缘关系或化学分类学,开辟新的药物资源。如抗菌消炎的小檗碱(berberine)最初从毛茛科植物黄连中分离鉴定,后依据其化学分类学特征,从含有苄

基四氢异喹啉类生物碱的三颗针（小檗科）、古山龙（防己科）中发现富含小檗碱的新药物资源。目前，二者已成为小檗碱生产的主要原料。此外，通过分离纯化技术，提高天然药物中有效成分的纯度，从而提高药物的疗效和安全性。如石杉碱甲（huperzine A）是从石杉属植物（huperzia serrata）中分离得到的一种用于治疗阿尔茨海默病的天然化合物，采用溶剂提取结合色谱技术纯化后的石杉碱甲具有更高的抑制乙酰胆碱酯酶的活性和更低的毒副作用。另外，还可以通过对天然药物中有效成分的化学性质进行研究，开发新剂型，以满足不同的用药需求。例如，为克服小檗碱的水溶性差、口服生物利用度低等问题，开发小檗碱的口腔黏膜透皮吸收制剂，药物可以通过口腔黏膜直接进入血液循环，避免首过效应，提高了药物的生物利用度和疗效。

第二节　天然药物化学学科发展史

天然药物与人类的饮食有着密切的关系，有一部分天然药物既是药物又是食物，符合中医学中的"药食同源"理念。同时，天然药物本身就是人们经过长期与疾病做斗争的亲身体验，筛选证实其疗效而保留延续下来的。因此，天然药物化学的研究伴随人类的进步和科学技术的提升，得到了迅速的发展，天然药物的品种和数目也随之不断变化、扩大。

一、天然药物化学的历史与现状

（一）天然药物化学的历史

天然药物化学起始于人们从天然产物中分离化合物。最早的记载见于我国明代李梴所著《医学入门》（1575年），书中谓"五倍子粗粉并矾、曲和匀，如作酒曲样，入瓷器遮不见风，候生白取出"，即应用发酵法从天然药物五倍子中得到没食子酸（gallic acid），这是世界上最早从天然产物中制得的有机酸。又如樟脑的记载在我国最早见于1711年洪遵所著的《洪氏集验方》，后来由马可·波罗（Maro Polo）传至西方。《本草纲目》（1590年）卷三十四中详细记载了用升华法制备、纯化樟脑的过程。而欧洲直到18世纪下半叶才提取出樟脑的纯品。1769年，瑞典化学家舍勒（K. W. Schelle，1742—1786年）将酒石（酒石酸氢钾）转化为钙盐，再用硫酸分解制得酒石酸；随后，用类似的方法从天然物质中得到苯甲酸（1775年）、乳酸（1780年）、苹果酸（1785年）、没食子酸（1786年）等有机酸类成分。从天然药物中提取活性成分始于19世纪，1805年德国药师塞图尔（Friedrich Sertürner）从阿片中提取到第一个天然活性成分吗啡。第一个被确定化学结构的天然产物是1870年通过化学法确定的毒芹碱（conine）。此后的100多年中，从天然药物中相继发掘了大量的天然活性成分，如吐根碱（emetine）、奎宁、马钱子碱（strychnine）、咖啡因（caffeine）、阿托品（atropine）、洋地黄毒苷（digitoxin）、毒毛旋花苷（strophanthin）等，其中以生物碱居多，多数至今仍作为药物广泛使用。20世纪50年代，国外科学家先后从印度萝芙木中获得降压成分利血平（reserpine），从长春花中获得抗癌活性成分长春碱（vinblastine）和长春新碱（vincristine），这些发现重新引起了国际科学界对民间植物药和植物成分研究的重视。20世纪60年代，从黄花蒿中发现的抗疟新药青蒿素和从太平洋紫杉中发现的抗癌药物紫杉醇，至今仍然是临床上的一线药物。

1969年，美国科学家万哈梅尔（Alfred J. Weinheimer）和斯普拉金斯（Robert L. Spraggins）从加勒比海柳珊瑚 *Plexaura homomalla* 中分离得到了前列腺素 15R-PGA$_2$（15R-prostaglandin A$_2$），其含量高达1.4%~1.8%。前列腺素是具有强烈生理活性和广谱药理效应的一类物质，但它们在自然界中的量极微，全合成也非常困难。因此，这一发现使得20世纪60年代末至70年代初海洋天然药物研究出现了一个小高潮。1985年，日本名古屋大学教授平田义正（Hirata Yoshimasa）实验室的上村大辅（Daisuke Uemura）首先从日本黑海绵 *Halichondria okadai* Kadota 中分离出一个具有59个碳链的长链大环内酯聚醚——降大田软海绵素A（norhalichondrin A），该化合物具有很强的细胞毒作用及抗黑色素瘤B16（IC_{50}为5 ng/mL）活性，这一发现引起了化学家、生物学家以及医学工作者的极大兴趣。20世纪90年代，美国乔治城大学医学中心扎斯洛夫（Michael Zasloff）博士从黑缘刺鲨 *Centrophorus atromarginatus* Garman 的肝组织中分离得到了具有甾体母核结构的胆固醇类成分角鲨胺（squalamine）。药理研究结果显示，角鲨胺具有血管生成抑制作用，并期待用于抗癌药物的研发；后意外发现角鲨胺具有抗病毒作用，有望用于抑制登革热及肝炎等部分病毒细胞的增殖。

（二）天然药物化学的现状

进入21世纪，天然药物化学的发展迈向更高层次，与多学科的紧密交叉联系，专一性强、药效高的药物研发快速发展。随着现代科学技术的进步，更多新技术应用于天然药物化学研究，如各种色谱技术先后应用于天然药物化学成分的分离、分析研究中，使微量天然新化合物的分离、纯化简便易行。同时，紫外-可见光谱（UV-VIS）、红外光谱（IR）、核磁共振谱（NMRS）、质谱（MS）等波谱新技术的应用，使化学成分的结构研究工作趋向微量、快速和准确。新技术的兴起使研究天然药物化学成分的周期大幅缩短。同时，生命科学、计算机科学等领域的飞速发展拓展了天然药物化学研究工作的深度与广度，过去难以提纯的微量、水溶性以及大分子等内源性生物活性物质均已进入研究阶段。

我国蕴藏着极其丰富的天然药物资源，拥有深厚的用药历史，不断推动天然药物化学成分的研究与发展。相关研究已受到国际医药界的广泛关注。自1949年以来，我国陆续合成了麻黄素（ephedrine）、小檗碱（berberine）、芦丁（rutin）、加兰他敏（galanthamine）、山道年（santonin）、咖啡因等天然药物。另外，过去需依赖进口的西地兰（cedilanid）、地高辛（digoxin）、阿托品、秋水仙碱（colchicine）等也先后研制投产。薯蓣皂苷元（diosgenin）的工业生产及其资源开发研究更是取得了巨大的成就，不仅可满足国内需要，还可大量出口。近年来，我国在海洋生物研究中发现了多肽类、大环内酯类、萜类、聚醚类等多种具有生物活性的化合物，并从中找到了一批重要的抗癌、抗病毒活性物质。海洋药物具有广阔市场前景，将成为医药产业中新的增长点。

实践证明，传统天然药物是创新药物研究开发的重要源泉，而天然药物化学为新药开发提供了多样性的化学物质基础。目前，我国天然药物化学研究的步伐已经大大加快，研究水平也有很大的提高，加上我国有着极为丰富的天然药物资源及几千年中医药的临床用药经验，这必将为促进人类的健康事业、促进中药现代化作出更大的贡献。

二、天然药物化学的学科地位及其与其他学科的关系

天然药物化学研究内容早期以植物中有效成分的提取分离、理化性质和结构鉴定等为主。随着科技的进步，天然药物化学研究范畴在逐步扩大，已经发展成在生物活性监测指导下的提取分离和纯化、结构鉴定、结构修饰、半合成和全合成、生物合成、生物转化、化学生物学等。由于研究领域涉及植物学、生物化学、微生物学、药理学、药物分析学等多种学科，故在学科发展中往往协同应用其他学科技术为天然药物研究提供助力。

如药物化学、有机化学的结构理论、反应机制、合成方法等为天然药物化学成分的结构修饰提供了理论依据；物理化学、分析化学、结构化学、计算化学为表征天然药物化学成分的结

构，分析天然药物的理化性质和进行分子设计提供了重要手段；药理学、毒理学和药物代谢动力学等为评价天然药物的活性、毒副作用和在体内的过程提供了动物模型、实验方法和数据，可以推断天然药物作用的化学本质和作用机制；分子药理学、分子生物学及基因组学、蛋白质组学等为揭示生命本质、明确药物作用靶点、设计新药提供了生物学基础（表6-1）。

表6-1 天然药物化学的相关学科

学科大类	学科
化学类	有机化学、无机化学、物理化学、分析化学、结构化学、计算化学、量子化学等
药学类	药物化学、生药学、药用植物学、药剂学、药理学、毒理学、药物代谢动力学等
其他	食品化学、保健品研究、计算机科学、信息科学、化学信息学、生物信息学等

从学科发展来看，天然药物化学的发展与相关学科的发展相辅相成，多学科之间相互渗透，相互交叉：一方面，不同的学科发展促进了天然药物化学发展的不同阶段；另一方面，天然药物化学的发展促进了相关学科的进一步发展。总之，天然药物化学将为人类的健康与发展继续作出更大的贡献。

第三节 天然药物化学的研究内容

天然药物化学的研究内容包括各天然药物的化学成分（主要是生理活性成分或药效成分）的结构特点、物理化学性质、提取分离方法，以及主要类型化学成分的结构鉴定等。此外，还涉及主要类型化学成分的生物合成途径等内容。

一、天然药物化学成分分类

（一）糖类化合物和苷类化合物

1. 糖类化合物 糖类（saccharides）多由C、H、O元素组成，又称"碳水化合物"，是植物光合作用的初生代谢产物。糖类在天然产物中分布十分广泛，是植物干重中含量最多的化合物，占80%~90%。糖类主要分为单糖类、低聚糖类、多聚糖类。其中，单糖（如葡萄糖和果糖）是最基本的糖类形式，低聚糖和多聚糖由单糖通过脱水缩合反应连接而成。

低聚糖是由2~9个单糖结合而成的直链或直链糖，常见有二糖、三糖、四糖等，它们在自然界中广泛存在。低聚糖可以分为多种类型，其中母乳低聚糖、低聚木糖和壳聚糖的研究和应用较为广泛。例如，低聚麦芽糖具有易消化、低甜度和低渗透特性，能够延长供能时间，增强肌体耐力和抗疲劳功能；异麦芽低聚糖则被称为"双歧因子"，对促进肠道健康有益。

另外，多聚糖是由10个以上糖单元组成的糖。按单糖的组成，可将多糖分成均多糖（polysaccharide）和杂多糖（heteropolysaccharide）。其中，由同种单糖组成的多糖称为均多糖，如淀粉或纤维素、果聚糖；由两种以上的单糖组成的多糖称为杂多糖，如葡萄甘露聚糖、半乳甘露聚糖等。天然药物中的多糖具有较强的生物活性，也是有效成分，如人参多糖具有抗肿瘤、抗突变作用，茶叶多糖具有抗凝血、抗血栓和调血脂作用，女贞子多糖具有免疫调节作用等。多聚糖在生物体中承担着多样的生物学功能。糖类成分在天然药物的鉴定和质量控制中也起着重要的作用。通过分析天然药物中的糖类成分，可以确定药物的来源、纯度和质量，例如，通过分析人参中的糖类成分，可以确定其产地和生长年限。

2. 苷类化合物 苷类（glycosides）又称配糖体，为糖或糖的衍生物与另一非糖物质通过糖的半缩醛或半缩酮羟基脱水形成的一类化合物，非糖部分称为苷元或配基。苷类数目十分庞大，苷的共性是糖部分，苷元部分几乎包罗了各种类型的天然成分。苷元与糖成苷后，挥发性降低，水溶性增大，生物活性或毒性降低或消失，常作为天然药物中有效成分的前体。根据苷键原子不同，苷类可分为氧苷、硫苷、氮苷和碳苷。

（二）苯丙素类化合物

苯丙素类（phenylpropanoids）化合物是天然存在的一类苯环与三个直链碳连接（C_6-C_3基团）构成的化合物，且多数含有苯酚结构，属于酚类物质。分为苯丙酸类化合物（简单苯丙素类）、香豆素（coumarin）类化合物、木脂素（lignans）类化合物。

1. 苯丙酸类化合物 此类化合物广泛存在于植物中，其基本结构由1个苯环与3个直链碳原子连接构成，并通常含有苯酚结构，属于酚类物质，大多具有一定的水溶性。常见的苯丙酸成分有桂皮酸（cinnamic acid）、咖啡酸（caffeic acid）、阿魏酸（ferulic acid）等。苯丙酸类化合物是很多中草药中的有效成分，如绿原酸存在于茵陈、金银花等常用中药中，具有抗菌、利胆等作用。

2. 香豆素类化合物 此类化合物是邻羟基桂皮酸内酯类成分的总称，都具有苯骈α-吡喃酮母核的基本骨架，广泛分布于高等植物的根、茎、叶、花、果实、皮等各部位。根据其结构类型还分成简单香豆素类、吡喃香豆素类和其他香豆素类。多数香豆素能够形成淡黄色或者无色结晶，具有香味，难溶或不溶于水，易溶于甲醇、乙醚等有机试剂。另外，香豆素类化合物具有较强的抗病毒、抗肿瘤、抗骨质疏松和抗凝血等生物活性，例如，7-羟基香豆素通过降低细胞周期蛋白D1（cyclin D1）的表达抑制癌细胞的增殖，起到抗肿瘤作用。

3. 木脂素类化合物 此类化合物是指具有苯丙烷骨架的2个结构通过β,β'-碳或8,8'-碳相连而成的一类天然产物。组成木脂素的单体主要有4种：肉桂醇、桂皮酸、丙烯基酚和烯丙基酚。木脂素类化合物具有抗肿瘤、肝保护和抗氧化等生物活性，最引人注目的是鬼臼毒素的抗肿瘤作用。

（三）醌类化合物

醌类化合物是自然界中广泛分布的一类化合物，是指分子内具有不饱和环二酮结构或容易转变成这样结构的天然有机化合物，存在于各种植物以及真菌、细菌和动物中。天然醌类化合物主要分为苯醌、萘醌、菲醌和蒽醌。其中，苯醌包括邻苯醌和对苯醌两种异构体。

醌类化合物在唇形科植物丹参、紫草科植物紫草、豆科植物决明子等中存在。天然醌类化合物的颜色与母核上的酚羟基的数目有关，苯醌和萘醌多以游离态存在，较易结晶，而蒽醌化合物以糖苷形式存在难以结晶。另外，醌类具有泻下、抗菌、抗病毒、抗炎、抗氧化、抗肿瘤等作用。其中，大黄素（emodin）能够抑制单纯疱疹病毒的复制，有明显的灭活作用。

（四）黄酮类化合物

黄酮类化合物广泛存在于高等植物和蕨类植物中。黄酮类化合物的母核为2-苯基色原酮（2-phenyl-chromone）类化合物，泛指两个苯环通过三个碳原子相互连接而成的一系列化合物，即C_6-C_3-C_6结构。

主要的天然黄酮类化合物根据结构可以分成黄酮类（flavones）、黄酮醇类（flavonols）、二氢黄酮类（flavanones）、二氢黄酮醇类（flavanonols）、异黄酮类（isoflavones）、查耳酮类（chalcones）、二氢查耳酮类（dihydrochalcones）、黄烷醇类（flavanols）、花青素类（anthocyanidins）、𠮿酮类（xanthones）、高异黄酮类（homoisoflavones）和双黄酮类（biflavonoids）。黄酮类化合物多为结晶性固体，由于结构类型、取代基存在状态的不同，溶解度有很大差异。

黄酮化合物在植物体内大部分以与糖结合成苷类形式存在，也有些以游离形式存在，而且生理活性多种多样。例如，槲皮素等黄酮类化合物对由二磷酸腺苷（adenosine diphosphate，ADP）、胶原或凝血酶引起的血小板聚集及血栓形成有抑制作用；（+）-儿茶素近来在欧洲被用作抗肝毒性药物；另外，木犀草素、黄芩素等均有一定程度的抗菌作用，染料木素、大豆素等异黄酮均有雌激素样作用。

（五）萜类化合物和挥发油类化合物

1. 萜类化合物 此类化合物是分布广泛、骨架庞杂且具有广泛生物活性的一类重要成分，在天然产物中数量最多。由异戊二烯衍生，并且分子式符合$(C_5H_8)_n$通式的衍生物称为萜类化合物。这类化合物在藻类、菌类、地衣类、苔藓类、蕨类、裸子植物及被子植物中均有存在。根据结构类型，分成单萜、倍半萜、二萜、二倍半萜、三萜、四萜、多聚萜。其中，单萜和倍半萜是构成植物中挥发油的主要成分，也是香料和医药工业的重要原料。单萜和倍半萜多为具有香气的油状液体，也是挥发油的主要组成成分之一。二萜和二倍半萜多为结晶性固体，多具有苦味，易溶于醇及脂溶性有机溶剂，难溶于水。

2. 挥发油类化合物 挥发油，也称精油，是一类具有芳香气味的油状性液体的总称，在常温下能挥发，可以通过水蒸气蒸馏提取，与水不相混溶，并且显示出多方面的生物活性。它们是混合物，常温下多为无色或淡黄色透明液体，少数具有其他颜色。挥发油主要存在于种子植物，尤其是芳香植物中，如薄荷、菊、蒿、小茴香等。构成挥发油的成分类型大体可分为萜类化合物、芳香族化合物、脂肪族化合物及其他类化合物。这类化合物多具有祛痰、止咳、平喘、祛风、健胃、抗菌、消炎等作用。

（六）三萜类化合物及其苷类

多数三萜是由30个碳原子组成的萜类化合物，有的以游离形式存在，有的与糖结合成苷的形式存在，广泛存在于菌类、蕨类、单子叶、双子叶植物中。三萜苷类化合物多数可溶于水，水溶液振摇后产生类似肥皂水溶液样泡沫，被称为三萜皂苷（triterpenoid saponin），由三萜皂苷元和糖组成，可分为单糖链苷（monodemosides）、双糖链苷（bisdemosides）、三糖链苷（tridesmosides）。其中，自然界存在较多的四环三萜有达玛烷型、羊毛脂烷型、环阿屯烷型、甘遂烷型、葫芦烷型和楝烷型三萜。

三萜类化合物多有较好结晶，能溶于石油醚、三氯甲烷、乙醚等有机试剂，不溶于水，而皂苷大多为白色无定型粉末，可溶于水，易溶于热水、热甲醇、烯醇、热乙醇。其中，皂苷具有降低水溶液表面张力的作用，可作为清洁剂、乳化剂。三萜及其苷类具有溶血、抗癌、抗炎、抗菌、抗生育等活性。例如，柴胡皂苷具有中枢抑制、抗炎及降低血浆胆固醇和甘油三酯作用；七叶皂苷具有抗渗出、抗炎、抗淤血作用；甘草皂苷则有助于防治肝硬化、抗动脉粥样硬化、抗溃疡等作用。

（七）甾体类化合物及其苷类

甾体类化合物具有氧化程度不同的1,2-环戊烷并全氢菲的母核，包括三个六元环和一个五元环。常见的甾体类化合物包括胆固醇、雄激素、雌激素、皮质激素等。这些化合物在植物体内可能以游离态存在，也可能与糖结合形成苷或酯。根据侧链不同，天然甾体类化合物又分为若干类型，主要有植物甾醇类（phytosterols）、C_{21}甾类（C_{21}-steroids）、强心苷类（cardiac glycosides）、甾体皂苷类（steroidal saponins）、胆酸类（cholic acids）、昆虫变态激素类（ecdysones）。其中，强心苷是存在于植物中具有强心作用的甾体类化合物，常见的有地高辛（digoxin）、毛地黄毒苷（digitoxin）等。甾体皂苷主要分布在薯蓣科、百合科、龙舌兰科等植物中，可预防和治疗心脑血管疾病、抗肿瘤、降血糖和免疫调节的作用，如地奥心血康胶囊为黄山药的根茎提取物，含有8种甾体皂苷，对改善心绞痛发作疗效显著。

(八)生物碱

生物碱是一组主要含有碱性氮原子的天然化合物,由细菌、真菌、植物和动物等多种生物产生,迄今已从自然界分出 10 000 多种生物碱。例如,麻黄、金鸡纳、番木鳖、汉防己等均主要含有生物碱成分。常见的生物碱有尼古丁、咖啡因、小檗碱等。由于其结构的特殊性,生物碱往往具有光学活性。根据结构类型,生物碱分成有机胺生物碱(organic amine alkaloid)、吡咯烷生物碱(pyrrolidine alkaloid)、吡咯里西啶生物碱(pyrrolizidine alkaloid)、托品烷类生物碱(tropine alkaloid)、哌啶生物碱(piperidine alkaloid)、吲哚联啶生物碱(indolizidine alkaloid)、喹诺里西啶生物碱(quinolizidine alkaloid)、喹啉生物碱(quinoline alkaloid)、吖啶酮生物碱(acridone alkaloid)、四氢异喹啉生物碱(tetrahydroisoquinoline alkaloid)、苄基四氢异喹啉生物碱(benzyl tetrahydroisoquinoline alkaloid)、苯乙基四氢异喹啉生物碱(phenethyl tetrahydroisoquinoline alkaloid)、吐根碱生物碱(emetine alkaloid)、吲哚生物碱(indole alkaloid)、萜类生物碱(terpenoid alkaloid)、甾体生物碱(steroid alkaloid)。大多数生物碱难溶于水,但可以溶于其他有机溶剂。

生物碱具有显著的生理活性,是许多中草药的重要有效成分,对于药物研发具有重要意义。例如,黄连中的小檗碱具有抗菌、消炎和降血脂作用,长春花中的长春新碱、喜树中的喜树碱具有抗肿瘤作用。

(九)海洋天然药物

海洋天然药物是指由来源于海洋生物的天然产物所开发的药物。从海洋生物中分离得到大量结构独特的化合物,已达 30 000 种以上,并表现出各种各样的生物学活性。海洋药物大多来源于藻类、海绵、腔肠动物、软体动物、被囊动物、棘皮动物、海洋苔藓动物、海洋微生物。

按化学结构分类主要有大环内酯类、聚醚类、肽类、生物碱类、C_{15} 乙酸原类、前列腺素类似物、甾体及其苷类、萜类、多糖类等。其中,大环内酯类化合物是海洋生物中具有显著抗肿瘤活性的化合物;聚醚类化合物是海洋生物中一类特有的毒性成分,有望在研制新型心血管药物和抗肿瘤药物中发挥作用。海洋天然产物大多具有抗肿瘤、抗病毒、抗菌等生物活性,对中枢神经系统和心脑血管系统也有干预作用。例如,阿糖腺苷(vidarabine)是第一个来源于海洋核苷的抗病毒药物;麝香蛸素(eledosin)是迄今降压效果最强的化合物,其降压作用比硝酸甘油强数千倍。

(十)微生物代谢产物

微生物包括细菌、放线菌、真菌、衣原体、立克次体、支原体及病毒等。微生物药物有两类:一是基于微生物整体或部分实体的药物,如疫苗、抗生素等;二是来源于微生物代谢产物的药物。目前,已有近 5 万种微生物来源的天然产物被发现,其中有 1 万余种有较好的生物活性。微生物种类繁多,遍布地球表面,其代谢产物的化学结构多样。根据结构类型,微生物次生代谢产物可分成聚酮类化合物、肽类化合物、生物碱类化合物、萜类化合物、甾体化合物、单苯环衍生物、核苷类化合物。微生物次生代谢产物具有抗菌、抗病毒、抗肿瘤作用,以及对心血管疾病具有良好的治疗效果。

二、天然药物化学提取方法

对于天然药物化学成分的提取方法主要有溶剂提取法、水蒸气蒸馏法、升华法等。

(一)溶剂提取法

根据相似相溶的原理,选用对活性成分溶解度大、对不需要溶出成分溶解度小的溶剂,将有效成分从药材组织内溶解出来的方法称为溶剂提取法。常用的无机溶剂有水、稀酸、稀碱；有机溶剂有乙醇、乙醚、三氯甲烷、丙酮、石油醚等。各种有效成分在溶剂中的溶解度不同，常见溶剂的极性由弱至强的顺序如下：

石油醚＜二硫化碳＜四氯化碳＜苯＜二氯甲烷＜三氯乙烯＜乙醚＜三氯甲烷＜乙酸乙酯＜丙酮＜吡啶＜乙酸＜乙醇＜甲醇＜乙腈＜水

溶剂提取常用方法包括煎煮法、浸渍法、渗漉法、回流提取法、连续回流提取法、超声提取法、超临界流体萃取法、微波提取法、离子液体提取法。实际提取时，应该根据被提取物的性质和实验条件选择合适的提取方法。

（二）水蒸气蒸馏法

水蒸气蒸馏法是分离纯化液体有机化合物的重要方法之一。它是将水蒸气通入含有不溶或微溶于水但有一定挥发性的有机物的混合物中，并使之加热沸腾，使待提纯的有机物在低于100 ℃的情况下随水蒸气一起被蒸馏出来，从而达到分离提纯的目的。一般将水蒸气蒸馏法分为3种形式：水中蒸馏、水上蒸馏和水蒸气蒸馏。本法主要用于挥发油提取。

（三）升华法

升华是利用固体混合物的蒸气压或挥发度不同，利用产物蒸气压高、杂质蒸气压低的特点，将不纯净的固体化合物在熔点温度以下加热，产物通过直接升华，遇冷凝华化，以达到分离固体混合物的目的，如提取茶叶中的咖啡因等。

三、天然药物化学成分的分离纯化方法

分离与纯化无很大区别，采用的方法基本相同。中药材经上述方法提取后得到的仍为混合物，仍需进一步地分离纯化。

（一）根据物质溶解度差别进行分离

天然产物的分离大多数都在溶液中进行。一是利用温度的不同导致溶解度的变化而分离有效成分，如重结晶及结晶等操作；二是在溶液中加入另一种溶剂以改变混合溶剂的极性，使部分物质析出沉淀，实现分离；三是对酸性、碱性或者两性有机化合物而言，通过加入酸或碱以调节溶液的pH，改变分子的存在形式，实现分离；四是通过加入某种沉淀试剂，使酸性或碱性化合物生成不溶于水的盐类等而沉淀析出。

（二）根据物质在两相溶剂中的分配比不同进行分离

物质在两相溶剂的分离主要有液-液萃取、纸色谱、逆流分溶（counter current distribution，CCD）、液滴逆流色谱（droplet counter current chromatography，DCCC）、高速逆流色谱（high-speed countercurrent chromatography，HSCCC）、气液分配色谱（gas chromatography，GC或gas-liquid chromatography，GLC）及液-液分配色谱（liquid chromatography，LC或liquid-liquid chromatography，LLC）。其中，逆流分溶法是一种多次、连续的液-液萃取分离过程。液-液分配柱色谱是将两相溶剂中的一相涂覆在硅胶等多孔载体上作为固定相，填充在色谱管中，然后加入与固定相不相混溶的另一相溶剂冲洗色谱柱。DCCC和HSCCC已广泛用于皂苷、生物碱、酸性化合物、蛋白质、糖类等的分离。

（三）根据物质的吸附性差别进行分离

吸附现象在天然药物化学中应用十分广泛，多以固-液吸附进行分离，并且分为物理吸附、化学吸附、半化学吸附。

物理吸附的强弱以及先后顺序一般遵循"相似者易于吸附"的经验规律。硅胶、氧化铝均为极性吸附剂，其中，极性强弱是支配物理吸附过程的主要因素。

吸附色谱法中硅胶、氧化铝柱色谱在实际中应用最广泛，对所需要分离的样品可以进行湿法上样或者干法上样。用于洗脱的溶剂极性应逐步增加，常用的混合溶剂组合为苯-乙醚、石油醚-乙酸乙酯、环己烷-乙酸乙酯、石油醚-丙酮、三氯甲烷-乙醚、三氯甲烷-乙酸乙酯、三氯甲烷-甲醇、甲醇-水。酸性物质宜用硅胶柱色谱，碱性物质宜用氧化铝柱色谱。另外，大孔吸附树脂广泛应用于天然化合物的分离和富集，如生物碱的精制、苷与糖的分离等。聚酰胺吸附色谱法适用于分离酚类、醌类、黄酮类化合物。

（四）根据物质分子大小差别进行分离

天然有机化合物分子大小各异，相对分子质量从几十到几百万不等。常用的分离方法有透析法、凝胶过滤法、超滤法、超速离心法等。其中，前两种方法利用的是膜孔或分子筛滤过；超滤法是利用分子大小不同引起的扩散速度的差别；超速离心法则是利用溶质在超速离心作用下具有不同的沉降性或浮游性。以上方法主要用于水溶性大分子化合物，如多糖、蛋白质等。

（五）根据物质离解程度不同进行分离

天然有机化合物中，具有酸性、碱性及两性基团的分子，在水中通常呈离解状态。因此，可用离子交换法或电泳技术进行分离。

离子交换法是一种利用离子交换剂吸附和置换溶液中特定离子的化学分离过程，以离子交换树脂为固定相，用水或含水溶剂装柱。当流动相流过交换柱时，溶液中的中性分子及不与树脂的交换基团发生交换的化合物将从柱底流出，而可交换的离子则与树脂上的交换基团进行离子交换并吸附到柱上；随后，改变条件，用适当溶剂将离子从柱上洗脱下来，即可实现物质分离。此方法可对天然药物水提物中的酸、碱、两性化合物进行分离。

（六）分子蒸馏

分子蒸馏的分离作用是利用不同物质分子的平均自由程差异实现分离。相比于常规蒸馏技术，分子蒸馏操作温度低，蒸馏压强低，受热时间短，分离程度高。主要应用于高纯物质的分离，尤其适用于热敏性、易氧化的物质。

四、天然药物化学成分结构鉴定

天然药物化学成分结构鉴定是对天然药物中化学成分进行深入研究的关键步骤，旨在揭示这些化学成分的确切结构，从而进一步理解其药理作用、生物活性及潜在的临床应用。这一鉴定过程涉及多个环节，包括紫外-可见吸收光谱、红外光谱、核磁共振谱、质谱、旋光光谱、圆二色谱和单晶X射线衍射等。

（一）紫外光谱

紫外光谱（ultraviolet spectrum，UVS）的测定范围通常在200~800 nm波长范围的紫外可见光区。

UVS测定化合物结构的原理主要基于分子中电子在光照射下由基态跃迁到激发态而产生紫外吸收。其中，电子的$\pi \rightarrow \pi^*$跃迁以及$n \rightarrow \pi^*$跃迁可通过吸收紫外光和可见光引起，其吸收光谱出现在200~800 nm波长区域。分子中含有共轭双键、发色团，以及具有与共轭体系相连的助色团的化合物在UV中产生的吸收，即由相应的$\pi \rightarrow \pi^*$和$n \rightarrow \pi^*$跃迁所引起。其他饱和碳氢化合物，因$\delta \rightarrow \delta^*$跃迁所需能量已超出通常UV的测定范围，因而在上述区域不出现吸收。即使分子中含有杂原子（如N、S等）时，虽有$n \rightarrow \delta^*$跃迁，吸收峰也仅出现在200~210 nm波长附近，表现为末端吸收。

在天然化合物结构测定中，UVS对于分子中是否含有不饱和键，尤其是含有共轭双键、α,β-不饱和羰基（醛、酮、酸、酯）结构的化合物及芳香化合物的结构鉴定，是一种重要的检测手段。通常可用于推断化合物的骨架类型，在某些情况下还可用于推断化合物的精细结构，如香豆素类、黄酮类等化合物。

（二）红外光谱

红外光谱（infrared spectrum，IR）的测定范围通常在 4 000～400 cm^{-1} 波数范围的红外光区。应用 IR 测定化合物结构的原理，主要基于分子中价键可因红外光照射产生伸缩振动和弯曲振动而产生红外吸收。在红外光谱测定范围内，通常将 4 000～1 333 cm^{-1} 区域称为特征区或官能团区（fumctional region），化合物的许多特征官能团，如羟基、氨基、不饱和基团（C=C，C≡C，C=O，N=O）、芳环等吸收均出现在该区域内。将 1 333～400 cm^{-1} 区域称为指纹区（finger print region），是由于化合物中许多因原子或原子团间的键角变化所引起的吸收，形状十分复杂，犹如指纹。由特征区可进行官能团的识别，而由指纹区则可对特征区提示的官能团进行佐证，同时可依据化合物指纹区进行真伪鉴别。

IR 在天然化合物结构鉴定中的应用，具有快速可靠、操作简便、样品用量少和不破坏样品等优点。IR 较为广泛地应用于已知成分的鉴定，由于各种不同的化合物都有特定的 IR，而可以通过与对照品在同等条件下测定并比较其 IR 的方法进行鉴别。在未知成分的鉴定中，IR 能够提供化合物的重要信息，包括特征官能团存在与否、化合物类型等。在某些情况下，IR 也能提供未知化合物中较细微的结构信息，如顺反式构型、芳环上的取代情况等。

（三）核磁共振波谱

核磁共振波谱（nuclear magnetic resonance spectroscopy，NMR）是基于氢原子核在磁场中的行为测定有机物结构的无损检测技术。在强磁场中，氢原子核会发生能级分裂，当外加射频场与能级差相等时，氢原子核会发生能级跃迁并产生核磁共振信号。通过测量这些信号的频率和强度，可以得到核磁共振氢谱图。核磁共振氢谱图上的每个峰代表一个氢原子环境，其位置和强度与氢原子的化学环境和数量有关。^{1}H-NMR 中氢同位素中，^{1}H 的丰度比最大，信号灵敏度高，故 ^{1}H-NMR 测定比较容易，为结构研究提供了化学位移、谱线积分面积（氢的数目）以及偶合常数 J（峰裂分情况）等信息。

碳原子周围价电子数目较多、电子云密度变化范围较大，因此，核磁共振碳谱的化学位移范围也较广，各种不同碳共振信号的化学位移范围为 0～250×10^{-6}，比质子要大得多，信号分辨率很高。所以，在决定天然化合物结构时，与 ^{1}H-NMR 相比，^{13}C-NMR 无疑起着更为重要的作用。由于常规核磁共振碳谱中，^{13}C 与 ^{1}H 之间相隔一键、两键、三键均存在耦合现象且耦合常数很大，导致核磁共振碳谱出现复杂的、重叠的多重峰，难以解析。因此，可根据不同的目的和需要，在测量碳谱时应用多种技术以获得不同形式的谱图，有助于得到确定分子结构所需的丰富信息。

当一维核磁共振波谱图中信号过于复杂或者堆积挤在一起，导致难以分辨、解谱困难时，通过二维核磁共振技术（2D-NMR）则能更好地进行信号归属。目前，已发展了同核 J 分解谱、异核 J 分解谱、^{13}C-^{1}H 相关谱、远程 ^{13}C-^{1}H 相关谱、核欧沃豪斯效应谱（nuclear overhauser effect spectroscopy，NOESY）等多种二维核磁共振实验技术，且已广泛应用于天然药物化学成分的结构鉴定与解析。

（四）质谱法

质谱法（mass spectrometry，MS）就是把化合物分子用一定的方式裂解后生成的各种离子，按其质量大小排列而成的图谱。其基本原理是化合物在质谱仪中气化，气态分子受一定能量的冲击，失去电子或结合离子，形成离子状态，而后在稳定磁场中按质荷比（m/z）顺序进行分离，通过检测器记录的图谱。在质谱图中，主要可以观察到分子离子峰和碎片离子峰，每个峰代表一个质量数。一般将强度最高的峰定为基峰，用 M$^+$ 表示，分子离子峰的质荷比即为化合物的相对分子质量。分子离子同分子相比，仅差一个电子，而一个电子的质量相对于整个分子而言，可以忽略不计，故在质谱中分子离子的质荷比在数值上就是该化合物的相对分子质量。碎片离子是由分子离子经过裂解生成的化合物结构碎片，生成的碎片离子可能再次裂解，生成质量更小的碎片离子；且在裂解的同时也可能发生重排。所以，在化合物的质谱中，常常可以看到许多碎片离子峰。

MS 可以用于确定化合物的相对分子质量、分子式和分子结构，也可以用于化合物的定量分析和代谢产物的鉴定；还可以检测样品中的杂质和同位素分布，从而评估样品的纯度。这对于确保天然药物的安全性和有效性至关重要。另外，MS 可用于定量分析，即确定样品中特定化合物的浓度，这对于研究天然药物的药效学和药代动力学特性非常重要；还可用于高通量筛选，从大量的天然产物库中快速鉴定具有潜在药物活性的化合物。

（五）旋光光谱和圆二色谱

旋光光谱（optical rotatory dispersion，ORD）是研究物质对平面偏振光旋转能力随波长变化的一种光谱技术。当平面偏振光通过具有手性（即非对称）结构的化合物时，光的振动平面会发生旋转，这个旋转的角度（旋光度）与化合物的浓度、光程、波长以及化合物的立体结构有关。圆二色谱（circular dichrosim，CD）是研究物质对左旋和右旋圆偏振光吸收差异的一种光谱技术。当一束圆偏振光通过具有手性结构的化合物时，化合物对左旋和右旋圆偏振光的吸收会有所不同，这种差异就表现为 CD 信号。利用 ORD 和 CD 可以研究含有酮基、双键、不饱和酮、内酯、硝基及苯基类化合物的立体结构，在确定某些官能团在手性分子中的位置方面有独到之处，是其他光谱无法替代的。

天然药物中的许多成分具有光学活性，即它们能够旋转平面偏振光的振动方向。通过测定 ORD，可以确定这些成分的光学纯度，从而保证药物的质量和疗效。ORD 还可以用于研究天然药物中复杂分子的立体化学结构。通过对 ORD 的分析，可以揭示分子的空间构象、构象变化及分子间的相互作用等重要信息，为药物的作用机制研究提供依据。另外，CD 可以用于筛选具有生物活性的天然药物成分，以及鉴定已知活性成分的结构，还可以用于指导天然药物的结构优化与设计。

（六）单晶 X 射线衍射技术

单晶 X 射线衍射技术在化合物结构解析中是一种极其重要的工具。它能够通过分析晶体对 X 射线的衍射效应来精确测定分子立体结构参数，并准确确定化合物分子的相对构型和绝对构型，揭示固体化合物样品的晶型与分子排列规律，以及有机分子的异构体（如手性化合物）及其含量。该技术是确定手性药物分子构型、分子立体结构中的差向异构体的权威分析技术。同时，还能应用于生物大分子样品，如相对分子质量高达上万，甚至上百万的分子，完成其晶体结构的测定；也是目前唯一能够测定相对分子质量在 10 万以上化合物单晶样品的分析技术。在天然药物化学中，单晶 X 射线衍射技术被广泛应用于研究天然产物的三维结构、构象以及与生物大分子之间的相互作用。

拓展阅读　桑枝总生物碱片：中国首个原创降血糖天然药物

第四节　天然药物化学的应用发展

随着科技的更新迭代，天然药物化学与其他自然学科有更加深入的协同应用，尤其是新兴学科及技术的发展，推动天然药物化学迈向更加广阔的领域。近年来，基于 LC-MS/MS 和 NMR 技术进行天然生物活性分子的研究成为科研热点。在此过程中，形成以生物信息学、代谢组学、计算机科学等多学科技术手段的新策略和新方法。将合成生物学、人工智能、智能制造等学科技术，应用于天然药物化学的不同领域，使得药物分子的合成与发现更加便捷高效，这预示着天然药物化学研究的发展将向着更加深入的层次迈进。

一、应用合成生物学生产植物来源天然药物

由于大部分从植物来源的药用天然产物含量低、提取分离困难，且化学合成难度较大，易造成环境污染。将合成生物学技术应用于天然药物生产，利用微生物细胞工程生产天然药物，具有繁殖速度快、生长周期短等优势，规避了传统的植物提取分离技术复杂、化学合成生产效率低的问题，且微生物代谢产物易于提取分离，生产成本低，具有绿色合成及可持续生产的优点。

二、人工智能协助设计发现天然药物

人工智能及机器学习算法作为当今科技发展热点，也被应用于天然药物化学领域。新型药物的开发往往有着耗时耗力却易夭折于临床试验的风险，通过人工智能建立天然产物数据库，加速天然药物有机分子的数字化，构建神经网络架构开始被用于基因组挖掘和分子设计，人工智能的高效模拟预测大大节省了研究试错的成本。机器学习算法已在药物发现领域中得到广泛应用，机器学习算法可用于预测天然药物分子生物活性，以及与药物设计相关的特性，通过生成算法有助于解决新药物分子的设计问题，同时机器学习算法还被应用于预测疾病靶点的可药性、确定疾病的潜在靶点及药物分子设计等方面。

三、智能制造助力天然产物生产提取智能化

智能制造是将新一代信息通信技术与先进制造技术深度融合的新型生产方式。在天然药物的提取及原料药生产方面，智能制造理念的提出为天然药物生产升级提供创新的工业设计。生产设备的自动化控制简化了天然产物的生产流程，并提供更加高效的生产方案，天然药物提取设备向着自动化、连续化的方向不断革新，推动建立生产设备智能化，将减少药物研发投入的人力成本，从而实现绿色化生产和循环经济发展。智能仪器设备助力提取工艺技术创新，将提高天然药物提取效率，实现高效生产与制备。

四、数字化基因组高效批量化筛选活性天然产物

随着基因测序技术的飞速发展、分子生物学及遗传学等相关技术的成熟为新型天然产物的发现提供了新的研究思路与开发途径。数字化的基因组挖掘已经成为天然产物发现的重要组成部分。以高通量测序方法的发展和DNA的丰富数据为代表，基因组挖掘方法被应用于发现和表征天然产物。以生物活性为导向的基因簇高通量筛选大幅提升寻找潜力化合物的效率，为新药发现提供高效的试验方法。

综上所述，天然药物化学融合多种学科技术向着更加高效、智能、可持续的方向发展，通过与其他领域的整合和互动，将新兴现代化技术应用于天然药物研究推进天然药物化学发展。同时，在天然药物化学研究的过程中更加注重绿色化学及可持续发展，实现天然药物化学的长足发展。

第五节　天然药物化学的应用实例

一、生物碱类实例

黄连 *Coptis chinensis* Franch. 是毛茛科 Ranunculaceae Juss. 黄连属 *Coptis* Salisb. 多年生草本，分布于中国四川、贵州、湖南、湖北、陕西南部。黄连味苦、性寒，具有清热燥湿、泻火解毒等功效。

1. 化学成分　黄连中的有效成分主要是生物碱，已经分离出来的生物碱有小檗碱、巴马汀、黄连碱、甲基黄连碱、药根碱和木兰碱等（图6-1），其中以小檗碱含量最高（可达10%），以盐酸盐形式存在。

2. 药理作用　黄连中的生物碱类化合物在抗菌、抗病毒、抗胃溃疡、降糖、调血脂、抗肿瘤、神经保护以及抗心脑血管疾病等方面发挥着重要的作用。

3. 提取分离　目前，对黄连生物碱的提取工艺主要有稀酸盐析法、回流提取法、超声辅助提取法、微波辅助提取法及酶解提取法等。以下介绍利用稀酸盐析法提取黄连中的不同生物碱（图6-2）。

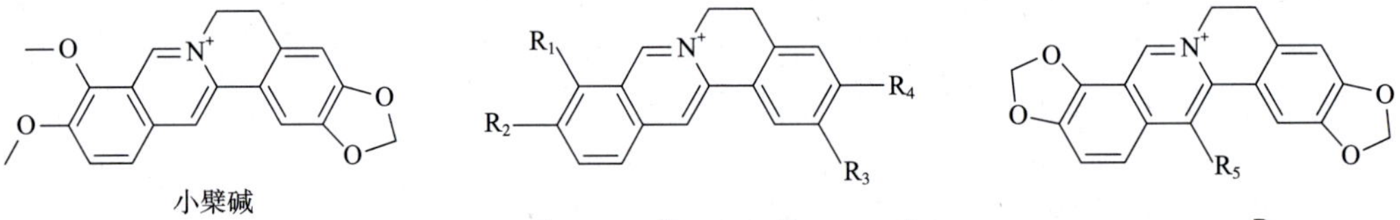

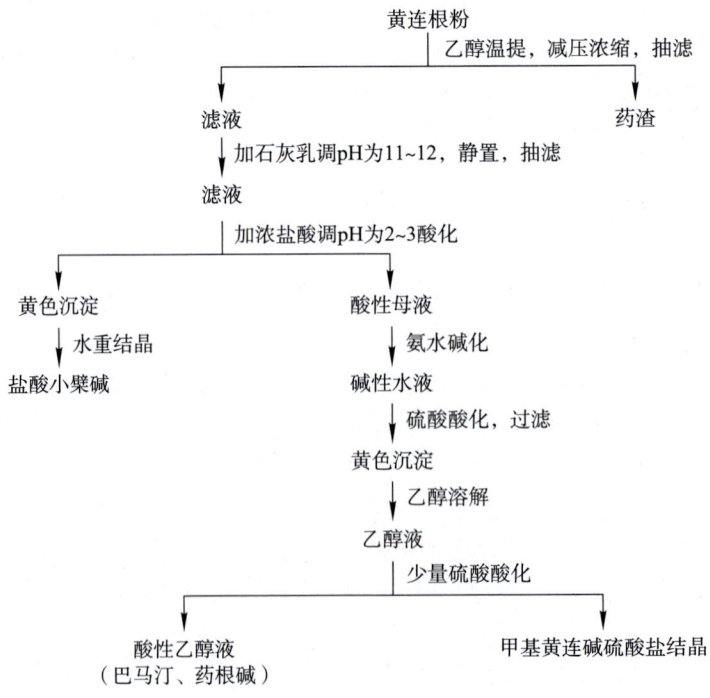

	R_1	R_2	R_3	R_4
巴马汀	—OCH_3	—OCH_3	—OCH_3	—OCH_3
药根碱	—OCH_3	—OCH_3	—OCH_3	—OH

	R_5
黄连碱	—H
甲基黄连碱	—CH_3

图 6-1　黄连中的生物碱类化合物

图 6-2　稀酸盐析法提取黄连中不同生物碱

二、蒽醌类实例

大黄 *Radix Rhei* Et *Rhizome* 为蓼科 Polygonaceae 大黄属 *Rheum* L. 植物掌叶大黄 *Rheum palmatum* L.、唐古特大黄 *Rheum tanguticum* Maxim. ex Balf. 或药用大黄 *Rheum officinale* Baill. 的根及根茎,分布于中国陕西、四川、湖北、贵州、云南等。大黄味苦、性寒,具有泻热通肠、凉血解毒、逐瘀通经等功效。

1. 化学成分　大黄中的有效成分主要是蒽醌类衍生物,总量为 2.8%～3.5%,包括大黄酸、大黄素、芦荟大黄素、大黄素甲醚及大黄酚等成分(图 6-3)。

2. 药理作用　大黄中的蒽醌类化合物具有抗菌、抗病毒、抗肿瘤、抗炎、保肝、通便利水、调血脂、减肥、保护心脑血管及抗衰老等作用。

3. 提取分离　大黄中蒽醌类成分一般采取梯度 pH 萃取法进行分离(图 6-4),该方法是利用羟基蒽醌类化合物酸性强弱不同这一性质来分离不同的蒽醌化合物。

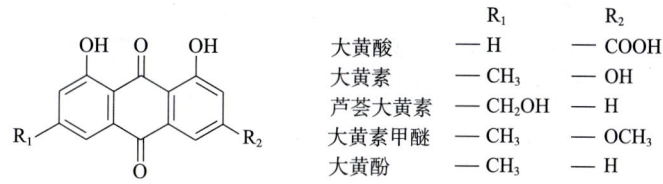

图 6-3　大黄中的蒽醌类化合物

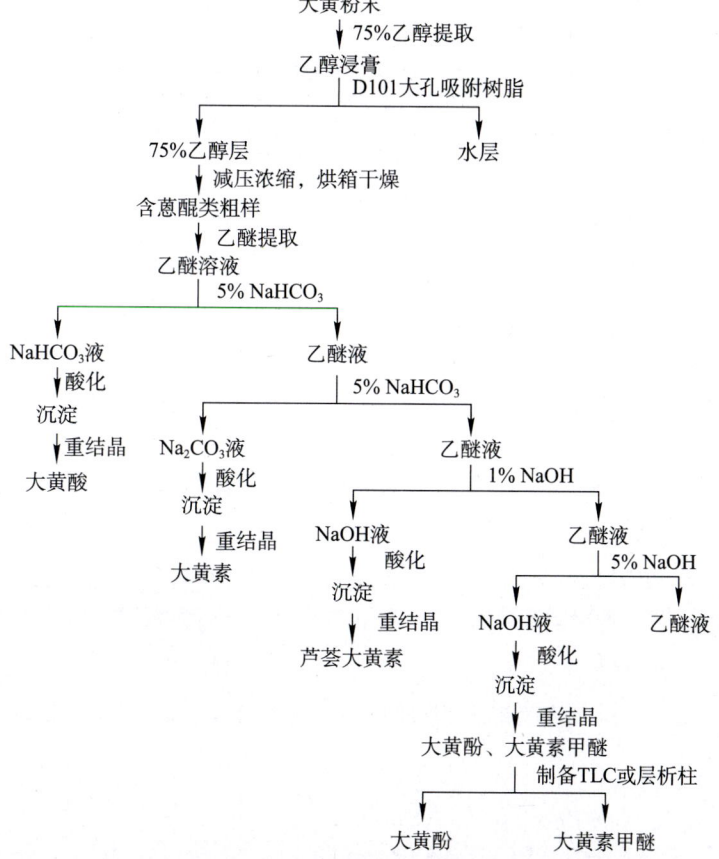

图 6-4　梯度 pH 萃取法提取分离大黄中蒽醌类化合物

三、黄酮类实例

黄芩 *Scutellaria baicalensis* Georgi 又名山茶根，为唇形科 Lamiaceae Martinov 黄芩属 *Scutellaria* L. 多年生草本植物，主要分布于我国黑龙江、陕西和山东等地。黄芩味苦，性寒，具有清热燥湿、泻火解毒、止血、安胎等功效。

1. 化学成分　黄芩中的有效成分主要是黄酮类化合物，包括黄芩苷、黄芩素、汉黄芩苷和汉黄芩素等（图 6–5），其中黄芩苷含量最高，占 11% ~ 20%。

2. 药理作用　黄芩中的黄酮类化合物具有抗肿瘤、抗菌、抗氧化、抗炎、抗变态、解痉及保护神经元等作用。

3. 提取分离　黄芩中黄酮类化合物的提取纯化方法有酸沉法、超滤法、大孔树脂吸附法、微波辅助提取法、超声提取法及酶提取法等。以下介绍利用水提酸沉法和柱层析法来分离黄芩中不同黄酮类化合物的流程（图 6–6）。

	R_1	R_2	R_3	R_4	R_5
黄芩素	—H	—OH	—OH	—H	—H
汉黄芩素	$—OCH_3$	—H	—OH	—H	—H
黄芩新苷	$—OCH_3$	$—OCH_3$	$—OCH_3$	$—OCH_3$	—OH
黄芩苷	—H	—OH	—OGlc	—H	—H
汉黄芩苷	$—OCH_3$	—H	—OGlc	—H	—H

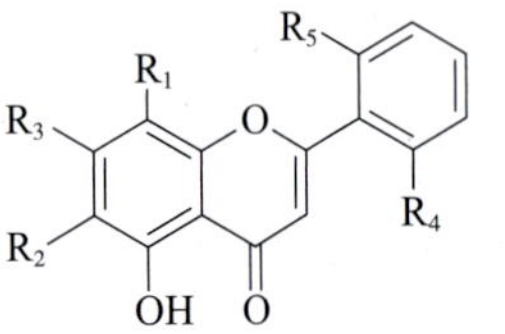

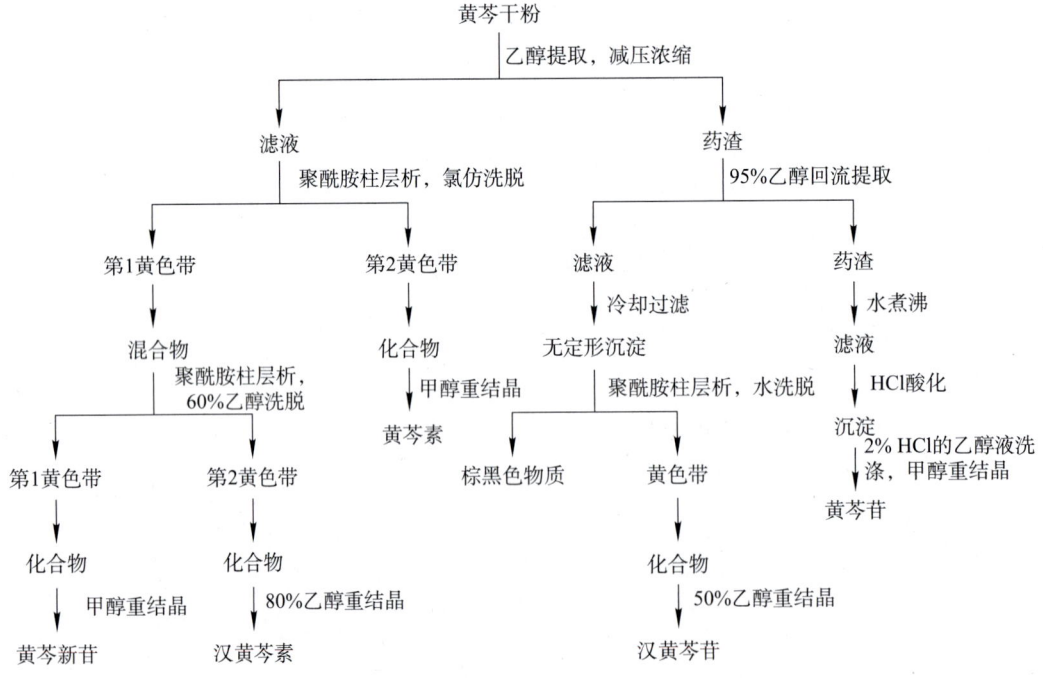

图 6–5　黄芩中的黄酮类化合物

图 6–6　水提酸沉法和柱层析法提取分离黄芩中黄酮类化合物

第六节　生药学概述

一、生药的定义与特点

（一）生药的定义

生药（crude drug）是指从天然来源（通常是植物、动物、微生物或矿物）中直接采集或提取的药用原料。常见生药可以是植物的各个部分（如根、茎、叶、花、果实、种子）、动物组织（如兽皮、兽骨、兽胆）、微生物（如发酵产物）等。这些原料通常没有经过深度的加工或精炼，而是保持了相对天然的状态。生药可能包含多种化学成分，包括活性成分、载体物质、杂质等。广义来说，生药包括一切来源于天然的中药、民族药、草药（民间药）等，以及提制化学药物的原料药材，兼有生货原药之意。

（二）生药的特点

基于其天然来源药用原料的特性，生药包括以下主要特点，在药物研究、开发和应用中具有独特挑战与优势。

1. 来源天然　生药来自自然界中的植物、动物或微生物等，通常是直接采集或提取而来，保持相对天然的状态。

2. 状态原始　与合成药物或深度加工药物不同，生药通常没有经过深度的加工或精炼，保留了相对原始的形态。

3. 用途传统　许多生药在传统医学中具有悠久的历史和广泛的应用。它们是古老医学体系的一部分，如中医、印度草药学等。

4. 多成分性　生药通常包含多种化学成分，包括活性成分、载体物质、杂质等。这种多成分性可能导致生药具有复杂的药理学或毒理学效应。

5. 变化性　生药的成分和含量可能会因生药生长环境、季节、采集时间等因素而有一定的变化，在药物研究和生产中必须对这些因素予以充分考虑。

6. 地域差异　由于生药来源天然，其分布和质量可能因不同地域而有所不同。因此，在全球范围内研究和使用生药时必须充分考虑地域差异。

7. 需要进一步加工　尽管生药是天然的药用原料，但在制备最终的药物时通常需要进行更多的处理步骤，例如，提取、纯化、结晶等，以获得更高纯度、稳定和可控的药物成品。

二、生药学的定义

生药学（pharmacognosy）是一门研究天然药物（包括植物、动物、微生物、矿物等）的科学领域。这一学科涉及对天然药物的来源、性质、成分、药理学效应，以及其在药物制备中应用的研究。

生药学的主要任务包括：①鉴定与识别。主要任务是对生药的品种、纯度、品质优良度等进行分析鉴定，以确定其来源及质量水平，这是生药学的首要任务之一。②资源调查与维护。生药资源的可持续发展是生药学研究的重中之重。为此，生药学需要研究各种生药资源的现状，一方面保护与发展濒危资源，另一方面寻找扩大新药源，从而满足人民用药需求。③质量控制。生药学研究还需要确保生药的质量符合国际和国家标准，以保证其在制备药物时的一致性和安全性。④中医药现代化发展。近年来，我国生药学研究的新的关键任务是促进中医药的现代化、国际化发展。要充分应用现代科学技术加强中药应用基础研究，解析中药疗效的物质基础，阐明中药理论的现代科学内涵。

三、生药学的起源与发展阶段

生药学的起源可以追溯到远古时期，其发展过程涉及了对天然药物的系统研究和应用。以下是生药学的起源和发展的 3 个关键时期。

（一）古代文明至中世纪

生药学的基础可以追溯到古代文明，特别是在中国古代文明。古代中国医学家通过对植物、动物和矿物的观察和实验，积累了丰富的中草药知识，通过《黄帝内经》等古籍传承下来，成为草药学和生药学的基础。伴随丝绸之路的开通，中草药的知识传播到阿拉伯世界及欧洲，期间相关贸易活动进一步推动了生药学的发展。

（二）文艺复兴至 19 世纪

文艺复兴时期，学者对古代文献的重新研究促进了生药学领域的快速发展，草药学和天然药物的研究逐渐融入现代科学的框架。在阿拉伯世界，对草药学和药物研究作出了显著的贡献。阿拉伯学者通过翻译古希腊和罗马的文献，将古代医学知识传入欧洲，生药学成为当时欧洲学者关注的重要领域之一。在中国，对中草药的研究和整理也进入新的发展高潮，《本草纲目》等中草药学经典应运而生。随着化学分析技术的发展，生药学逐渐从传统的植物学和草药学中分离，转而偏重化学和药理学的研究方向。药用植物的活性成分开始被分离和纯化，草药的质量标准和炮制方法也逐渐演变得更为系统和规范。

（三）20 世纪至今

生药学在 20 世纪得到进一步发展，现代科技的进步推动了对天然药物的深入研究。各种现代中药学研究机构和教育体系在世界各国陆续建立。药用植物的选种、嫁接、杂交及栽培技术的研究，有效提高了药材产量和质量；生药加工方法和储存条件的研究也极大提高了生药标准品质。在当代，生药学继续与高效的分析技术、分子生物学和生物技术等现代科技相结合，不断推动研究者更全面地了解天然药物的成分和作用机制，迎来了现代生药学迅猛发展的新时期。

四、生药学与天然药物化学的区别与联系

生药学和天然药物化学是两个紧密联系又有显著区别的领域，它们在药物研究和开发中发挥着不同的作用。

天然药物化学侧重于研究天然来源的化合物，如植物、微生物或动物提取物，并试图研究天然药物中化学成分及其应用。其主要目标是发现天然来源药用化合物，阐明其结构特点、理化性质，并对其进行结构鉴定及生物合成，以增强其治疗效果、减少副作用或提高药物的生物利用度。常用研究方法包括提取分离、结构鉴定和药物设计等技术，以便对天然产物进行进一步合成、改良或优化，为新药开发奠定基础。

生药学侧重于研究天然来源的药用原料，所关注的不仅是天然产物的活性成分，还包括植物、动物或微生物提取物的整体性质。其研究目标是对生药进行准确地识别和鉴定，调查、考证生药资源，规范生药质量标准，以及促进中医药的现代化和国际化。生药学涉及植物学、动物学、植物化学、本草学、药物分析学及药理学等学科的理论知识和研究方法，常用分离纯化、MS、NMR、DNA 分子遗传标记等分析鉴定技术，还包括药理学及生物合成领域相关技术。

总之，生药学与天然药物化学均与天然来源的药物有关，但研究重点和方法不同。天然药

物化学更注重对天然来源化合物的发现、结构修饰和合成，并改进其药理学性质；而生药学更注重对天然来源药用原料的研究，包括其来源、化学成分、产地产量、质量标准和规范化生产。加强在两个学科领域的合作，可以进一步推动天然产物的研究和开发，从而提高天然药物的疗效和安全性。

第七节　生药学的应用与发展

一、生药学的研究内容

随着生药学的逐步发展与完善，学科涉及多个方面的研究内容，主要包括以下 4 个方面。

（一）生药资源的识别与鉴定

生药种类繁多，产地来源复杂，加上各地用药历史、习惯等差异，导致生药的准确识别与鉴定非常困难。不同地区同名异物或同物异名情况非常常见，为生药资源的鉴别带来挑战。例如，川芎 *Ligusticum chuanxiong* Hort. 是主要用于活血化瘀、舒经止痛的常见草药材，但在有的地区，"川芎"一词也用来指代藁本（*Ligusticum sinense* Oliv.，或辽藁本 *Ligusticum jeholense* Nakai et Kitag.）。虽然藁本也具有活血化瘀功效，但与川芎在植物学上是不同的。川芎在不同地区或不同医书中，有时也被称为川芎草、川芎子等不同的俗名或学名。因此，在生药资源的识别鉴定中，了解地域差异和命名的多样性是十分重要的。此外，市面上还经常出现各种伪劣品，可能造成毒副作用，甚至威胁患者生命安全。因此，准确识别与鉴定生药资源是生药学的首要任务之一。

（二）生药资源的调查与考证

生药资源的调查和考证是一项综合性的工作，旨在全面了解和记录天然药物的来源、分布、特性和利用情况。包括对天然药物来源的植物学、动物学或微生物学的鉴定，明确其学名、属名、种名等分类学信息；确定天然药物的分布区域，包括植物的生长地、动物的分布区域、微生物的分离源等，以了解生药资源的地域性特点；考察天然药物来源的生态环境，包括土壤、气候、海拔等因素对药材生长的影响，有助于制订合理的资源管理和保护措施。此外，在生药资源的调查考证中，研究人员还要通过实地调查、统计学方法或遥感技术等手段，估算天然药物资源的数量和分布情况，如药用植物的种群数量、采收量等，并调查和记录人类对天然药物的开发和利用情况，对生药资源的利用状况进行评估，为合理的资源管理提供依据。在这些工作基础上，进一步完善生药资源相关法律法规并建立储备样本库。

20 世纪 50 年代、70 年代、80 年代，我国先后开展了 3 次大规模生药资源调查，基本摸清了我国生药资源的储量与分布，并于 2011—2020 年开展了第四次全国中药资源普查，对全国（不含港、澳、台）31 个省（自治区、直辖市）近 2 800 个县开展中药资源调查，获取了 200 多万条调查记录，汇总了 1.3 万多种中药资源的种类和分布等信息，其中有上千种为中国特有种。发现新物种 79 种，其中 60% 以上的物种具有潜在的药用价值。2020 年 1 月 2 日，《自然》（*Nature*）发表专题报道，详细介绍了在中国政府领导下的第四次全国中药资源普查取得的重要成果，以及其对促进中药资源可持续利用和国民经济发展的重要贡献。

（三）品质评价与质量标准制定

生药资源的品质评价与质量控制是确保药材质量、安全性和有效性的关键环节，涉及多个方面的研究内容，以保障药材在药物制备中的一致性和合规性。包括对多来源生药的形状（如外观特征、形态、颜色、气味等）、理化性质（如溶解度、密度、pH、含水量等）、微生物和重金属含量、农药残留和化学污染物等进行检测。同时，还需要测定生药的浸出物及活性成分的含量，如药效物质、挥发油、生物碱等。在此基础上，制定和完善药材的质量标准，确保其符合国家法规和行业规范。这些研究内容共同构成了对生药资源的全面质量评价和控制体系，为完善国家药典、颁布标准或申报新药的研究资料等提供生药及其制剂的质量依据，有助于保障天然药物的安全性、一致性和有效性。

（四）为规范化生产服务

为生药生产规范化提供服务是生药学研究中的重要方面，涉及从生药资源的获取、开发，到生产加工、质量控制等各个环节的规划和优化。涵盖从原料采集到最终制剂的生产全流程研究和优化，如药材种植与培植、采收与储存、生药提取与制备工艺等。同时，制定完善的质量控制体系，包括对原材料、半成品和成品的质量检验，以及生药生产活动对环境的影响评估，以确保生产的每个环节都符合质量标准。生药学研究还将推动生产过程和产品的标准化，助力生产企业获得相关认证，提高产品在市场上的竞争力。

二、生药学的应用

生药学在多个领域都有广泛的应用，除饮片生产、中药/中成药制备等传统领域，在药物开发与生产、保健品开发、食品工业、化妆品工业等方面均有广泛应用。

（一）药物开发与生产方面应用

生药学为药物发现提供了重要的基础。通过对植物、微生物等天然产物的研究，可以发现新的活性提取物或单体化合物，为创新药物的开发提供候选物质。此外，生药学研究的成果可以用于制备新的饮片、中成药或改进已有药物的制备方法，以提高药效、改善性质或减少生产成本。

（二）保健品开发方面应用

通过对天然产物的研究，可以从中提取具有抗氧化、抗菌、抗炎等功能的成分，用于保健品的活性成分添加，以提高其营养价值和功能性。例如，从草药中提取的多种生物活性物质被广泛应用于保健品制备。此外，生药学研究有助于了解药用植物的功能，为设计具有特定保健功能的保健品提供科学依据。

（三）其他方面

在食品工业中，一些天然产物的色素和香味成分常被用于食品工业，以提高食品的色泽和口感，如辣椒红素作为天然色素广泛应用。在化妆品工业中，一些植物提取物中的成分具有皮肤保健和美容效果，被广泛应用于化妆品中。例如，芦荟、绿茶等植物提取物在护肤品中的应用。在环境保护领域，一些植物被研究用于修复污染土壤或水体，例如，金合欢的树皮和树叶对铜、铅等金属有较强的吸附能力，可以用于金属离子污染土壤或水体的修复。此外，生药学的研究为农业提供了一些天然的抗病抗虫物质，用于改良农作物的抗病性和抗虫性。

总之，生药学的研究成果在日常生活中有广泛而重要的影响，不仅为医药领域提供了新的药物和治疗方案，同时也为其他产业和领域提供了丰富的资源。

三、生药学的发展趋势

随着现代科学技术的迅猛发展，尤其是仪器分析、分子生物学等领域最新技术的广泛应用，生药学面临一系列新的机遇和挑战。

（一）更准确的生药鉴定

随着分析化学领域的迅速发展，各种新式分析技术与方法不断涌现，如UV、IR、薄层色谱、高效液相色谱、MS、NMR、电泳技术、DNA分子标记技术等，为生药复杂体系的高效、准确分析提供了有力的手段。在上述技术基础上，多种分析技术联用合并复杂数据信息处理将在未来进一步推动更深层次的精准生药鉴定。

（二）更高效地挖掘生药药效物质基础

现代生药研究中，对生药中药效物质基础的科学解析是判断生药品质的关键。多种细胞及动物模型的应用、高通量药物筛选技术及多组学技术等将有力推动生药药效物质基础的系统挖掘。

（三）更全面地揭示生药品质影响因素

在对生药化学成分及药效物质基础的深入认识基础上，人们能够更为全面地研究探讨影响生药品质的各种因素。以主要药效物质含量为评价指标，对生药品种、嫁接、杂交以及环境条件、栽培技术和病虫害防治等方面进行全面研究与关联，最终指导生药种植资源维护、采收时期、加工方法等方面的研究，逐步揭示药材道地性的本质。

（四）更规范地制定生药质量标准

在生药品种化学组成及有效成分基本清晰的前提下，将传统研究方法与大数据、人工智能等最新技术结合，对多源数据进行信息整合，进一步在多环节、多指标上规范生药质量标准，为中药的国际化推广奠定基础。

（五）微生物和海洋生物资源等新型药物途径的探索

利用现代科技手段，对微生物和深海等特殊环境中的生物资源进行更深入的研究，有望发现更多具有药用潜力的天然产物。

（六）生物制造技术的推动

利用生物制造技术，通过工程微生物和真核细胞等生物工厂，生产更复杂、高效、可控的药物，提高生药制剂的规模和效率。同时，为应对环境保护的要求，生药学将更加关注绿色合成和环境友好型的药物生产方法，以减少对环境的负面影响。

上述发展趋势共同构成了生药学未来的发展方向，将推动生药学研究与应用生产进入一个更加先进、高效和可持续的阶段。

拓展阅读 中药药效物质多模态辨识方法前沿技术

四、生药学的研究实例

以下为生药学领域的代表性研究实例。

实例1：复方丹参滴丸相关研究

1992年，闫希军和吴乃峰夫妇结合中医理论指导和现代药剂学知识，以丹参、三七、冰片为主方研制出复方丹参滴丸，于1993年获得国家医药管理局批准用于治疗冠心病、心绞痛，临床疗效显著。1997年复方丹参滴丸通过美国FDA-IND申请，其指纹图谱应用示范研究、质量标准研究等陆续被列为国家十五、十一五、十二五、十三五、国家863、973、国家重大新药创制科技重大专项等研究项目。目前，复方丹参滴丸在全球26个国家销售，并在美国完成美国FDA Ⅲa期临床研究，正式启动Ⅲb期临床研究。复方丹参滴丸的研制历程是生药创新研制与中药迈向国际化进程的典范。

实例2：肉苁蓉全产业链打造

肉苁蓉是一种常用补益中药，具有补肾阳、益精血、润肠通便的功效，在《神农本草经》中被列为上品，药用价值极高。但由于其寄生特性，自然繁殖能力弱，加上生态环境恶化和过度采挖，野生资源濒临枯竭。北京大学药学院屠鹏飞教授团队提出了肉苁蓉生态产业十年规划，计划在 2026 年打造肉苁蓉大健康产业。屠教授团队明确了肉苁蓉的种类、分布和产量，建立了全成分分析方法和质量标准体系，确定了荒漠肉苁蓉和管花肉苁蓉的不同药效，并推动管花肉苁蓉作为肉苁蓉的基原植物被收入 2005 年版《中国药典》。针对其寄生特性，该团队研究了肉苁蓉栽培技术，发现了新的高产寄主四翅滨藜，推广肉苁蓉在我国西部沙漠的大规模种植，极大地增加了产量和销售额。肉苁蓉全产业链的构建解决了药源问题，改善生态，促进农牧民致富，打造了濒危药用植物产业链开发的新模式。

（郑俊霞　赵璐）

数字资源详见　新形态教材网

学习目标　　导学视频　　教学课件　　拓展阅读
思政元素　　思考题　　　测试题　　　参考文献

第七章 生物技术制药

编者导学

 学习目标
 知识导图

本章导航
第一节　生物技术药物概述
第二节　生物技术制药概述
第三节　生物技术制药的现状与发展前景
第四节　生物技术药物实例

生物药物（biological drug）是指运用生物学、医学、生物化学等研究成果，综合利用物理学、化学、生物化学、生物技术和药学等学科的原理和方法，利用生物体、生物组织、细胞、体液等制造的一类用于预防、治疗和诊断的制品。20世纪70年代初，伴随DNA重组技术和淋巴细胞杂交瘤技术的发明和应用，生物技术制药诞生并蓬勃发展。自1982年第一个基因工程药物 – 人胰岛素（Humulin）上市，先后有治疗性单克隆抗体药物、基因重组疫苗、抗肿瘤生物技术药物 α– 干扰素、动物细胞（CHO）表达的基因工程产品、反义寡核苷酸生物药物、治疗性的人源抗体药物、合成生物学技术研制抗生素、细胞治疗产品等先后上市。目前，基因治疗、细胞治疗、RNA疫苗等发展势头强劲。生物技术制药已经成为当今科技发展的关键技术和战略性产业。

第一节　生物技术药物概述

一、生物技术

生物技术（biotechnology）是以现代生命科学为基础，结合其他基础科学的科学原理，采用先进的科学技术手段，设计和改造生物体或加工生物原料的技术。其发展经历3个阶段：以酿造为代表的传统生物技术，以微生物发酵为代表的近代生物技术，以基因工程、细胞工程、酶工程和蛋白质工程为代表的现代生物技术。生物技术一般包括基因工程、蛋白质工程、细胞工程、酶工程、微生物发酵工程、生物电子工程、生物信息技术与生物芯片、生物反应器、大规模蛋白纯化制备等技术。

二、生物技术药物概念

生物技术药物（biotechnological drug）与天然生化药物、微生物药物、海洋药物和生物制品一起归类为生物药物。其主要采用DNA重组技术或其他创新生物技术研制的蛋白质或核酸等生物大分子物质，用于预防、治疗和诊断疾病。目前，生物技术药物已广泛用于肿瘤、心血管疾病、传染病、糖尿病、贫血、自身免疫病、基因缺陷病和许多遗传疾病的治疗。

三、生物技术药物分类

生物技术药物主要包括激素、酶、生长因子、疫苗、单克隆抗体、反义寡核苷酸或核酸、细胞治疗或组织工程产品等。占主导地位的主要是多肽与蛋白质类药物、疫苗、抗体药物、基因治疗和细胞治疗类药物。

1. 多肽药物　天然多肽普遍存在于生物体内，广泛参与到细胞的分化、神经激素递质调节、免疫调节等生理活动过程中。主要包括：激素及激素调节类多肽，如去氨加压素、缩宫素等；免疫调节类多肽药物，如环孢素和罗莫肽；抗菌多肽和抗病毒多肽药物，如杆菌肽和恩夫韦肽。

2. 蛋白质类药物　重组蛋白是生物技术药物中最主要的一类。主要包括：具有酶活性或调节活性的蛋白质药物，如生长激素、干扰素、β-葡萄糖脑苷酶等；有活性的异源蛋白，如来源于大肠杆菌 L-天冬酰胺酶、水蛭素等；具有靶向的蛋白质治疗药物，主要是抗体，如治疗 HER2 阳性乳腺癌的曲妥珠等；蛋白质疫苗，如带状疱疹疫苗等。此外，蛋白质药物广泛应用于诊断、基因治疗和细胞治疗等。

3. 疫苗　疫苗是免疫学和生物技术共同发展而产生的生物制品。预防结核、脊髓灰质炎、狂犬病、乙肝炎等传统疫苗已广泛应用。由灭活或减毒病毒制成的疫苗为病毒疫苗，灭活或减毒细菌制成的疫苗为菌苗。细胞疫苗、核酸疫苗、多肽疫苗和基因工程疫苗是新兴疫苗，如人乳头状瘤病毒的疫苗——"加德西"（Gardasil），就属于基因工程疫苗。核酸疫苗是将能够引起保护性免疫反应的病原体抗原的基因片段与载体构建后，导入人体进行表达并产生抗原，进而引起免疫反应，达到预防疾病的目的。

4. 抗体药物　抗体药物因其具有靶向性、副作用小、疗效高、抗药性低等临床优势，被用于疾病诊断、治疗以及检测。针对特殊 T 细胞 CD_3 抗原的单克隆抗体 OKT3 是 FDA 批准的第一个治疗性单克隆抗体，用于治疗器官移植受体的急性同种异体移植排斥反应。此后，抗体药物经历了鼠源性抗体、人鼠嵌合抗体、人源化抗体和全人源化抗体迅猛发展过程。目前，已经上市的抗体药物达到百余种，主要用于治疗癌症和自身免疫系统疾病等多种疾病。抗体药物的研发主要集中于工程抗体，包括蛋白、抗体偶联药物（ADC）、双/多特异性抗体以及抗体片段（小分子抗体）等。单克隆抗体作为诊断试剂已广泛应用于临床，如体内激素的含量检测、病毒性传染源的分型、肾病综合征的诊断等。

> **拓展阅读**　抗体的发现，抗体药物的发展简史

5. 调节因子　调节因子大多为相对分子质量较小的蛋白质、小肽及其衍生物，如 P 物质、内啡肽、脑啡肽等。调节因子可通过膜上专一的受体，促进细胞生长增殖、调节血压和免疫等，是目前应用开发前景最大的生物制品。

6. 基因治疗和细胞治疗药物　基因治疗是通过修改、操纵基因的表达或改变活细胞的生物学特性达到治疗疾病的目的。如治疗 AIDS 患者巨细胞病毒性视网膜炎的反义寡核苷酸药物

福米韦生（fomivirsen，商品名 vitravene）等。细胞治疗是利用与改造自体和异体细胞，如造血干细胞以及成体和胚胎干细胞等，通过细胞免疫疗法以预防癌症及治疗某些其他适应证。

四、生物技术药物特性

生物技术药物具有以下特点：相对分子质量大且结构复杂，大部分是生物大分子；高度特异性和高活性，通过与特异性受体结合引发生物学反应，产生级联放大效应；稳定性差，易受酸碱环境或体内酶影响而失活；体内的半衰期短；具有免疫原性；药物递送困难，一般只能通过注射给药；生产系统复杂，生产过程的检测和质控要求严格；质量控制的特殊性，生产全程均要实时质量控制。

第二节 生物技术制药概述

一、生物技术制药特点

（一）生物技术制药

生物技术制药是以生物体、组织、细胞、体液等为原材料，综合利用微生物学、化学、生物化学、生物技术和药学等学科的原理和方法进行药物制造。生物技术制药产业主要是以基因工程、细胞工程、酶工程、蛋白质工程、发酵工程、单克隆抗体等现代生物技术为手段，同时与各种类型的新药研究、开发和生产过程相结合。生物制药产业经历了两次跨越式发展阶段，第一阶段以基因工程药物为主，第二阶段以聚焦多种治疗性抗体为主。目前，细胞治疗产品正在跨越第三个阶段。

（二）生物技术制药特征

生物技术制药产业的特点主要体现在"四高"，即高技术、高投入、高风险和高收益。①高技术：生物制药是将基因组、蛋白质组多种组学、生物芯片、转基因、生物信息学等高新技术与药物研究相结合的新兴产业，知识密集、技术含量高、多学科高度综合互相渗透。②高投入：生物制药产业从新药研发立项到产品成熟，研发周期一般需要8~10年，上市药物的平均研发费用10亿~20亿美元。③高风险：通常生物技术药物最终上市的成功率仅有5%~10%，研发过程中每个环节都决定成败。④高收益：生物技术药物的利润回报率高，可达10倍以上，开发成功后具有技术垄断优势。

二、生物技术制药的主要内容

（一）基因工程制药

基因工程制药是指利用基因重组技术，在 DNA 水平上对遗传物质进行定向改造，使细胞能够定向表达人类所需的特异性蛋白质，从而制备出符合医疗需求的药物。基因工程药物的生产分为上游和下游两个阶段（图7-1）。上游阶段主要是分离目的基因和构建工程菌（细胞），下游阶段是从工程菌（细胞）的大规模培养一直到产品的分离纯化、质量控制、产品保存等技术。

1. 基因工程制药的内容 基因工程药物生产的上游阶段主要包括目的基因获取，重组体的构建，以及工程菌的转化、筛选和稳定高效表达。下游阶段主要包括工程菌大规模发酵最佳参数的确立、分离纯化工艺的优化控制、高纯度产品的制备技术、制剂处方以及以上各阶段工

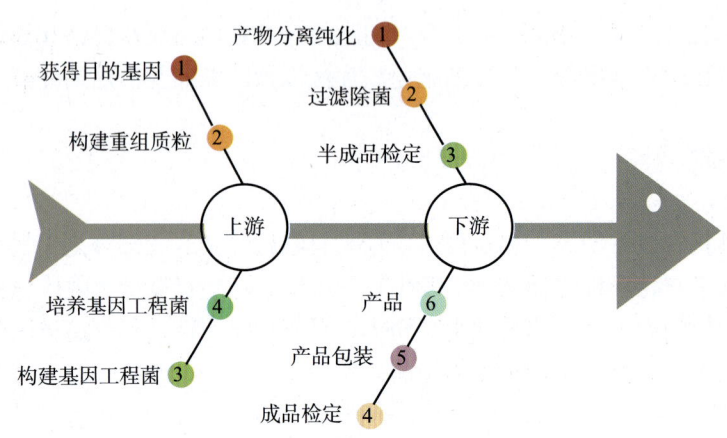

图 7-1 基因工程药物制备的基本流程

艺的质控；同时，包括新型生物反应器的研制、高效分离介质及装置的开发、生物传感器等一系列仪器仪表的设计和制造及电子计算机的优化控制等，其目的是建立适于目的基因高效表达工艺，并获得药物成品。

（1）目的基因的获得：基因工程制药首先是获得目的基因，主要包括以下 6 种方法。①化学合成法：根据已知目的基因的核苷酸序列，通过化学手段人工合成目的基因的 DNA 或 RNA 片段。② PCR 扩增技术：从含有目的基因的生物材料中（如 cDNA、染色体 DNA、cDNA 文库或基因组文库）通过 PCR 技术扩增目的基因。③ RT-PCR 扩增技术：以含目的基因序列的 RNA 为模板，通过逆转录，进行目的基因的扩增。④杂交技术：从含有目的基因的生物材料中钓取目的基因，如 cDNA 文库或基因组文库中。⑤筛淘技术：从不同类型的分子文库中，筛淘获得符合预期要求的目的基因，如噬菌体表面展示文库、细胞表面展示文库、抗体文库、核糖体展示文库等。⑥表型克隆筛选：基于生物体的表型变化来识别和克隆导致这些变化的基因，通常用于研究某个特定性状或疾病的相关基因。

（2）构建重组质粒：根据表达的宿主不同，选择合适质粒作为目的基因载体并进行重组，主要包括以下几种。①通过引物在目的基因片段两端引入限制性核酸内切酶位点；②用相同的限制性内切酶分别对目的片段和载体进行酶切处理，获得互补的黏性或平末端；③目的片段和载体的酶切产物在 DNA 连接酶的作用下，通过互补的黏性或平末端在体外连接；④连接产物转化宿主菌；⑤筛选成功转化的重组子。

（3）构建基因工程菌：基因工程菌的构建过程包括选择宿主菌、克隆外源基因、将外源目的基因插入载体获得重组 DNA、转化宿主菌、筛选基因工程菌和验证基因工程菌。目前，用于重组蛋白质药物生产主要是大肠埃希菌、酵母细胞和哺乳动物细胞。

（4）阳性克隆的鉴定和筛选：可根据遗传表型差异进行筛选，如根据抗药性变化筛选；通过蓝白斑筛选，选择重组质粒；根据重组子序列结构，使用限制性酶切分析、基因探针原位杂交或 PCR 的方法检测筛选；如果阳性克隆可以表达蛋白质产物，还可以通过免疫学方法基于抗原抗体反应鉴定所需阳性菌落。

拓展阅读 蓝白斑筛选的原理

（5）培养基因工程菌：基因工程菌的工业化培养一般分为四类：补料分批培养、连续培养、透析培养、固定化培养等形式。①补料分批培养：为获得高密度菌体及高表达产物，工业化生产通常把溶氧控制和流加补料相结合，根据基因工程菌的生长规律调节补料的流加速率。②连续培养：将种子液接入发酵罐中，培养至菌体浓度达到一定程度后，开动进料和出料蠕动泵，以一定稀释率进行不间断培养，为微生物提供恒定的生活环境和营养物质。③透析培养：

利用透析膜的半透性原理分离培养物和培养基,其主要目的是通过去除培养液中的代谢产物来解除其对生产菌的不利影响。④固定化培养:将分泌型基因工程菌固定化,提高质粒的稳定性,方便连续培养。

(6)产物分离纯化:基因工程药物分离与纯化的一般步骤包括固液分离、浓缩与初步纯化、高度纯化和成品加工。如为胞内产物,则需经细胞收集、破碎和细胞碎片分离等步骤。可采用离心分离或膜过滤方法进行细胞收集或分离;随后,可根据生产规模和活性蛋白质在细胞中的位置不同,采用机械、化学或酶解等方法进行细胞破碎;细胞碎片可以离心或过滤的方法进行分离。高纯度目的蛋白产物往往先进行浓缩,再结合多种色谱层析方法提高纯度。

2. 基因工程制药应用 基因工程制药技术自诞生以来已被非常广泛地运用到了医疗卫生等许多与人类健康相关行业,在高新技术领域具有重要地位。1989年我国批准了第一个基因工程药物重组人干扰素α1b,也是863计划生物技术领域第一个实现产业化的基因工程药物。至今为止,通过基因工程技术获得的细胞因子、细胞因子突变体及其衍生物、多肽、蛋白质类等药物在临床上已经大规模使用。

拓展阅读 基因工程药物的发展

(二)细胞工程制药

细胞工程是以细胞为研究对象,按照需求利用细胞和分子生物学的理论设计和操作,使细胞在遗传学上的特性发生变化,达到改良或创造新品种的目的,在大规模地培养和繁殖后,最终获得产品。细胞工程主要包括上游工程(细胞培养、遗传操作和保存)和下游工程(转化细胞在生物制品生产中的应用)。细胞工程所涉及的主要技术包括真核细胞基因工程技术、细胞融合技术、细胞核融合技术、细胞核移植技术、染色体改造技术、转基因动物技术,以及大规模细胞培养等技术。细胞工程按照细胞来源分为动物细胞工程与植物细胞工程。

1. 动物细胞工程制药 动物细胞工程制药是根据细胞生物学及工程学原理,依托于融合细胞生物学、分子生物学、生物化学和基因工程等技术,定向改变动物细胞内的遗传物质,从而获得新型生物或特种细胞产品。动物细胞工程主要用于生产原核体系难以获得的生物制品,如重组人促红细胞生成素、人干扰素β等细胞因子类、重组人组织型纤溶酶原激活物等酶类、重组治疗性单克隆抗体和重组疫苗类,同时也逐渐发展为对宿主细胞进行基因改造。动物细胞工程制药成本高,但表达的蛋白质构象更接近于天然蛋白,因此产品的活性高,多为胞外分泌,纯化方便。且随着动物细胞培养生物反应器发展,动物细胞表达产品(如单克隆抗体和疫苗)已经逐步在生物制药领域中占据主导地位。

(1)动物细胞培养特征:根据不同的体外培养方式,动物细胞培养分为贴壁细胞、悬浮细胞及兼性贴壁细胞。贴壁细胞依靠自身分泌或培养基中提供的贴附因子贴附在支持物表面生长、增殖,一般有成纤维型、上皮型、游走型和多形型细胞。悬浮细胞可在培养液中呈悬浮状态生长,无须贴壁附着,细胞一般呈圆球形,如血液的淋巴细胞和杂交瘤细胞等。兼性贴壁细胞既可以贴附于支持物表面生长,也可在一定条件下呈悬浮状态生长,如仓鼠卵巢细胞等。

(2)生产用动物细胞:目前,应用于生物制药领域的动物细胞根据来源分为原代细胞、二倍体细胞系、转化细胞系以及用这些细胞进行融合和重组的工程细胞系等。原代细胞是直接取自动物组织器官,经过分散、消化制得的细胞悬液,如原代兔或鼠肾细胞以及淋巴细胞等。二倍体细胞系是原代细胞经过传代、筛选、克隆,从而由多种细胞中挑选强化具有一定特性的细胞株,其特点是染色体组织仍然是2n的模型,具有贴壁依赖、接触抑制和有限增殖的特性。如人胚肺成纤维细胞MRC-5和WI-38等。转化细胞系是通过转化过程形成的,常因染色体的断裂而变成异倍体,从而失去了正常细胞的特点而获得无限增殖的能力,从动物肿瘤组织中建立的细胞系也是转化细胞。转化细胞培养条件要求较低,适于大规模生产培养,如CHO、

BHK-21、Vero 细胞等。融合细胞系是指两个或两个以上的细胞合并成一个细胞。从而培养出一系列有其特性的杂种细胞和新的物种，如单克隆抗体生产的骨髓瘤细胞 NSO 和 SP2/0-Ag14。除融合细胞，在生产中用得比较多的是采用基因工程的手段构建的各种工程细胞，构建基因工程细胞系包括真核表达载体的构建和转染、工程细胞株的筛选和扩增等过程。

（3）动物细胞相关技术

1）杂交瘤技术：动物细胞融合技术又称为体细胞杂交技术，由法国的巴尔斯基（Georges Barski）等于 1960 年首先创立。动物细胞融合技术最具有代表性的是科勒（Georges Jean Franz. Kohler）和米尔斯坦（Cesar Milstein）于 1975 年创立的杂交瘤技术。该技术成功把免疫小鼠的脾脏 B 淋巴细胞和骨髓瘤细胞融合，形成 B 细胞 - 骨髓瘤杂合体。这种细胞杂合体既能在体外培养中无限地快速增殖且存活，又能分泌抗羊红细胞的单克隆抗体。1984 年，因其对免疫学作出的贡献，科勒、米尔斯坦、杰尼（Niels K. Jerne）共同荣获诺贝尔生理学或医学奖。杂交瘤技术是动物细胞技术发展新的里程碑，在生产用于疾病诊断和治疗的生物制品中发挥了重要价值。此方法得到的融合细胞可以稳定生产特异性强、效价高的单克隆抗体。

2）动物细胞大规模培养技术：动物细胞大规模培养技术是指在人工条件下，在细胞生物反应器中高密度大量培养动物细胞用于生产生物制品的技术。该技术是建立在贴壁培养法和悬浮培养法基础上，并融合了固定化细胞、流式细胞术、填充床、生物反应器技术及人工灌流等技术而发展起来的。主要包括悬浮培养、微载体培养、微囊化培养、中空纤维法等。目前，研发方向主要聚焦在细胞高密度培养、规模化生产、缩短发酵周期和提高生产效率等。细胞系开发主要涉及细胞转染、分选，筛选高产量以及稳定表达的细胞。另外，组学的发展和大数据的统计分析促进建模和系统生物学分析应用领域的拓展，应用到优化宿主细胞系、改进工艺设计和培养基开发。

3）动物生物反应器：动物生物反应器是一种利用动物细胞或组织来表达和生产蛋白质的技术。通过将外源基因导入动物细胞或组织，使这些细胞或组织成为生产特定蛋白质的生物反应器。动物生物反应器主要应用于制药行业，用于生产治疗和预防人类疾病的蛋白质药物。1987 年美国科学家戈登（Gordon Yongb）等建立了第一个乳腺生物反应器模型，并成功提取组织型纤溶酶原激活物（t-PA）。目前，一些具有医用价值的酶、细胞因子、疫苗和单克隆抗体药物采用动物生物反应器生产，但动物生物反应器存在成本较高、培养周期较长、对环境条件敏感、易受到污染等问题。

4）动物细胞核移植：细胞核移植就是将供体细胞的细胞核移植到去核的卵母细胞中，改变细胞的遗传特性，以产生新产品，再将其进行体外培养、繁殖、纯化和提取，最终获得新产品用于疾病治疗。基因打靶与核移植相结合，很可能成为生产乳腺生物反应器更有效的途径，它在外源基因定点整合、消除位点效应、降低生产成本和节省时间方面具有明显的优势。目前，除了传统的胚胎细胞核移植，关于体细胞克隆在牛、山羊和小鼠等物种的研究也都获得了成功。

拓展阅读 细胞工程与诺贝尔奖

2. 植物细胞工程制药

（1）植物细胞工程制药的概述：植物细胞工程是以植物细胞为单位，应用细胞生物学及分子生物学的理论和技术，在离体条件下培养、繁殖和精细操作，使细胞的某些生物学特性按人们的意愿改变，从而改良品种、加速繁殖或得到有用物质的一门科学技术。应用植物细胞及组织培育，具有杂质少、提取简洁、有效成分含量高和培育周期短的优势。植物细胞工程制药内容主要体现在组织及细胞培育、遗传特性改造及转基因植物等方面，分为上游技术和下游工程两个阶段。上游技术包括细胞培养、细胞遗传操作和细胞保藏；下游工程是将已经转化的细胞应用到生产实践中以生产生物产品的过程。植物工程技术与我国传统的中医药研究结合是植物工程制药的重要内容之一。

(2)植物细胞工程的基本理论

1)细胞的全能性：植物细胞的全能性是指植物体中任何一个具有完整细胞核的细胞，在一定条件下可以重新再分化形成原来的个体，这是植物组织和器官培养的基础，为利用植物细胞工程来改良植物提供了可能性。植物组织和器官培养是指在无菌和人工控制条件下，研究植物的细胞、组织和器官，以及控制其生长发育的技术。植物分化能力分为胚胎发生和器官发生。分化的细胞、组织和器官在人工培养的条件下，又变成未分化的细胞和组织为脱分化过程。通过脱分化诱导形成的愈伤组织，在适宜的培养条件下，可再分化成为胚状体或直接分化出器官。

植物无菌培养技术包括植株培养、愈伤组织培养、悬浮培养、器官培养、胚胎培养等。无性繁殖系在植物细胞工程中是指使用母体培养物反复进行继代培养时，通过同一外植体而获得越来越多的无性繁殖后代，如根无性系、组织无性系、悬浮培养物无性系等。

植物细胞工程中的次生代谢作用是由特异蛋白质调控的内源化合物的合成、代谢及分解作用的综合过程。除了核酸、氨基酸、蛋白质及碳水化合物等初级代谢产物，次级代谢产物种类也很多，主要有生物碱、黄酮体、萜类、多元酚类、皂苷类等药用成分。

2)植物培养细胞的生理特性：植物细胞培养分为延迟期、加速期、对数期和稳定期4个生长阶段。延迟期主要特征是细胞数量近恒定，干重、细胞壁厚度达最大，高RNA含量，高蛋白质合成能力，高聚核糖体含量，有丝分裂加速，细胞的细胞质部分增加；加速期主要特征是细胞数、DNA和蛋白质浓度增加，有丝分裂活性，RNA含量和蛋白质合成能力减少；对数期主要特征是细胞鲜重、干重及RNA酶活性增加，蛋白质合成能力完全减退；稳定期主要特征是细胞高液泡化、极度脆弱、高度分化及有机化合物的高浓度。植物培养细胞多以非均相集合体的细胞团形式存在，抗张力强度大，抗剪切能力小，培养过程中需要不断地供氧，培养基黏度大。重量的增加主要是取决于对数期，而次级代谢产物的累积则主要在稳定期完成。

(3)植物细胞培养的基本技术

1)植物细胞培养：植物组织培养材料一般是外植体。首先要灭菌，灭菌剂的选择和处理时间的长短取决于所用材料对试剂的敏感性。接种的外植体的形状和大小则要根据试验目的酌情而定。

植物组织培养的培养基种类较多，如Gamborg's B5、Heller's salts、Linsmaier-Bednar & Skoog等，其中应用最广的是MS培养基和LS培养基。培养基通常都含有无机盐、碳源、有机氮源、植物生长激素、维生素等化学成分，其中营养成分具有可调控性，一些必需营养物质如氮、磷、钾、钙、镁等的浓度以及各组分的相对浓度等都会对培养结果产生关键性影响。

植物细胞(组织)培养方法很多。按培养对象可分为原生质体培养、单倍体细胞培养等；按培养基类型可分为固体培养和液体培养；按培养方式可分为悬浮细胞培养和固定化细胞培养。固体培养简便易行，培养所占空间小，但存在营养吸收不均衡、气体交换不畅、堆积生长过程中排出的有害物质、愈伤组织细胞间容易出现极化现象、细胞群体生长不均匀等缺点。愈伤组织经过多次继代培养变得较为疏松时方宜进行悬浮培养，悬浮培养可分为静止和振荡两类。液体培养包括小规模的悬浮培养和大规模的成批培养、半连续和连续培养。培养方式各有特点，适于不同研究，有时固体培养和液体培养互相配合仍是组织(细胞)培养的常规操作。

2)植物细胞大规模培养：植物细胞大规模培养是指在人工条件下，对植物细胞进行高密度大量培养，以获得目的细胞或产物。植物细胞大规模培养系统包括成批培养法、半连续培养法、连续培养法及固定化培养法。

① 成批培养法：是将培养基一次性地加入反应器中，接种、培养一定时间后收获细胞的操作方式。比较适合的反应器是气升式反应器，其细胞产量明显高于机械搅拌式生物反应器。由于细胞生长在对数期，而次级代谢产物的大量累积在稳定期，往往采用两步培养法，第一个反应器用于细胞生物量的累积，第二个反应器用于次级代谢产物的生产。日本科学家使用两步培养法成功开发了世界上第一个植物细胞工程商品——紫草宁，通过提高第二个反应器中钙离子浓度的方法，大幅度增加了培养液中的紫草素含量，实现了紫草素的工业化生产。

② 半连续培养法：是在反应器中投料和接种培养一段时间后，将部分培养液和新鲜培养液进行交换的培养方法，是一种具有定时进出装置的成批培养系统。需按时间间隔收获培养物，然后再加入新鲜培养基，并通过调整收获细胞的数量和次数来保持细胞质量的恒定。

③ 连续培养法：是利用连续培养反应器，在投料和接种培养一段时间后，以一定速度连续采集细胞和培养液，并以同样速度供给新鲜培养基以使细胞生长环境长期维持恒定的方法。在培养特定细胞或生产次级代谢产物时，常用二阶段连续培养法，即在第一罐中投入生长培养基并连续添加，第二罐中投入生产培养基，两罐间通过管道连接，以便第一罐培养液不断流入第二罐，同时第二罐培养液不断流出，可有效提高细胞生长速度和产率。

④ 固定化培养法：是将细胞固定于固定化反应器，放入培养液中进行培养，或连续流入新鲜培养液，进行连续培养及连续收集培养产物。固定化培养法的突出优点是细胞位置固定，易于获得高密度细胞群体及维持细胞间物理化学梯度，利于细胞组织化，易于控制培养条件及获得较高含量的次级代谢产物。

3）植物次级代谢产物累积：增加植物细胞培养物中次生代谢产物产量的方法包括，选择合适外植体、改变培养基成分及其浓度、生长调节剂的选择、培养工艺优化或基因水平调控等手段。添加诱导子和前体饲喂一直是大幅度提高次生代谢产物调控及生物合成目的代谢产物含量的重要方法。如氨基酸是形成生物碱及肽类抗生素类的前体，乙酸是聚乙炔类、前列腺素类、大环抗生素类等的前体，莽草酸是芳香氨基酸、肉桂酸和某些多酚化合物的前体。植物细胞培养技术和方法的综合应用对提高其次级代谢产物的产量是非常明显的，如长春花培养细胞在吸附柱、固定化及诱导子的联合作用下，阿吗碱生产能力提高40多倍。

4）植物细胞培养的生物反应器：植物细胞大规模培养的生物反应器的设计，需综合考虑的因素主要包括供氧能力及气泡分散程度、剪切力大小及对细胞的影响、高密度培养时培养液的混合程度、温度、pH，以及营养物浓度的控制能力、细胞团大小的控制能力等。

植物细胞大规模培养的生物反应器有机械搅拌式、鼓泡塔、气升式、转鼓式及固定化细胞生物反应器。搅拌式生物反应器的优点是反应器内的温度、pH、溶氧及营养物浓度较其他反应器更易控制；缺点是高耗能，且严重损伤植物细胞。鼓泡塔生物反应器通过位于反应器底部的喷嘴及多孔板而实现气体分散，优点是没有运动部件，操作不易染菌，适用于对剪切敏感性细胞的培养，放大相对容易；缺点是流体流动形式难以确定、混合不匀，缺乏有关反应器内的非牛顿流体的流动与传递特性的数据等。气升式生物反应器分为内循环式和外循环式两类，其流动性比鼓泡塔更均匀，可以在低剪切力下达到较好的混合和较高的氧传递效果，不易污染，操作费用低；缺点是高密度培养时混合不够均匀。转鼓式生物反应器是通过转动促进反应器内的氧及营养物的混合，设置挡板有助于提高氧传递，在高密度培养时有高的传氧能力；缺点是难于大规模操作，放大困难。细胞的代谢产物为分泌型时，可利用固定化细胞生物反应器。固定化细胞可重复使用，产物和对细胞生长有抑制作用的代谢物可随培养基去除，有利于次级代谢产物的合成，并可减少细胞的遗传不稳定性，易于实现细胞的高密度培养和连续化操作。

（三）发酵工程制药

发酵工程是利用微生物的特定性状，通过现代化工程技术手段，在可控条件下大规模培养微生物，以获得所需代谢产物或生物制品的过程。发酵工程是生物技术产业化的基础和关键技术，也是生物技术产品走向工业化的必由之路。发酵工程是通过微生物完整细胞的综合生物化学过程来实现的，微生物细胞既能正常生长又能过量地积累目的产物。发酵工业已经形成完整工业生产体系，包括抗生素、氨基酸、维生素、酶制剂、基因工程药物等药用活性物质。

发酵工程内容涉及菌种的培养和选育、菌的代谢与调节、培养基配制与灭菌、通气搅拌、溶氧、发酵条件的优化、发酵过程各种参数与动力学、发酵反应器的设计和自动控制、产品的分离纯化和精制等。发酵工业的生产水平取决于3个要素：生产菌种、发酵工艺和发酵设备。发酵工业生产主要过程（见图7-2）。

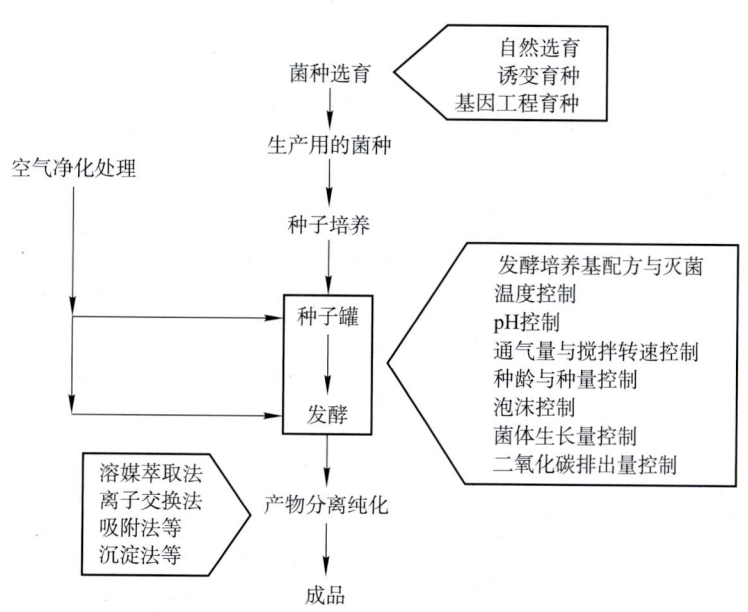

图 7-2 发酵工业生产主要过程示意图

1. 优良菌种的选育 发酵工程产品开发的关键是筛选为工业生产新的有用物质的高产菌株。发酵工业对菌种要求包括：非病原菌且与病原菌无关联，培养成本低，且培养条件易于控制，生长迅速、发酵周期短且产量高，遗传性状稳定，在发酵过程中产生的泡沫少，对需要添加的前体物质有耐受能力等特点。菌种选育包括经验育种方法（如自然选育、诱变育种、杂交育种等），以及定向育种方法（如原生质体融合、基因工程等）。

（1）经验育种方法

1）自然选育：是利用微生物的自然突变进行菌种选育的过程。流程是将菌种制成菌悬液，用稀释法在固体平板上分离单菌落，再分别测定单菌落的生产能力，从中选出高水平菌种。自然选育可以纯化菌种、防止菌种衰退、稳定生产水平、提高产物产量，但效率低。可利用不同种类的微生物的生长繁殖以及对环境和营养的要求不同的特点，人为控制这些条件，使目的菌种生长占优势，从而加快筛选速度。

2）诱变育种：是利用各种诱变剂处理微生物细胞，提高基因突变频率，再通过适当的筛选方法获得所需要的高产优质菌种。诱变育种的关键是出发菌株的选择、诱变剂种类和剂量。对出发菌株要求是能生产目标产物、生长繁殖快、营养要求低、对诱变剂敏感、变异幅度大等属性。诱变育种是诱变和筛选不断重复的过程，需要根据筛选指标，建立正确快速的测定方法和摸索培养最适条件，制订合理的筛选方法与程序，直到获得高产菌株。筛选方面除了根据经验，更多的是结合代谢途径，施加适宜的选择压力，如高抗生素浓度或使用营养缺陷型等，以达到预期的选育目标。

3）杂交育种：是将两种不同基因型的菌株接合，或者使用原生质体融合，使两个亲本遗传物质重组，然后筛选获得新性状的菌株。原生质体融合使得杂交可以突破种间的限制，实现种内、种间，甚至属间融合，可获得新的化合物。在这一技术的基础上，又发展出基因组重排对不同的菌株进行多轮原生质体融合，能够将不同的优良性状通过原生质体融合方式快速富集到下一代，获得理想的选育效果。

（2）定向育种方法：随着基因工程和代谢工程的发展，实现了根据目标物代谢途径进行定向基因改造。例如，改造限速酶基因可促进目标产物的大量合成和积累；使用基因工程技术定向改造代谢途径，阻断支路，减少杂质生成；或改造菌株的培养特性，如导入血红蛋白基因提高溶氧利用率，改良菌种的发酵行为，降低发酵成本。目前，合成生物学可以设计与构建一系列新的标准化的生物元件、组件与系统，如对代谢途径进行大幅度编辑和改造，或者重新设计基因、模块、代谢途径或整个基因组，使菌株按设计生产所需目的物。

2. 发酵方式 按操作方式和工艺流程可以把发酵培养分为分批发酵、补料分批发酵和连续发酵。分批发酵又称间歇式操作，指把全部物料一次性装入发酵罐，经最佳条件培养一定时间后放罐，一次性取出全部培养物。这一方法操作简单，但培养到中后期时，营养成分的消耗以及代谢物积累不利于细胞生长和产物的生成。补料分批式操作是将种子接入发酵反应器中进行培养，经过一段时间后，间歇或连续地补加新鲜培养基，使菌体进一步生长的培养方法。所补材料一般是基础培养基或简单的碳源、氮源及前体等。这种方式可以有效避免发酵前期加入过多前体对菌生长的抑制作用，也防止了后期养分不足限制菌体生长和产物合成，但该方式仍基于分批式操作，需要放罐、清洗等过程，不利于自动化控制和连续生产。连续发酵是将种子接入发酵反应器中，搅拌培养至一定菌体浓度后，开动进料和出料的蠕动泵，以控制一定稀释率进行不间断地培养，发酵反应器中的细胞总数和总体积均保持不变，发酵体系处于平衡状态，促进产物的积累。这一方法减少了分批式操作的清洗、装料、灭菌等过程，提高了产率和效率，利于自动化控制，但其缺点是长时间的连续培养难以保证纯种培养，菌种发生变异和退化的可能性较大。

3. 发酵工艺控制 发酵生产需要根据发酵条件和内在代谢变化有关的参数变化情况进行有效调控。物理参数包括温度、压力、搅拌转速、搅拌功率、空气流量、黏度、浊度和料液流量等；化学参数包括pH、基质浓度、溶解氧、CO_2溶解度、产物浓度、尾气成分等；生物参数包括生物量、细胞形态、酶活性、胞内成分等。其中，培养基、温度、溶氧和pH的影响和控制更是至关重要。培养基的成分和配比影响产生菌的生长发育、发酵单位的增长、提取工艺及产品质量。温度影响发酵过程中酶反应的速率、发酵液的物理性质、菌体的生长和产物的合成方向等。适量的溶氧可维持其呼吸代谢和代谢产物的合成。保证发酵中溶氧量，加速气相、液相和微生物之间的物质传递，对于提高发酵效率至关重要。维持所需最适pH是微生物的生长以及发酵过程中各种酶的活性的重要保障。此外，工艺过程中必须实时监测杂菌检测和防止污染，一些理化参数如pH、溶氧、黏度等的异常变化，往往可能是杂菌污染引起的。因此，实施检测与记录以上参数对于及时发现问题和制订解决方案非常关键。

4. 发酵产物的分离纯化 发酵目的产品的获得需要通过初步浓缩、纯化及精制提取。提取方法常用的有固相析出法、吸附法、溶剂萃取法、离子交换法等。此外，在精制过程中还常采用结晶、膜过滤、蒸发浓缩、凝胶层析、无菌过滤、干燥等方法。

（1）固相析出法：盐析是工业生产中常用方法，有机溶剂沉淀是通过加入亲水性有机溶剂，减小生物大分子的溶解度而发生沉淀，缺点是容易使蛋白质变性。等电点沉淀方法也是常用的策略。结晶是制备纯物质的有效方法，有盐析结晶法、透析结晶法、有机溶剂结晶法、共沸蒸馏结晶等。

（2）吸附法：是利用适当的吸附剂，在一定的 pH 条件下，使发酵液中的产物被吸附剂吸附，然后通过适当的洗脱条件，把目的产物从吸附剂上解吸下来，达到浓缩和提纯的目的。吸附法的优点是操作简单、原料易解决、成本较低；缺点包括吸附性能不稳定、选择性不高、不能连续操作等。目前，大孔树脂吸附剂应用比较成功，具有选择性好、解吸容易、理化性质稳定、机械强度好、可反复使用和流体吸力较小等优点，在抗生素、维生素等的提取和纯化中被广泛应用。

（3）溶剂萃取法：是利用溶质在两个互不混溶的溶剂中溶解度的不同，使溶质从一种溶剂萃取到另一种溶剂的操作。影响萃取的因素主要有 pH、温度、盐、溶剂种类及乳化等。例如，青霉素在不同的 pH 条件下有不同的化学状态，故改变 pH 可以使青霉素从有机相再反萃取到水相，通过反复萃取可以达到浓缩和提纯的目的。双水相萃取是不同的高分子溶液相互混合，可产生两相或多相系统，利用物质在互不相溶的两水相间分配系数的差异来进行萃取的方法。反胶束萃取是将表面活性剂溶于非极性溶剂中，且浓度超过临界胶束浓度，同样会在有机溶剂中形成聚集体。其中，表面活性剂的非极性基团在外，极性基团则排列在内，形成一个极性核，此极性核具有溶解极性物质的能力，这种聚集体称为反胶束。当含有此种反胶束的有机溶剂与蛋白质的水溶液接触后，蛋白质及其他亲水性物质能够溶于极性核内部的水中，由于周围的水层和极性基团的保护，蛋白质不与有机溶剂接触，从而不会造成失活。

（4）离子交换法：是利用某些发酵产物能离解为阳离子或阴离子的特性，使其与离子交换树脂进行选择性交换作用，再用洗脱剂洗脱，以达到浓缩和提纯的目的，如链霉素、新霉素等抗生素均采用此法。离子交换法的优点是成本低，但 pH 变化较大，对稳定性差的抗生素就不太适宜。

（5）凝胶层析：是将样品混合物通过一定孔径的凝胶固定相，由于各组分层析洗脱受到阻力不同，使不同相对分子质量的组分得以分离的层析方法。该方法具有操作简便、分离效果好、重复性高、分离条件缓和、适用于各种生化物质的优点，但其分辨率不高、分离操作较慢。

（6）亲和层析：是利用生物大分子与相应分子之间专一性可逆结合的特性而建立的分离纯化技术，适用于从成分复杂的混合物中提纯目标物。亲和层析具有高效、高收率、对设备要求不高、操作简便等优点，缺点是亲和吸附剂通用性较差。分离不同种类物质需相应的特异的亲和层析介质。

（7）其他：此外还有膜过滤技术及制备型高效液相色谱等。

5. 发酵设备 发酵罐是工业上用来进行微生物发酵的生物反应器。发酵设备应具备以下特征：材料稳定性要好，对微生物必须无毒性，一般要用不锈钢制成；密封性能良好，避免外源性污染；结构具有良好的传质、传热和混合的性能；内壁及管道焊接部位平整光滑和无裂缝，以减少微生物的沉积，利于清洗，消除灭菌死角；所有的连接接口均要用密封圈封闭，不留无效腔，任何接口处均不得有泄漏；搅拌器转速和通气应适当；对培养环境中多种物理化学参数能自动检测和调节控制，控制精确度高，可保证生产过程的稳定性和可靠性。

（四）酶工程制药

酶工程（enzyme engineering）是指在特定的生物反应装置中，利用酶的特异性催化功能，将相应原料转化成产品的技术。包括：酶的分离、提纯、大批量生产及应用开发；酶和细胞的固定化及酶反应器的研究（包括酶传感器、反应检测等）；酶生产中基因工程技术的应用及遗传修饰酶（突变酶）的研究；酶的分子改造与化学修饰，以及酶的结构与功能之间关系的研究；有机相中酶反应的研究；酶的抑制剂、激活剂的开发及应用研究；抗体酶、核酸酶的研究；模拟酶、合成酶及酶分子的人工设计、合成的研究。

酶工程制药是利用酶的催化性质、动力学性质、可固定化性质，生产药物或药物中间体。其优势是不需要有毒原料、反应条件温和、增加原料中原子的利用率、废物排放少、可以制造化学方法不能制造的药物（如手性药物等）。

1. 酶工程制药技术

（1）酶的固定化：固定化酶（immobilized enzyme）是指借助于物理和化学的方法把酶束缚在一定空间内并具有催化活性的酶制剂，是近代酶工程技术的主要应用领域。所采用的酶可以是经提取分离后得到的一定纯度的酶，也可以是结合在菌体（死细胞）或细胞碎片上的酶或酶系。固定化酶具有下列优点：酶的稳定性提高，利用效率高，可多次使用；酶与底物和产物易于分开，产物中无残留酶，易于纯化，产品质量高；反应条件易于控制，可实现转化反应的连续化和自动控制。固定化酶也存在一些缺点：酶活力有损失，增加了生产成本；通常只适用于底物可溶性小分子的酶促反应；胞内酶需要经过酶的分离纯化过程，与完整菌体相比，不适宜用于多酶反应，特别是需要辅助因子的反应。

固定化细胞是将细胞限制或定位于特定空间位置的方法。该技术已扩展至动植物细胞，甚至线粒体、叶绿体及微粒体等细胞器的固定化。固定化细胞既有细胞特性，也有生物催化剂功能，同时具有固相催化剂特点。优点在于：无须进行酶的分离纯化，细胞保持酶的原始状态；在固定化过程中，酶的回收率高，细胞内酶比固定化酶稳定性更高；细胞内酶的辅因子可以自动再生；细胞含多酶体系，可催化一系列反应，抗污染能力强。其局限性包括：利用的仅是胞内酶，而细胞内多种酶的存在，会形成不需要的副产物；细胞膜、细胞壁和载体都存在着扩散限制作用；载体形成的孔隙大小影响高分子底物的通透性。目前，工业上已应用的固定化细胞有很多种，如固定化大肠埃希菌生产 $L-$ 天冬氨酸或 $6-$ 氨基青霉烷酸、固定化假单胞菌生产 $L-$ 丙氨酸等。

（2）固定化酶与固定化细胞的制备技术：常用的固定化方法有载体结合法、包埋法及交联法，细胞固定化还有选择性热处理方法。

载体结合法是将酶或细胞结合到不溶性载体上的一种固定化方法，根据结合形式的不同，可以分为物理吸附法和离子结合法。物理吸附法是用物理方法将酶或细胞吸附于不溶性载体上的一种固定化方法。此类载体有无机载体、天然高分子载体、疏水基的载体。该方法优点在于操作简单，固定化过程可与纯化过程同时实现，酶失活后载体仍可再生。其缺点在于酶与载体结合力较弱，容易从载体上脱落，导致活力下降并污染产物。离子结合法是酶通过离子键结合于具有离子交换基的水不溶性载体上的固定化方法，此类载体有多糖类和合成高分子离子交换树脂。该方法的优点是操作简单，处理条件温和，更能获得酶活力和回收率较高的固定化酶，所以常被采用。包埋法是将酶定位于凝胶网格中，或将酶定位于具有半透性膜的微囊内。该方法操作条件温和，不改变酶的结构，适用于多种酶、粗酶制剂及细胞的固定化。共价结合法是将酶以共价键结合于载体上的固定化方法，一种方法是将载体有关基团活化后与酶结合，另一种方法是使用双功能试剂偶联酶。优点是酶与载体结合牢固，稳定性好；缺点是反应条件苛刻，操作复杂，酶的结构容易变性。选择性热处理法是将细胞在适当温度下处理使细胞膜蛋白变性但不使酶变性，从而使酶固定于细胞内的方法。

（3）固定化酶评价指标：固定化酶评价指标一般包括酶活力的变化、酶稳定性、酶学特性的变化测定、固定化酶（细胞）的性质测定、固定化酶（细胞）活力的测定、偶联率及相对活力的测定。酶结合效率（偶联率）为1时，表示反应控制好，固定化或扩散限制引起的酶失活不明显。

（4）固定化酶和细胞的反应器：固定化酶和固定化细胞能否应用到工业生产，在很大程度上还取决于酶反应器的设计和选用，需要综合权衡固定化酶生产的指标和成本而选择性能优良的反应器。反应器包括间歇式搅拌罐反应器、连续式流动搅拌罐式反应器、填充床反应器、连续式流动搅拌罐-超滤膜反应器、循环反应器和流化床反应器等。此外,还有淤浆反应器、滴流床反应器、气栓式流动反应器、转盘式反应器、筛板反应器及不同类型反应器的结合等。反应器各有特点,并不存在一种理想的通用反应器,在研究和生产中,必须根据具体情况来选择合适的反应器。

(5) 酶的固定化应用:酶工程具有技术先进、成本低、工艺简单、能耗少、产品回收率高、效益好优势,已成为医药化工领域中的"主力军"。目前,已有多种固定化酶用于大规模工业化生产,世界上第一种工业化生产的固定化酶是氨基酰化酶,用于生产各种 L-氨基酸药物。生产成本仅为用游离酶生产成本的60%左右。药物生产中固定化酶的广泛应用当属抗生素生产。如青霉素酰化酶1973年就已用于工业化生产,用于制造各种半合成青霉素和头孢菌素。用同一种固定化青霉素酰化酶,只要改变pH等条件,就既可以催化青霉素或头孢菌素水解生成6-氨基青霉烷酸(6-APA)或7-氨基头孢霉烷酸(7-ACA),也可以催化6-APA或7-ACA与其他的羧酸衍生物进行反应,以合成新的具有不同侧链基团的青霉素或头孢霉素。以角叉菜胶为载体可将天门冬氨酸酶固定化,用于工业化延胡索酸生产 L-天门冬氨酸。用凝胶包埋法可将含天门冬氨酸-β-脱羧酶的假单胞菌菌体制成固定化天门冬氨酸-β-脱羧酶,生产 L-丙氨酸。酶工程在生物合成制药中也有无限潜力,如手性胺合成、区域羟基化及部分氧化还原反应等。尤其在甾体类药物生物合成方面,如在分析甾醇微生物代谢过程机制与代谢路径调整控制的基础上,构建以分枝杆菌甾醇代谢为基础的靶向性基因编辑平台,通过合理敲除或者敲入靶基因,创新研发和目标产物相配套的代谢工程类菌种,能够修饰细胞膜重要组分,提升微生物水相吸收与甾醇转化率,创建了一个紧扣甾体药物合成的"细胞工厂"。

2. 酶的化学修饰　酶的化学修饰是指通过对酶蛋白分子的主链进行"切割""剪切",以及在侧链上进行化学修饰,将某些化学物质或基团结合到酶分子上,最终达到改变酶的某些催化特性和功能的技术过程。酶的化学修饰的目的是提高生物活性,增强酶在不良环境中的稳定性,针对异体反应降低生物识别能力。如 L-天冬酰胺酶与PEG的交联可提高其稳定性和半衰期;尿激酶经白蛋白修饰后抗胃蛋白酶水解和抗胎盘抑制剂能力增加;α-葡萄糖苷酶用白蛋白修饰后抗原性消除等。

酶化学修饰的方法:①利用可溶性大分子通过共价键连接在酶分子表面,形成覆盖层;②利用小分子化合物对酶的活性部位或活性部位之外的侧链基团进行化学修饰,以改变酶学性质;③应用双功能基团试剂将酶蛋白分子之间、亚基之间或分子内不同肽链部分间进行共价交联修饰,使酶分子活性结构加固,提高稳定性;④通过酶表面酸性或碱性残基,将酶共价连接到惰性载体的固定化修饰,也可对酶分子内部修饰,如对酶分子活性基团修饰、辅助因子的修饰、特定位点非天然氨基酸修饰等。

3. 人工模拟酶　人工模拟酶是指根据酶的作用原理,用各种方法人为制造的具有酶性质的催化剂。通过在分子水平上模拟酶活性部位的形状、大小及其微环境等结构特征,以及酶的作用机制和立体化学等特性,设计和合成一些比天然酶简单的分子。按照模拟酶的属性可分为以下5种。①主-客体酶模型:包括环糊精、冠醚、穴醚、杂环大环化合物和卟啉类等,可提供一个疏水的结合部位并能与一些无机和有机分子形成包结络合物,以此影响和催化一些反应。②胶束酶模型:胶束在水溶液中提供了疏水微环境,可以对底物束缚,如果将催化基团如咪唑基、巯基、羟基和一些辅酶共价或非共价地连接或吸附在胶束上,就有可能提供"活性中心"部位,使胶束成为具有酶活力或部分酶活力的胶束模拟酶。③肽酶:模拟天然酶活性部位而人工合成的具有催化活性的多肽。④分子印迹酶模型:通过分子印迹技术可以产生类似于酶的活性中心的空腔,对底物产生有效的结合作用,并能够在结合部位的空腔内诱导产生催化基团，并与底物定向排列，所选择的印迹分子主要有底物、底物类似物、酶抑制剂、过渡态类似物和产物等。⑤半合成酶：以天然酶为母体，用化学方法或基因工程方法引进适当的活性部位或催化基团，从而形成一种新的人工酶。

4. 核酸酶　核酸酶是一种由核糖核酸构成的酶，其核酸序列表现出高度的特异性。若能获知某种核酸酶的核苷酸序列，则能顺利地设计出具备自我切割功能的核酸构成，参照这些基因组的序列特征，能研制出防治一些人、禽畜与植物病毒病的核酸酶，如针对流感、肝炎等的核酸酶。

（五）抗体工程制药

早期抗体药物是鼠源单克隆抗体，存在免疫原性强、半衰期短等问题，进入临床研究的鼠源抗体药物基本没有成功。20世纪90年代后，陆续出现人鼠嵌合抗体、人源化抗体及全人源化抗体。通过片段重组、位点修饰、药物偶联等方法，研发获得了抗体融合蛋白、抗体偶联药物、双特异性抗体、小分子抗体片段等抗体药物，主要应用在抗肿瘤和免疫调节领域。

2023年，美国FDA药品评价与研究中心（CDER）共批准了55款新药。其中，17款为生物制品，而70%为抗体类药物。

1. 基因工程抗体　采用DNA重组技术对抗体的基因进行加工改造和重新装配，可获得基因工程抗体，包括嵌合抗体、人源化抗体、全人源抗体、双特异性抗体、抗体偶联药物、抗体融合蛋白、胞内抗体等。基因工程抗体制备一般先对已有抗体分子的编码基因进行改造，再转染适当的受体细胞表达而制备获得。基因工程抗体具有更低的免疫原性，成为抗体药物领域关注的热点。

（1）嵌合抗体：嵌合重组抗体技术是利用DNA重组技术，将编码鼠源单抗的轻、重链可变区基因插入含有人源抗体恒定区编码基因的表达载体中，所表达的重组抗体的人源化程度达到70%左右，即完整地保留了鼠源单抗的可变区，从而最大限度保持其特异性与亲和性，又通过引入人源基因有效降低了免疫原性。但由于人鼠嵌合抗体保留了30%的鼠源性，仍可诱发机体产生抗鼠源抗体的异源性免疫反应。1994年，美国FDA批准第一个嵌合抗体药物阿昔单抗（abciximab）上市。

（2）人源化抗体：是在嵌合抗体的基础上对抗体可变区进一步人源化改造，人源性成分可以达到90%~95%，大大降低人源化抗体免疫原性，提高了药物的安全性。人源化抗体制备的方法主要有：①改型抗体。把鼠单抗的恒定区和可变区的框架区全部替换成人抗成分，只保留可变区的互补决定区（与靶抗原结构互补并结合的区域）。②表面重塑抗体。对鼠源抗体表面氨基酸残基进行人源化改造。改造的原则是仅替换与人抗体表面可及残基差别明显的区域，在维持抗体活性并兼顾减少异源性的基础上选用与人抗体表面残基相似的氨基酸替换。③去免疫化抗体。设计时，剔除或者改造能够在人体内引发免疫反应的成分，如去除对识别人T细胞抗原表位的序列，从根源上阻断抗体反应发生。④全人源化抗体。在定向选择理论基础下，利用抗体库展示技术，逐步将鼠源抗体的轻、重链完全替换为人抗体序列。最终，获得与亲本鼠源抗体结合同一抗原表位的全人源抗体。

（3）双特异性抗体：双特异性抗体是一种人工抗体，含有两种特异性抗原结合位点，能够在靶细胞和功能分子之间架起桥梁，激发具有导向性的免疫反应。因其具有靶向性强、用量小和毒副作用低的优势，在肿瘤的免疫治疗中凸显应用价值。制备方法有化学偶联法、杂交-杂交瘤法和基因工程抗体等。双抗药物的不足之处在于存在重链和轻链错配、制备工艺难度大、有产生抗药物抗体的可能。

（4）抗体偶联药物（antibody-drug conjugates，ADC）：是由抗体与细胞毒素或药物两种组分连接构成，其中抗体发挥药物运送的靶向作用，将药物运送到特定的靶细胞，以提高目标药物对靶细胞的药效作用，减少副作用。根据结合的物质种类，分为放射免疫偶联物、化学免疫偶联物、免疫毒素以及抗体融合蛋白等。安全性高、疗效好的 ADC 药物的关键要素在于靶标、抗体、药物及连接物，治疗靶标的选择是抗体偶联药物实现良好临床疗效的根本。ADC 药物与靶标结合后，会通过受体介导的内吞作用进入细胞内，而内吞的速率和程度是药物的吸收与释放重要的指标。小核酸抗体偶联药物（antibody-oligonucleotide conjugates，AOC）利用抗体将治疗性寡核苷酸（如反义寡核苷酸、小干扰 RNA、适配体 RNA 等）递送至特定细胞或组织，将抗体的组织特异性优势与小核酸的靶点特异性优势相结合，可在一定程度上解决目前小核酸药物递送问题。

（5）抗体融合蛋白（antibody fusion protein）：是指利用基因工程技术将抗体片段与其他生物活性蛋白质（如抗体酶、免疫毒素、免疫细胞因子、免疫粘连素等）融合所得的产品，兼具抗体片段与抗原的结合特性和所融合的功能蛋白的活性。抗体融合蛋白的构建有 3 种，一是将功能蛋白和抗体的可变片段融合，形成抗体融合蛋白，如将抗体的抗原结合段（Fab 段）或单链抗体与其他生物活性蛋白融合，可以将特定的生物效应定向到靶部位；二是将功能蛋白和抗体的恒定区片段融合，可延长该蛋白质分子在血液中的半衰期，改善其药代动力学特性；三是通过蛋白质分子与其配体的相互作用，将抗体 Fc 段介导的生物学效应引导到特定目标。构建的关键技术是抗体和功能蛋白的连接，常采用多肽连接链。抗体融合蛋白广泛用于免疫导向药物的制备、免疫治疗和诊断、抗体纯化及定量分析等。

（6）胞内抗体（intracellular antibody，intrabody）：是应用基因重组技术在非淋巴细胞内表达具有生物活性的抗体，并通过对抗体分子进行适当修饰，使之定向分布在细胞核、细胞质或某些细胞器中，特异性干扰或阻断靶分子的活性或加工、分泌过程，从而发挥其生物学功能的一类新型工程抗体。胞内抗体主要以单链抗体和 Fab 两种形式存在。单链抗体分子结构简单，便于体外重组操作，已成为胞内抗体技术最常采用的抗体形式，是由抗体的重链可变区与轻链可变区通过短肽（GGGGS$_3$）连接而成。Fab 包括重链的 VH-CH1（Fd 段）和完整轻链，通过链间二硫键连接。单链抗体在细胞内表达使用的载体主要有反转录病毒载体、腺病毒载体及腺病毒相关病毒载体、单纯疱疹病毒载体和脂质体载体。它是继反义 RNA、特异性核酶等技术之后又一新型基因治疗途径，是抗体工程技术与基因治疗的结合体。胞内抗体可抑制细胞膜表面受体表达、灭活原癌基因蛋白产物、阻碍病毒复制过程等，在研究信号传递、抗肿瘤、抗艾滋病等领域具有重要应用价值。

2. 抗体亲和力成熟 抗体亲和力成熟是指机体正常存在的一种免疫应答机制。在体液免疫中，再次应答所产生抗体的平均亲和力高于初次免疫应答，其本质在于抗体编码基因的突变，这种现象称为抗体亲和力成熟。体外的抗体亲和力成熟可以通过进行数轮突变、展示、筛选和扩增的进化过程得以实现。具体突变方法有错配 PCR、DNA 改组、链替换等，不同原理的突变策略的组合应用具有亲和力成熟协同增强的作用。近年来，分子文库相关的技术（如噬菌体展示、酵母展示、细菌展示和核糖体展示等技术）为获得高亲和力抗体以及抗体的亲和力成熟提供了有效途径。

3. 全人源化抗体 目前，全人源化抗体占据抗体药物研发的主导地位。其主要技术包括高通量抗体库技术（如噬菌体和核糖体展示技术等）、转基因小鼠及细胞融合技术（如转基因小鼠、转染色体小鼠、人鼠细胞融合等）、B 淋巴细胞培养技术（如 B 细胞永生化技术、非永生化的 B 细胞体外刺激培养等）及单个 B 细胞克隆表达技术（如抗原特异性记忆 B 细胞、浆细胞 PCR 及高通量测序等）。

（1）噬菌体抗体库技术：2003 年，美国 FDA 批准的针对肿瘤坏死因子的全人源化抗体药物阿达木单抗（humira）就是第一个采用噬菌体抗体库技术研发成功的经典案例。噬菌体抗体库技术制备全人源化抗体通常先分离免疫或者未被免疫的 B 细胞，并采用 RT-PCR 扩增其中全部的抗体重链和轻链可变区（V_H、V_L）基因片段，将体外扩增的 V_H、V_L 基因片段随机克隆入相应载体，构建成为 Fab 或 ScFv 等形式的抗体组合文库，再将抗体基因组合文库插入编码噬菌体的膜蛋白基因Ⅲ（gⅢ）或者基因Ⅷ（gⅧ）先导序列紧邻的下游，使得外源抗体基因表达的多肽能以融合蛋白的形式展示在噬菌体外壳蛋白 gpⅢ 或 gpⅧ 的 N 端，为大规模地采用抗原进行富集筛选提供前提条件；采用固相或者液相化的抗原，经亲和结合富集—温和洗脱—噬菌体扩增以筛选表达抗体蛋白能结合抗原的噬菌体，再继续重复以上富集筛选过程，直至数个循环之后，获得特异性好、亲和力强的抗体噬菌体库；最后可以直接、方便、快捷、高效地从中筛选获得特异性好、亲和力强全人源抗体 V 区基因，筛选策略是用固相或液相化的抗原与抗体库孵育，通过数次的"吸附－洗脱－扩增"，使特异性结合的克隆得以富集，实现短期内筛选出较高亲和力的全人源抗体序列。抗体库库容量通常需要达到 10^{12} 克隆，才能保证从中筛选出针对特定抗原表位的具有较高亲和力的全人源化抗体。

（2）核糖体展示技术：核糖体展示技术是一种稳定的抗体－核糖体－mRNA 复合物的构象为基础，将基因型和表型联系在一起的一种体外展示技术。编码抗体的 DNA 在体外进行转录与翻译，由于对 DNA 进行了特殊的加工与修饰，如去掉 3′ 末端终止密码子，核糖体翻译到 mRNA 末端时，由于缺乏终止密码子，停留在 mRNA 的 3′ 末端不脱离，从而形成蛋白质－核糖－mRNA 三聚体。每个复合体展示一种不同的抗体，通过对应的靶标抗原可达到高通量筛选的目的。该技术是一种体外展示技术，不需要细胞转化克隆即可完成大规模抗体库的构建。构建的抗体库具有高容量（达到 10^{13}）、高质量、易于筛选和抗体性质便于改造等优势。

（3）转基因小鼠及细胞融合技术：转基因小鼠制备全人源化抗体是目前全人源化抗体研究的主流技术，截至目前，美国 FDA 批准上市全人源化抗体 70% 由转基因小鼠制备而来。转基因小鼠技术的关键在于转基因小鼠的构建，目前所用的主要方法有胚胎干细胞法、原核显微注射法、反转录病毒感染法、体细胞核移植法、精子载体法、YAC 法和人工细菌染色体法、微细胞介导的转染色体技术等。通过基因工程技术破坏小鼠内源抗体基因，然后将人抗体基因转入小鼠体内，再将目标抗原免疫转基因小鼠，从而在其体内激活体液免疫与特异性抗体产生，进而通过杂交瘤技术获得来源于人抗体基因编码的全人源化抗体。转基因小鼠制备全人源抗体要求人的抗体基因片段在小鼠体内必须进行较为有效的重排和表达，并且这些片段能与小鼠的免疫信号机制相互作用，使得小鼠在受抗原刺激后，人源抗体基因能被选择、表达并活化 B 细胞分泌。该技术让抗原－抗体免疫反应在小鼠体内进行，因此，保证了抗体类别转换的完整性、抗体克隆选择的多样性及抗体亲和力成熟的自然机制，所得到的抗体具有良好的亲和性、稳定性和可溶性等。

（4）B 淋巴细胞培养技术：单细胞 PCR 构建全人源化单克隆抗体技术的基本过程包括：采集疫苗免疫或已有免疫应答个体的外周血或骨髓单核细胞；通过 B 细胞表面特异性的分子标志物，采用流式细胞仪、免疫磁珠分选、高通量微阵列芯片等方法，得到抗原特异性的浆细胞或记忆性 B 淋巴细胞；通过单细胞 RT-PCR 和 Nested PCR 方法扩增细胞中的抗体轻、重链可变区基因，测序并鉴定；将抗体轻、重链可变区基因克隆入含有人源抗体轻、重链恒定区基因的真核表达载体中，转染哺乳动物细胞表达系统进行抗体表达；表达产物鉴定可通过蛋白质印迹法（Western blot）、间接酶联免疫吸附分析（enzyme-linked immunosorbent，ELISA）等方法，检测抗体与相应抗原的特异性结合活性，通过细胞试验或动物试验检测抗体的生物学功能。该技术保留了轻重链可变区的天然配对，具有基因多样性好、效率高、所需细胞量少等优势。B 细胞分选技术和后续单细胞 PCR 基因扩增技术是制约单个 B 细胞抗体制备技术应用的重要因素。

4. 抗体药物生产和检测 抗体药物生产过程主要包括上游的稳定细胞株构建和下游的抗体表达、分离纯化和质量控制。

（1）稳定细胞株构建：哺乳动物细胞因具备完善的转录后修饰过程而成为抗体表达的最佳宿主。治疗性抗体表达系统主要选择中国仓鼠卵巢癌细胞、鼠淋巴细胞、鼠杂交瘤细胞和其他细胞株等。稳定细胞株筛选系统一般采用抗生素加压筛选系统和基因扩增系统。抗生素加压系统可筛选稳定整合抗体基因的细胞。基因扩增系统可提高抗体编码基因拷贝数，而实现抗体产量的提高，常利用二氢叶酸还原酶筛选系统和谷氨酰胺合成酶筛选系统完成基因拷贝扩增。筛选高产细胞株的方式往往是几种方法综合使用，实现低成本、高通量筛选，如细胞生长属性、流式细胞术、细胞分泌量、自动菌落挑选仪等筛选方法。

（2）抗体的表达：稳定细胞株构建过程中，细胞株在代谢途径、信号转导途径及营养需求等方面会出现变化，需要对用于生产的细胞株进行个性化无血清培养基优化。培养基优化主要在培养过程通过细胞代谢流分析与补料策略结合，建立细胞生长、代谢与表达的信息，通过统计分析优化生产培养基。目前，生产抗体细胞株主要采用流加培养和灌流培养。流加培养会根据需要连续或间歇补充新鲜培养基或营养物质，使营养物浓度始终维持在一个合理的范围内，从而提高营养物质的利用效率，同时不断排出培养基，可带走代谢副产物如乳酸、氨等。流加培养能够使细胞的指数增长期和稳定期延长，获得较高的细胞增长速率及高表达产率。线性放大过程一般以 1:10～1:5 比例进行放大。

（3）抗体药物的纯化：抗体纯化需要将培养液通过离心过滤去除细胞及细胞碎片，经过蛋白 A 亲和层析结合高纯度的抗体，经低 pH 洗脱蛋白 A 上结合的抗体并灭活包膜病毒。抗体经蛋白 A 亲和色谱粗提后，常用层析方法进一步精纯，如阴离子交换（去除聚集体、宿主蛋白和蛋白 A）、阳离子交换（去除宿主蛋白和核酸）、疏水作用（去除聚集体、宿主蛋白和蛋白 A）、羟基磷灰石（去除宿主蛋白和蛋白 A）和分子筛（去除片段和聚集体）等。一般阴离子交换和疏水作用采用流穿模式，阳离子交换和羟基磷灰石采用结合-洗脱模式。

（4）抗体药物的质控：在抗体药物的研发、生产及销售整个过程都要进行质控，确保抗体药物的安全性和有效性。抗体药物的质量控制包括抗体本身的质控、生产抗体的原材料的质控、抗体生产过程的质控及与销售相关的控制。主要针对生产过程中各个阶段的理化属性、生物学性质、免疫学特性、杂质和污染物等进行检测。

第三节 生物技术制药的现状与发展前景

一、生物技术药物研发现状

自 20 世纪 50 年代 DNA 双螺旋结构的发现，到 70 年代重组 DNA 技术和杂交瘤技术的问世，再到 80 年代细胞大规模培养、转基因技术和聚合酶链式反应的应用，直至 90 年代人类基因组计划的实施，生物技术类药物研发得益于分子生物学技术的迅猛发展。进入 21 世纪后，随着基因组学、蛋白质组学、生物信息学、生物芯片、合成生物学等各领域新兴学科的兴起和人类对疾病发病机制的深入探索，生物制药行业在研发与应用方面取得了极大的进步。

（一）国际生物技术药物研发现状

自 20 世纪 80 年代第一个生物技术药物重组人胰岛素经 FDA 批准上市后，全球各主要国家纷纷将目光转向生物医药研发。大量资本和人力的投入促进了全球生物技术药物的不断突破，新品类药物不断涌现。2022 年，全球销售 TOP 100 药物总计销售额为 4 867.88 亿美元，辉瑞公司疫苗 comirnaty 以 378 亿美元的销售额荣登榜首，阿达木单抗紧随其后。抗体类药物、抗体偶联药物、重组蛋白、疫苗等生物技术类药物累计占 TOP 100 药物的销售总收入的 60% 以上（表 7-1）。

表 7-1　2022 年全球畅销药品 TOP 15

销售额排名	商品名	通用名（中文）	生产企业	适应证	药物类别
1	comirnaty	新冠疫苗	辉瑞	新冠病毒感染	mRNA 疫苗
2	humira	阿达木单抗	艾伯维	自身免疫性疾病	单抗
3	keytruda	帕博利珠单抗	默沙东	肿瘤	单抗
4	paxlovid	奈玛特韦/利托那伟	辉瑞	新冠病毒感染	化药
5	spikevax	新冠疫苗	Moderna	新冠病毒感染	mRNA 疫苗
6	eliquis	阿哌沙班	辉瑞，BMS	抗凝血剂	化药
7	biktarvy	比克恩丙诺片（BIC/FTC/TAF）	吉利德	HIV-1 感染	化药
8	revlimid	来那度胺	BMS	肿瘤	分子胶
9	stelara	乌司奴单抗	强生	自身免疫病	单抗
10	eylea	阿柏西普	再生元；拜耳	眼科疾病	抗体融合蛋白
11	imbruvica	伊布替尼	艾伯维；强生制药	肿瘤	化药
12	dupixent	度普利尤单抗	赛诺菲；再生元	自身免疫病	单抗
13	ozempic	司美格鲁肽	诺和诺德	糖尿病；肥胖	多肽
14	jardiance	恩格列净	礼来；BI	糖尿病	化药
15	opdivo	纳武利尤单抗	BMS	肿瘤	单抗

在生物技术药物中，疫苗类药物 comirnaty 异军突起，它是一款针对新型冠状病毒（简称新冠病毒）的 mRNA 疫苗，2020 年 12 月首次获 FDA 紧急使用授权，2021 年 8 月正式获批上市。随着全球新冠紧急状态的结束，2023 年起新冠产品收入持续减少，销售周期进入低谷。单抗类药物在 2022 年全球销售 TOP 100 药物中占比超过一半，是目前 FDA 批准上市品种最多的一类生物技术药物，也是在研药物中最多的一种。单抗类药物在自身免疫性疾病和肿瘤等领域的竞争极为激烈。在自身免疫性疾病领域中，单抗类药物主要的竞争选手包括 humira、stelara、skyrizi、entyvio、cosentyx、tremfya 等药物；而肿瘤领域的竞争则围绕 keytruda、opdivo、perjeta、imfinzi 等药物展开。此外，重组多肽类药物中的降糖药表现也较为亮眼。其中，司美格鲁肽仅在糖尿病适应证上就获得了巨大的成功。2024 年 3 月，FDA 批准了司美格鲁肽的适应证拓展至减重和心血管系统疾病，其市场占有率有望进一步提高。在生物技术药物市场中，与抗体类和基因重组蛋白类药物相比，基因治疗、细胞治疗和核酸类药物等整体竞争力较弱，但在研品种较多，未来有望成为生物技术药物新的发展方向。

与传统化学药物被大型医药公司垄断不同，生物技术药物领域内的创新型企业具有较大占比，形成了以企业间联盟为主的独特产业格局。其中，美国、欧盟、日本、韩国等为全球生物技术药物的研发主力军，罗氏、强生、辉瑞、阿斯利康、默沙东及拜耳等著名药企 2022 年全球企业研发投入占销售额比例的排名均靠前，可见世界各国企业对生物技术制药行业的前景均持乐观态度。

（二）我国生物技术药物研发现状

我国生物技术药物产业始于20世纪80年代，现在仍处于成长期，产业规模持续增长，产值占医药产业的比重持续上升，与发达国家的差距逐步缩小。从1989年侯云德院士课题组成功研发出具有自主知识产权、国际独创的国家Ⅰ类新药——重组人干扰素α1b开始，到2022年全年批准4款国产生物药Ⅰ类新药上市，我国自主研发的生物技术药物在癌症、自身免疫病、心血管疾病、糖尿病、贫血等疾病治疗中均发挥重要作用。

我国生物技术药物的研究和开发起步较晚。在"十一五"期间，我国提出生物产业、生物医药的概念，国务院办公厅发布了《促进生物产业加快发展的若干政策》《生物产业发展"十一五"规划》，建立了长三角、珠三角和环渤海地区3个综合性生物医药产业基地。在"十二五"期间，国务院先后发布《"十二五"国家战略性新兴产业发展规划》《生物产业发展规划》，指明要重点发展生物医药、生物医学工程产品、生物农业和生物制造行业，将生物技术产业作为战略性新兴产业发展的重点领域。"十三五"期间，《医药工业"十三五"发展规划》中明确要求，将生物医药行业作为国民经济的支柱产业大力发展，实现重点突破。在"十四五"时期，国家发展改革委员会发布的《"十四五"生物经济发展规划》中明确了生物经济四大重点发展领域，其中一个领域是顺应"以治病为中心"转向"以健康为中心"的新趋势，发展面向人民生命健康的生物医药。此外，要求继续加快我国生物技术和生物产业发展，生物经济成为推动高质量发展的强劲动力，生物安全风险防控和治理体系建设不断加强。在中央的政策支持下，各省级机构陆续出台大量的支持性政策，以推动各地区的生物医药行业发展升级。2022年起，上海复宏汉霖生物制药有限公司、康方药业有限公司、乐普生物科技股份有限公司等新兴医药企业开始崭露头角，与传统龙头企业江苏恒瑞医药股份有限公司同台竞争，表明我国生物技术药物的研发开始迈入全面发展的新时代。

二、生物技术药物发展前景

（一）mRNA疫苗异军突起

2023年10月2日，美国科学家卡里科（Katalin Karikó）和韦斯曼（Drew Weissman）荣获诺贝尔生理学或医学奖，以表彰他们在核苷碱基修饰和递送系统方面的发现，这些发现推动了新冠病毒mRNA疫苗的问世。mRNA疫苗的研发始于20世纪60年代，由于其在体外易降解，且缺乏良好的递送系统，故研究进展较慢。直至2020年新型冠状病毒感染大流行，才以新型疫苗类药物的身份异军突起。mRNA疫苗的研发主要包括mRNA的设计、合成、包封、药效学、药代动力学、体内和体外安全性评价、生产和临床试验等步骤。目前，mRNA疫苗主要分为两种，即非复制型mRNA和自扩增型mRNA。非复制型mRNA疫苗结构较为简单，包括5′帽子端、开放阅读框（open reading frame，ORF）、5′-和3′-非翻译区（untranslated sequences，UTRs）以及poly A尾结构；自扩增型mRNA疫苗则是一种以甲病毒属 *Alphavirus* 为基础，在细胞内能够自行复制表达的疫苗。除含有5′帽子端，ORF，5′-和3′-UTRs以及poly A尾等基础元件，还含有两个甲病毒的ORF区及26S亚基因启动子原件。多出的两个ORF区及26S亚基因启动子元件，可以使疫苗进入细胞后像病毒一样，利用宿主细胞进行自我复制，从而在极低注射剂量的情况下（常规mRNA疫苗剂量的几分之一到几十分之一），实现抗原的高表达，达到产生较强免疫反应的能力。目前，大部分在研及上市mRNA疫苗均为非复制型mRNA类。

相比于传统疫苗，mRNA疫苗具有3个重要的优势：快速、安全和高效。

1. 快速 与其他类别的疫苗相比，一旦研究人员掌握病原体的基因序列，就可以快速设计并合成 mRNA 疫苗。例如，新冠病毒基因序列发布 42 d 后，科学家设计了第一款 mRNA 疫苗。如果病毒变异导致疫苗效价降低或失效，研究人员可以在短时间内通过改变 mRNA 序列推出升级版疫苗，以及时应对病毒变异。此外，mRNA 疫苗生产工艺相对简单，成本低，批次间差异小，易于大规模生产。

2. 安全 与传统疫苗相比，mRNA 疫苗不需要大量培育活病毒，从而避免了疫苗生产过程中发生活病毒泄漏的风险。此外，mRNA 序列不会整合到细胞 DNA 序列，无插入突变的潜在危险。通过核苷修饰技术可以在降低 mRNA 疫苗免疫原性的同时提高其翻译效率，以进一步提高其安全性。

3. 高效 mRNA 疫苗进入体内可以同时引起体液免疫和细胞免疫。此外，mRNA 疫苗可通过重复接种建立更为强大的免疫屏障作用。

与 2018 年相比，2022 年全球 mRNA 药物市场规模年复合增长率为 7%，未来全球 mRNA 药物将保持稳中有升态势。预测到 2035 年 mRNA 疫苗总体市场规模将上涨 350%，同时 mRNA 疫苗的成功上市将为 mRNA 治疗药物带来机会。目前，mRNA 治疗药物的研发方向主要集中在传染病防治、肿瘤治疗以及遗传病治疗等领域。2023 年，在美国癌症研究协会年会上 Moderna 公司公布了其治疗性癌症疫苗 mRNA-4157（V940）联合 PD-1 抑制剂帕博利珠单抗治疗黑色素瘤的 II 期临床试验结果。结果显示，与帕博利珠单抗单药相比，联合用药用于已切除的高危黑色素瘤辅助治疗，患者无复发生存期显著延长，且没有增加具有临床意义的不良反应，这说明 mRNA-4157（V940）和帕博利珠单抗的联合应用在临床上有广阔的应用前景，mRNA 类药物还有其他前景可观的应用方向。

（二）抗体类药物持续火热

1890 年，德国科学家贝林（Emil Adolf von Behring）和日本科学家北里柴三郎（Kitasato Shibasaburo）首次用"白喉抗毒素血清"挽救了患有白喉的儿童。至此，抗体作为一种治疗性药物进入了人们的视野。从最初多克隆抗血清的发现到后续的单克隆抗体的制备，再到现在的基因工程抗体的应用，治疗类抗体已成为目前 FDA 批准上市的品种最多的一类生物技术药物。

拓展阅读 世界首位诺贝尔生理学或医学奖获得者——贝林（Emil Adolf von Behring）

抗体药物主要包括单克隆抗体、抗体偶联药物（ADC）、双特异性抗体、融合蛋白及抗体片段等。其中，ADC 和双抗类药物是目前的研发热点。ADC 类药物是指将单克隆抗体与毒性药物通过连接肽偶联而成，是一种定点靶向癌细胞的强效抗癌药物。恩美曲妥珠单抗（kadcyla）是靶向人表皮生长因子 2（human epidermal growth factor receptor 2，HER2）抗体与微管抑制剂美登素（mertansine）的偶联药物，适用于接受了紫杉烷类联合曲妥珠单抗为基础的新辅助治疗后，仍残存侵袭性病灶的 HER2 阳性早期乳腺癌患者的辅助治疗，是首个应用于实体瘤的 ADC 药物，也是中国首个上市的 ADC 类药物。据市场分析，与 2017 年相比，2021 年 ADC 类药物的全球市场规模的年复合增长率为 35.9%，并预计至 2030 年仍将以 31.2% 的年复合增长率持续快速增长。

双特异性抗体是含有两个不同抗原结合位点的抗体分子，其中一个结合位点可以与靶细胞表面抗原结合，另一个则可与效应物（如药物、效应细胞等）结合，从而将效应物直接导向靶组织细胞。2022 年，国家药品监督管理局附条件批准上市的康方药业有限公司的卡度尼利单抗（cadonilimab）是首创的 PD-1/CTLA-4 双特异性肿瘤免疫治疗新型药物，适用于既往接受含铂化疗治疗失败的复发或转移性宫颈癌患者的治疗。据其他公开数据，2022 年全球双抗药物市场规模同比增长 45%，有极高的发展潜力。

目前，抗体类药物的适应证也在发生改变，正在从治疗癌症和自身免疫病领域拓展至关节炎、哮喘、慢性阻塞性肺疾病、糖尿病、心血管疾病等领域。此外，从 2022 年 FDA 药品评估和研究中心批准的 15 款生物药的适应证进行分析，孤儿药资格认定的抗体药物占半数，说明抗体类药物在未来依然有良好的发展前景。

（三）基因治疗、细胞治疗和核酸类药物等未来可期

与抗体类药物相比，目前基因治疗、细胞治疗、核酸类药物等生物技术药物上市数量较少，但在研品种较多。基因治疗是指通过一定的技术手段，将外源目的基因导入有缺陷的细胞内，使该细胞的缺陷得到改善，以达到治疗的目的。1990 年，美国国家卫生研究所首次利用基因治疗对一名重症联合免疫缺陷综合征（severe combined immunodeficiency，SCID）患者进行治疗并取得成功。但在 1999 年，全球多名接受基因治疗的 SCID 患者继发了严重的免疫类疾病，使基因治疗进入低谷。随着研究人员对人类基因组的深入探索及对临床前实验和临床试验方案的优化，基因治疗又重回人们的视野。2003 年，中国批准上市了世界上第一例基因治疗产品，由深圳市赛百诺基因技术有限公司研发的携带抑癌基因 *p53* 的重组腺病毒注射液——今又生，用于头颈部鳞状细胞癌的治疗。截至 2022 年底，全球共有 40 余款基因疗法批准上市，表明随着人类基因组的深入探索，基因疗法开始快速发展。

细胞治疗是指利用某些具有特定功能的细胞，采用生物工程方法获取或通过体外扩增、特殊培养等处理后，使这些细胞具有增强免疫、杀死病原体或肿瘤细胞、促进组织器官再生和机体康复等治疗功效，从而达到治疗疾病的目的。目前，全球共 12 款细胞疗法上市，包括 8 款嵌合抗原受体 T 细胞免疫疗法（CAR-T），1 款非特异性细胞因子活化杀伤性 T 免疫细胞回输法和 3 款树突状细胞疗法。值得欣喜的是，在已批准的 8 款 CAR-T 免疫细胞疗法中，其中 1 款是由我国企业传奇生物公司自主研发的细胞疗法西达基奥仑赛（carvykti），用于治疗复发/难治性多发性骨髓瘤成人患者，是中国首个获 FDA 批准的细胞治疗产品，表明中国在细胞治疗领域已达到世界先进水平。

核酸类药物是指具有特定碱基序列，可在细胞中特异性降低靶基因表达水平的寡聚核苷酸药物，主要分为反义寡脱氧核苷酸（antisense oligodeoxynucleotide，ASO）、小干扰 RNA（small interfering RNA，siRNA）、微小 RNA、CpG 寡核苷酸、核酸适配体等。截至 2022 年底，全球累计超 50 种核酸药物处于临床研究阶段，覆盖神经、心血管、感染和肿瘤等领域，共计有 15 款小核酸药物获批上市。但有 2 款早期 ASO 药物和 1 款核酸适配体药物，由于销售额过低等原因退市，目前仍在售的共有 7 款 ASO 和 5 款 siRNA 药物。ASO 是短单链核酸，可通过与 pre-mRNA 或 mRNA 精确互补，特异性降解 mRNA，阻断其翻译、抑制剪接事件发生。药物化学的发展、分子遗传学的兴盛以及人类基因组计划的进一步完善使得 ASO 类药物的研发与应用领域有了极大的拓展。然而，ASO 在循环系统中易降解、快速的肾清除率和易引起包括免疫激活在内的各种不良反应都在一定程度上限制了其临床应用。随着越来越多的基于 ASO 疗法的临床试验的开展，ASO 药物递送系统的进一步改进可能会在不久的将来改变临床药品的种类格局。siRNA 是一种短的双链 RNA 类似物，在生物体内可诱导同源靶基因的 mRNA 特异性降解，导致转录后基因沉默。然而，siRNA 的稳定性差、存在脱靶效应、导入受体细胞较为困难等问题均制约了新药的研发进程。随着纳米技术等多种药物转运技术的发展，siRNA 药物的毒性和脱靶效应有望显著降低，siRNA 药物在未来可能成为核酸类药物重要的支柱产业之一。

三、生物技术药物的有效性和安全性评价

因生物技术药物具有种类繁多、性质各异、机制复杂、并多具有明显的免疫原性等特点，

使其安全性评价研究变得更加复杂。因此，国家制定详细的生物技术药物安全评价研究法规与指导原则对其予以规范。此外，严格的 GLP 规范、实验动物管理、生物技术药物的药效学、毒理学、病理学、药动学、技术审评、临床试验的内容，以及生物技术药物上市后不良反应检测及其对临床前安全评价的指导，均对生物技术药物的有效性和安全性起到一定保障作用。

（一）生物技术药物的制备流程

生物技术药物的研发、生产流程基本分为 4 步，分别为实验室研究、临床前研究、临床试验和工业生产。

1. 实验室研究　主要对生物技术药物的功能进行研究，包括工程菌（株）研究、原液工艺研究、制剂处方工艺研究、小规模试制研究和质控研究等。

2. 临床前研究　主要对生物技术药物的中间性试验、质量控制进行的研究，包括动物药效学研究、药动学研究、药学研究、一般药理学研究、急性毒性研究、长期毒性研究和特殊毒性研究等。

3. 临床试验　主要在人体（患者或健康志愿者）进行生物技术药物的系统性研究，以证实或揭示试验药物的作用、不良反应和/或试验药物的吸收、分布、代谢和排泄，其目的是确定试验药物的疗效与安全性。包括 I 期临床试验、II 期临床试验、III 期临床试验和 IV 期临床试验（上市后监测）等。

4. 工业生产　在获得新药证书的前提下，工厂需要进一步进行生产批件的申报、GMP 的认证等流程，并将详细的制备工艺收录到《中国药典》。

（二）生物技术药物的质量控制

由于生物技术药物均为大分子药物，结构复杂，理化特性、生物学活性具有多样性，此类药物质量标准的制定与质量控制项目均与传统的化学药物和中药不同。生物技术药物的质量标准主要包括质量标准内容的特殊性、制造项下的特殊规定和检定项下的特殊规定。

1. 质量标准内容的特殊性　包括基本要求、制造和检定。

2. 制造项下的特殊规定　对于利用中国仓鼠卵巢细胞等哺乳细胞生产的生物技术药物，需要写出工程细胞的具体情况，包括名称、来源、细胞库的建立、传代、保存、主细胞库及工作细胞库的检定；对于利用大肠埃希菌等工程菌生产的生物技术药物，同样需要写出工程菌的具体情况，包括名称、来源、种子批的建立和菌种鉴定等。此外，还需写出原液和成品的制备方法。

3. 检定项下的特殊规定　包括对原液、半成品和成品的检定内容与方法。其中，对原液的检定项目包括生物活性、蛋白质含量、比活性、纯度、相对分子质量、外源性 DNA 残留量、鼠 IgG 残留量、宿主菌蛋白质残留量、残余抗生素活性、细菌内毒素、等电点、紫外光谱、肽图和 N 端氨基酸序列等。对半成品的检定项目包括细菌内毒素和无菌检查。对成品的检定项目包括对一般药物成品的所有检查项目，以及生物学活性、残余抗生素活性和异常毒性等。

（三）生物技术药物的有效性和安全性评价

生物技术药物主要包括蛋白质药物和核酸药物，因此它既有普通的药物性质，又有生物技术条件下的药学特性。①药物结构确认的不完全性（多肽蛋白截短或延长形式、修饰形式、聚合体或多聚体等）致使其药效易受到影响；②工程菌或工程细胞生理条件差异导致药物生物活性差异；③工程菌或工程细胞生产过程差异导致的工艺杂质差异，包括培养过程中的各种培养物（诱导剂、抗生素或其他培养基成分等）、产物（蛋白、DNA 等）和纯化过程用到的各类试剂等（酶、化学试剂、无机盐、溶剂、载体、细菌内毒素等）；④药物作用靶点的组织特异性差异决定其毒副作用差异；⑤非基因重组类药物多数为异源性大分子，具有免疫原性。

目前，生物技术药物的评价研究主要从动物个体水平、细胞水平和分子水平建立一个灵敏、快速、准确和有效的生物药物安全评价体系。

1. 动物个体水平 可以通过不同的动物模型来评价生物技术药物在临床上的不良反应，以评估其有效性和安全性。常用动物模型主要包括小型动物模型和非人灵长类动物模型。前者来源广泛，价格低廉，但与人基因组差异较大；后者来源稀少，价格昂贵，但与人基因组差异较小，适用于生物技术药物在免疫学、病理学等方面的研究。

2. 细胞水平 可以在体外按照人体解剖学结构，如肝、肾、脂肪和肌肉等构建生物动力学模型，从而研究生物技术药物在细胞中的特异性代谢途径和毒副作用。体外评价方法包括一般细胞毒性检测、神经轴突病变检测和特异的神经毒性生物标志物检测等。此外，细胞毒性作用的生物标志物检测是细胞毒性体外评价的重要方面。

3. 分子水平 分子水平的评价就是检测给药后动物体内产生的特异性分子的表达。通常，炎性反应和免疫刺激效应是重要的检测对象。此外，对于治疗肿瘤的生物技术药物，可以通过检测特异性癌基因和抑癌基因的表达明确该药物的有效性和安全性。

四、生物技术药物可能存在的问题

（一）生物技术药物可能出现的安全问题

在生物技术药物的研发与生产中，不可避免地会涉及各类非致病性、低致病性细菌与病毒的应用。例如，基因治疗中可能应用反转录病毒或慢病毒作为治疗基因序列片段的载体，基因工程制药中会使用大肠埃希菌作为生产重组蛋白或重组多肽的工程菌，减毒活疫苗和灭活疫苗的生产过程中需要大量培养相应病毒等。以上细菌与病毒的应用均可能存在诱发生物感染、产生生物危险物质等问题。因此，生物技术药物在生产过程中必须坚持做好综合防范工作，加强对工作人员与周围环境的监测工作，防止发生生物危害。

（二）生物技术药物可能出现的伦理问题

在生物技术药物的发展过程中，还出现了一些伦理问题，如克隆技术、试管婴儿技术和基因检测技术等。2018年发生的基因编辑婴儿事件，引发了全世界医学科学界震动，时任国务院总理在主持国家科技领导小组会议时，针对基因编辑婴儿事件，特别提出"要严肃查处违背科研道德和伦理的不端行为"。2021年7月12日，WHO下属专家委员会发布《人类基因组编辑管治框架》《人类基因组编辑建议》，首次提出了将人类基因组编辑作为公共卫生工具的全球建议，并论证了其安全性、有效性和伦理。其中，体细胞基因编辑疗法已经成功用于治疗艾滋病、镰刀型红细胞贫血症、甲状腺素淀粉样变性等，并有望改善癌症治疗效果。然而，生殖细胞的基因组编辑可能将基因变化遗传给后代，甚至改变后代的遗传特征，因而存在健康风险。因此，在应用生物技术的过程中，一定要看到其弊端，趋利避害，对滥用技术造成的违法犯罪问题要坚决进行打击。

（三）生物技术药物可能出现的其他问题

随着人类基因组计划的顺利完成，现在的新药研发已由过去的从天然资源中分离盲筛，转向以致病基因或蛋白为对象的针对性研发模式。例如，胃组胺H_2受体的发现，催生了西咪替丁、雷尼替丁等一系列"H_2受体拮抗剂"的问世，从而为治疗胃溃疡开辟了新天地。目前，美国专利商标局已给至少4 382种人类基因授予了专利，其中包括阿尔茨海默病、哮喘、癌症、肌肉萎缩症和其他严重疾病的相关基因。2013年6月13日，美国联邦最高法院就巨数遗传公司（Myriad Genetics）乳腺癌、卵巢癌相关基因专利案做出终审判决，裁定发现自然存在的基因序列不属于有专利价值的创造性活动；通过合成工艺改变基因序列以创造自然界中不存在的分子，如互补DNA，是有专利资格的。因此，加快对我国基因资源的保护和有效利用，具有明显的战略意义。

第四节 生物技术药物实例

2020年，两款mRNA疫苗的上市宣告mRNA技术正式进入商业化时代，mRNA药物有望进入快速发展的黄金十年。目前，正在开发的基于mRNA的制剂根据其潜在的作用机制可分为三大应用：预防性疫苗、治疗性疫苗和治疗性药物。由于mRNA技术在疫苗、药物等领域原理相通，下面以新冠病毒mRNA疫苗为例介绍其生产工艺。

刺突糖蛋白（S蛋白）是新冠病毒入侵人体的关键蛋白，这种蛋白可以识别人类呼吸道上皮细胞上的ACE2蛋白，并与之相互作用，从而引导新型冠状病毒入侵人体。新冠mRNA疫苗的主要成分是编码S蛋白的mRNA，将其注入人体后，它能够直接利用宿主的翻译系统合成S蛋白，通过模拟病毒感染刺激机体产生抗体。

（一）工艺流程

mRNA疫苗生产的一般工艺主要包括目的基因序列的确定、质粒的线性化、mRNA体外转录、mRNA转录物的纯化、mRNA制剂与脂质纳米颗粒（lipid nanoparticle，LNP）的复合、成品的质量检测、除菌过滤和分装冻存等（图7-3）。

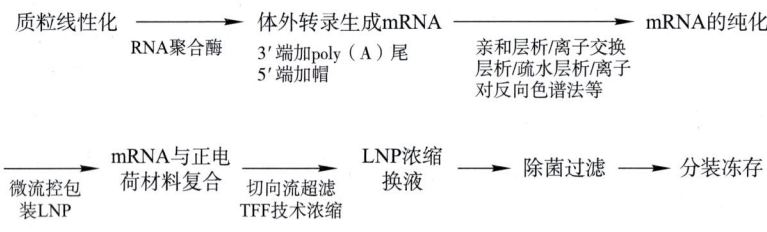

图7-3 mRNA疫苗制备的基本工艺流程

1. 线性化质粒来源 通常有两种方式可以得到线性化的质粒，一种是通过应用大肠埃希菌发酵获得，另一种是通过聚合酶链式反应得到。基于自行发酵得到的DNA质粒必须进行大量纯化处理，因此部分企业选择了市售的成品质粒。

2. 体外转录生成mRNA 真核生物中，基因组DNA先在RNA聚合酶的作用下生成前体mRNA，通过进一步的剪接、加帽、加尾等加工步骤成为成熟的mRNA，成熟mRNA主要包括ORF、UTRs、3'-Poly（A）尾（Tail）和5'-帽（Cap）结构（图7-4）。

mRNA的体外转录有两种方式：一种是以线性化质粒为模板，在含有T7启动子（TAATACGACTCACTATAGGG）或SP6（ATTTAGGTGACACTATAG）启动子条件下，以NTP为底物，使用T7或SP6 RNA聚合酶合成mRNA后，再应用CleanCap®（Cap1）加帽酶、重组Poly A聚合酶等对其进行加帽、加尾等进一步修饰。另一种是先对线性质粒DNA进行加帽、加尾及碱基修饰，再利用RNA聚合酶合成mRNA。

3. mRNA的纯化 通过体外转录生成的mRNA产物中通常会混有截短型RNA、双链RNA、底物、酶等杂质，因此需要在下游的纯化工艺中进行去除。目前，在此过程中应用的mRNA纯化技术有一次切向流过滤（tangential flow filtration，TFF）、层析和二次TFF。一次TFF技术参考专利（专利号：WO2014140211A1），使用TFF装置可在1 h内完成对原料液的纯化、浓缩和缓冲液置换，通常可以除去一些蛋白质杂质，如RNA聚合酶等。接下来，在亲和层析中应用含有固定Oligo-dT结构的树脂柱，它可以选择性地结合到mRNA的Poly-A尾部。层析柱装柱平衡后，在高盐浓度和50~150 cm/h的线速度条件下进行上样。杂质被洗去后，

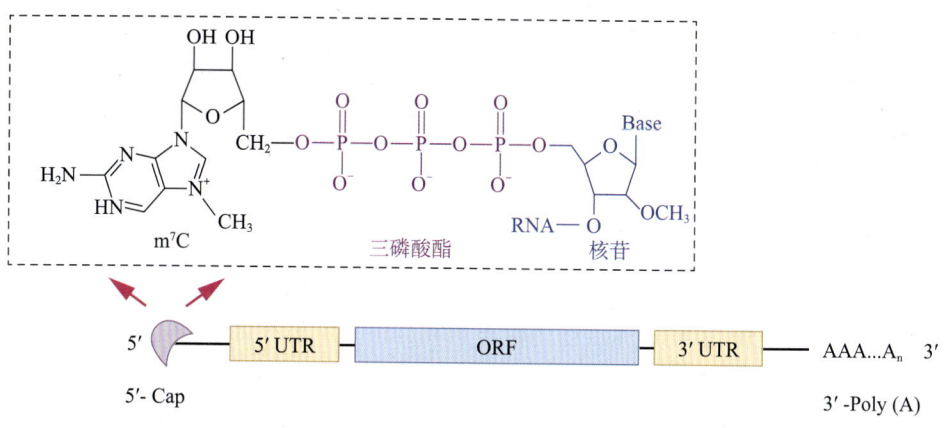

图 7-4 真核生物 mRNA 的基本结构

降低洗脱液中的盐浓度，则可得到产品，产率可达 92%。此外，阴离子交换层析等技术可替代亲和层析完成上述工作。最后进行的二次 TFF 主要作用是完成缓冲液的置换。

4. mRNA 与正电荷材料复合　由于 mRNA 分子的稳定性较低，且 RNA 酶（RNAse）在自然界中广泛存在，因此需要通过对 mRNA 进行包封以保护其不被降解。目前，LNP 是最先进的 mRNA 载体。现有的 LNP 载体主要由可电离脂质、二硬脂酰磷脂胆碱、胆固醇、PEG2000 构成，其各组分物质的量比通常接近已上市的 Moderna 疫苗中的组成比，为 50：10：38.5：15。mRNA 与 LNP 的复合过程可以使用不同的方法，例如，研究人员已经证明了通过流体混合步骤形成 LNP 的可能性。首先，准备干净的 mRNA 缓冲溶液、脂质溶液和乙醇溶液；然后，通过混合，mRNA 和脂质将形成所需的纳米颗粒；最后，通过 TFF 去除乙醇，即可得到 mRNA-脂质纳米颗粒。

5. 除菌过滤　使用孔径约为 0.2 μm 的过滤器去除上述 mRNA 疫苗溶液中的微生物等。

拓展阅读　mRNA 的递送系统

（二）质量控制

截至 2021 年 4 月，美国 FDA 及欧洲药品管理局还未对体外转录生产的 mRNA 疫苗作出具体的质量控制规定。在中国，在国家药品监督管理局的部署下，国家药品监督管理局药品审评中心组织制定了《新型冠状病毒预防用疫苗研发技术指导原则（试行）》《新型冠状病毒预防用 mRNA 疫苗药学研究技术指导原则（试行）》《新型冠状病毒预防用疫苗非临床有效性研究与评价技术要点（试行）》《新型冠状病毒预防用疫苗临床研究技术指导原则（试行）》《新型冠状病毒预防用疫苗临床评价指导原则（试行）》等一系列文件。其中，针对核酸类疫苗，要求除需提供常规放行检验分析和采用先进的分析技术进行的质量研究和特性分析研究数据，还需提供针对核酸序列（包括影响疫苗稳定性、转录、翻译表达效率的关键元件）、长度、纯度（超螺旋突变、生产过程及贮存期间易出现变化的结构）、生物效价、感染性/转导/转录效率等特性进行的分析。此外，如涉及佐剂或新型抗原递呈系统，应结合其与抗原相互作用的结构或特性开展必要的质量研究，理化结构特性如佐剂等电点、粒径及其分布、与抗原的吸附率等，脂质体包封率、粒径等，生物学活性如佐剂或新的抗原递呈系统对抗原的呈递效果、降低佐剂或抗原毒性和/或增强抗原免疫反应的相关研究等。

依据国家发布的各项法规，生产研发公司根据现有制备工艺制定了相关质量控制步骤。首先，可以通过采用荧光染色证明 DNA 是否存在；其次，可以采用紫外吸光度法量化总核酸含量（在没有 DNA 的情况下即等于 RNA 含量），如果酶仍然存在于溶液中，采用紫外吸收显示其他特征性吸光度峰值；再次，采用斑点印迹可以证明 dsRNA 是否存在；从次，为了控制终产品质量，可采用动态光散射测量 LNP 的粒径；最后，通过在 Triton-X 缓冲液中溶解破坏 LNP 后，采用凝胶电泳对终产品进行分析，以验证 RNA 的完整性以及来自制剂或包装过程的主要杂质是否残留。如果当地监管机构有要求，还可以采用高效液相色谱代替凝胶电泳进行分析。

（宋永波　房月）

数字资源详见　新形态教材网

- 学习目标
- 导学视频
- 教学课件
- 拓展阅读
- 思政元素
- 思考题
- 测试题
- 参考文献

第八章 药事管理学

编者导学

学习目标

知识导图

本章导航
第一节　概述
第二节　新药与药品立法管理
第三节　药品研发管理
第四节　药品生产管理
第五节　药品经营管理
第六节　药品上市后监测管理

在现代社会，新药研发已成为药事管理学中关键的领域之一。在新药研发中，药事管理学发挥着不可或缺的作用，它为药品研发提供了法律框架、政策指导和质量管理的科学方法。它不仅包括药品的创新与生产、药用辅料和药品包材的生产管理要求，而且涵盖了药品注册管理的规范性要求，如药品研发和注册、新药临床前研究和药品临床试验管理规范，以及药品上市后监测管理。同时，强调了药事管理在新药研发中的专业性和重要性，以确保新药的安全性和有效性。

第一节　概　　述

一、药事、药事管理、药事管理学的概念

药事是泛指一切与药有关的事务。药事既包括药物研究、药品生产、药品经营、药品检验、药品价格、药品广告、药品使用等活动，也包括药品上市后监测、特殊药品管理、药品包装和药品知识产权等活动。

药事管理（pharmacy administration）是指对药学事业的综合管理，包括宏观管理与微观管理。宏观管理是指国家对药学事业、药学产业、药品质量的监督和管理。微观管理是指药学企事业单位内部的管理，涉及药品生产、经营、药品质量和药品使用等方面。

药事管理学（the discipline of pharmacy administration，Ph.A）是运用药学、管理学、经济学、法学和社会学等学科的基本原理和方法，研究药事管理活动的基本规律和一般方法的应用学科。药事管理学是药学学科的一个分支学科，是一门交叉学科，具有社会科学的性质。

拓展阅读　我国不同时期出版的药典和收录药品情况

二、药事管理的特点与工作方法

药事管理的宗旨是保证药品质量，保障用药安全，维护人民身体健康和用药的合法权益。药事管理的特点包括政策性、专业性、实践性和服务性。政策性体现在依据国家法律法规和行政规章，制定有关制度并进行管理，如依据《药品管理法》对药品的研制、生产、经营、使用和监督管理制定有关规章。专业性体现在药学和其他相关专业知识的运用，如运用药理学、药剂学和药事法规等专业知识进行药事活动。实践性是指药事管理工作离不开实践活动，药事管理所采用的法律法规来自实践，又用于指导实践，并在实践中不断修订完善。服务性是指药事管理往往以服务对象的需求为中心，提供支持或满足需求的行为或活动。

药事管理的工作方法是指各种能够实现管理职能、完成管理目标、保证管理活动顺利进行的手段与途径。现代管理方法也是药事管理常用的管理工具，具体有以下 5 种。

1. 行政方法 药事管理行政方法是指行政机构采用命令、通知、指令性计划、行政审批等手段，对管理对象（药品、人、组织）进行管理的一种方法。行政管理方法具有权威性、强制性和针对性等特点。由于药品的特殊性，即使在市场经济高度发达的国家和地区，仍以行政管理的强化方法对药品的管理进行干预。

2. 法律方法 制定和颁布法律、法规和规章进行管理。例如，通过严厉打击制假、售假行为，依法严惩违法者，增强对制假、售假行为的管理威慑力，增强对药品生产经营企业的约束力。坚决查处违法案件，对触犯刑律者依法予以严惩。

3. 经济方法 经济方法是指运用宏观经济手段，如药品价格等对药品生产、经营企业和医疗机构进行调控管理的手段与方法。如采取政府定价、政府指导价与市场调节价的价格体系对药品的价格进行管控和调节。

4. 技术手段 通过采用先进的仪器设备、检验方法、人工智能技术等，提升技术监督水平，以实现对药品质量的有效控制，从而提高监督管理效率。

5. 咨询方法 药品管理的技术性强，药品行政管理机构在管理过程中，需要依靠专家意见进行科学决策。例如，利用医药学专家的技术力量，对药品进行技术性审查；对于药品研究资料的审批、药品标准的制定、药品不良反应的鉴定等，采用专家咨询方法。

三、药事管理学的主要研究内容与研究方法

药事管理学的主要研究内容包括药品监督管理、药事组织管理、药学技术人员管理、药品管理的法律法规、药品注册管理、药品生产管理、药品经营管理、药品使用管理、药品信息管理、特殊管理药品的管理、医药知识产权保护、药品上市后再评价及安全性检测、医疗机构药事管理和中药管理等。

药事管理学的研究方法主要包括调查研究、实地研究、实验研究、文献研究等。

拓展阅读 我国颁布的药事管理行政规章情况

第二节 新药与药品立法管理

一、新药概念与分类

我国对新药的定义和规范，是药事管理实践不断提升和探索的结果。我国新药的定义经历

了3个阶段。

第一个阶段，我国将未生产过的药品定为新药。1985年《药品管理法》中新药定义为"我国未生产过的药品"。同时实施的《新药审批办法》对新药进一步补充"已生产的药品，凡增加新的适应证、改变给药途径和改变剂型的也属新药范围"，包括境内外均未生产和国外已经生产但国内未生产的产品。1998年国家药品监督管理局修订了《新药审批办法》，其中规定"新药系指我国未生产过的药品。已经生产过的药品，改变剂型、改变给药途径、增加新的适应证或制成新的复方制剂，按新药管理"。新药包含了国内外均未生产和国外已经生产但国内未生产的两重含义，拓宽了新药概念外延。

第二个阶段，新药的定义完成从"国内没有生产过"到"没有销售过"的升级。2002年颁布的《药品管理法实施条例》中重新界定了新药概念，是指"未曾在中国境内上市销售的药品"。这个新药定义减去了我国未生产但已从国外进口的药品，在一定程度上缩减了新药概念外延。随后，颁布的《药品注册管理办法（试行）》中补充了"已上市的药品，改变剂型、改变给药途径、增加新的适应证的，按新药管理"。2008年《药品注册管理办法》正式实施，取消了"按新药管理"的概念，对已上市药品改变剂型、改变给药途径或增加新的适应证的药品，不再作为新药管理。

第三个阶段，新药定义从"全国新"变成"全球新"。2015年国务院印发《关于改革药品医疗器械审评审批制度的意见》，其中定义新药为"未在中国境内外上市销售的药品"，并根据药物的原创性和新颖性，将新药分为创新药和改良型新药。《化学药品注册分类及申报资料要求》自2020年7月1日起开始实施化学药品注册分类，将化学药品分为5类：创新药、改良型新药、仿制药（分为2类）、境外已上市境内未上市化学药品。其中，1类创新药指含有全新的、结构明确的、具有药理作用的化合物，且具有临床价值的药品。2类改良型新药指在已知活性成分的基础上进行优化，且具有明显临床优势的药品。新注册分类3和4为仿制药，一是仿制境外已上市境内未上市的原研药品，二是仿制境内已上市的原研药品。新注册分类5是指境外上市的药品申请在中国境内上市，对应原化学药品注册分类中的进口药品类别。

21世纪初，我国创新药领域逐渐发展和壮大。2005年前后，我国自主1类创新药陆续上市，如重组改构人肿瘤坏死因子、重组人5型腺病毒、尼妥珠单抗、艾普拉唑等。自2017年国内创新药上市数量不断增加，2023年我国获批上市的1类创新药超过30种，生物制剂3.1类新药有10种，化学药品5.1类有40种。图8-1为2019年至2023年中国批准上市的1类创新药数量。

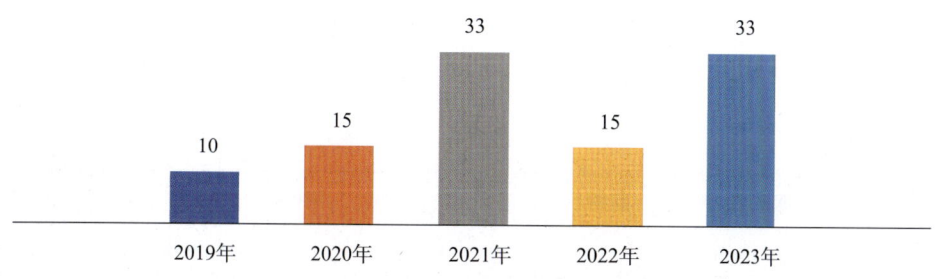

图8-1　2019年至2023年中国批准上市的1类创新药数量

二、新药的命名和管理

新药的命名遵循由世界卫生组织（WHO）制定的国际非专利药品名称（international

nonproprietary names，INN）的规则，为市场上的药品制定世界范围内的唯一名称，又称国际非专利名称或国际通用名。其中，规定新药的命名基于药物化学结构和作用机制，以确保名称的科学性和独特性。

药品生产企业在新药注册时除了报批通用名称，也会注册商品名称，以树立产品品牌和区别于其他企业药品。一般在商品名称的右上角加注"®"，表明该商品名称已被注册，其他生产企业不得再注册。例如，对乙酰氨基酚是通用名称，不同企业生产的对乙酰氨基酚制剂的商品名有泰诺林、百服宁和必理通等。

根据我国《药品包装、标签和说明书管理规定（暂行）》药品包装盒上药品名称字体大小的要求：药品的通用名称须用中文显著标示，如同时有商品名称，则通用名称与商品名称用字的比例不得小于1∶2，以确保其明显性。此外，两者间保持一定的空间，不应连在一起。这样的规定有助于消费者识别药品的通用名称，从而保证用药安全。

拓展阅读 药品包装、标签和说明书管理规定

（一）我国化学药品通用名称命名指导原则

为规范我国国家药典委员会化学药品通用名称命名工作，参考INN命名原则命名制定了《化学药品通用名称命名指导原则》（2022版），对国内首次上市的化学药品，包括化学原料药与制剂、制剂中间体进行规范命名。

（1）药品名称应科学、简短、明确、用字通俗、尽量避免歧义、方便使用。

（2）药品名称应避免采用具有暗示性的字，以及与治疗学、解剖学、生理学或病理学有关的字或词。

（3）药品名称原则上不体现用药人群。

（4）药品名称原则上不体现辅料和包装形式。

（5）药品名称原则上不体现用途。如同一活性成分、同一剂型但不同规格的药品分别用于治疗或诊断等用途，其非治疗用途可在药品名称上体现，名称为"** 用 + 原料药 + 给药途径 + 剂型名"。

（6）药品名称不得采用药品的商品名（包括中文名和外文名）。

（7）新上市药品的名称应与同品种已上市参比制剂及已上市产品名称保持一致。

拓展阅读 我国国家药典委员会《化学药品通用名称命名指导原则》《国际非专利药品名称（INN）的规则》

（二）生物制剂通用名称命名原则

治疗性重组蛋白（多肽）类、基因治疗和细胞治疗类生物制品，原则上采用INN通用名称命名原则。如单克隆抗体类由后缀 - mab 识别所有包含结合明确靶点的免疫球蛋白可变区的制品，加上靶点（分子、细胞、器官）来源词干及前缀组成，如表8-1抗肿瘤单抗类药品命名情况。

表 8-1 抗肿瘤单抗类药品命名情况

中文名	英文名	前缀	中缀	后缀
曲妥珠单抗	trastuzumab	tras	tu（肿瘤靶点），zu（人源化）	mab
利妥珠单抗	rituximab	ri	tu（肿瘤靶点），xi（嵌合抗体）	mab
替雷利珠单抗	tislelizumab	tisle	li（免疫调节因子靶点），zu（人源化）	mab

2017年以后，WHO对单抗的命名原则进行了更新和调整。遵循WHO的单克隆抗体INN命名规则由"前缀 + 亚词干 A+ 亚词干 B+ 后缀"组成。2021版词干部分将免疫调节剂细分：

过敏抗体为 –ler–，免疫刺激性抗体为 –sto–，免疫抑制性抗体为 –pru–。后缀部分不用 –mab，取而代之的分别是：未修饰的单抗为 –tug，双抗和多抗为 –mig，抗体片段为 –ment。

三、药品管理立法

我国《药品管理法》自 1984 年颁布，历经了几次重要的修订，每次修订体现了时代的社会经济发展、药品行业变化及公众健康需求的特点。

（一）我国药品立法的不同时期

1. **1984 年立法** 《药品管理法》于 1984 年 9 月 20 日由全国人民代表大会常务委员会通过，旨在加强药品监督管理，保证药品质量，保障人体用药安全，维护人民身体健康和用药的合法权益。

2. **2001 年修订** 2001 年 2 月 28 日全国人民代表大会常务委员会会议对《药品管理法》进行了全面修订。修订根据当时药品行业发展和监管实践的需要，对药品的研制、生产、经营、使用和监督管理等方面进行了系统性地更新和完善。

3. **2013 年和 2015 年修正** 2013 年和 2015 年全国人民代表大会常务委员会分别对《药品管理法》进行了两次修正，以适应药品监管的新形势和新要求。

4. **2019 年全面修订** 2019 年 8 月 26 日全国人民代表大会常务委员会会议表决通过了第二次修订，新版《药品管理法》于 2019 年 12 月 1 日起施行。新版《药品管理法》界定了药品定义"用于预防、治疗、诊断人的疾病，有目的的调节人的生理功能并规定有适应证或者功能主治、用法和用量的物质，包括中药材、中药饮片、中成药、化学原料药及其制剂抗生素、生化药品、放射性药品、血清、疫苗、血液制品和诊断药品等。"法律中对药品的界定，首先是从药品的用途开始，是用于与疾病做斗争的，预防疾病、治疗疾病和诊断疾病；第二是药品作用以人体为对象，调节人的生理机能；第三是药品的来源，包括天然性的和人工合成的。

（二）药品管理法的特点

新版《药品管理法》共十二章一百五十五条，对药品的研制、生产、经营、使用和监督管理等环节进行了规范，强化药品安全监管，鼓励药品创新，并明确了药品监管的法律责任。该法的特点如下。

1. **鼓励创新** 新版《药品管理法》鼓励药品创新，包括引入药品上市许可持有人制度，明确药品上市许可持有人对药品全生命周期的主体责任和对全过程监管职责。鼓励科研机构和生产企业药品创新，并对其产品上市后的巨大收益进行保护。特别强调了对儿童用药的鼓励和支持，包括优先审评审批。

2. **严格监管和处罚** 在监管处罚方面，体现了新版《药品管理法》的严格性，包括综合运用多种处罚措施，大幅度提高罚款额度，实行"双罚制"，提出惩罚性赔偿原则以及追究刑事责任等。

3. **药品追溯和警戒制度** 建立健全药品追溯制度，实现药品可追溯。建立药物警戒制度，对药品不良反应及其他与用药有关的有害反应进行监测、识别、评估和控制。

这些变化特点体现了我国药品立法在不断适应新挑战、满足新需求的过程中，逐步完善和加强药品安全监管的立法取向。

拓展阅读 我国新版《药品管理法》

四、药品管理法实施条例

我国《药品管理法实施条例》自 2002 年首次施行以来，经历了三次重要的变化和修订，2016 年首次修订，2019 年第二次修订，2024 年第三次修订。第二次修订进一步明确了药品监管的具体措施和要求，以加强药品的全生命周期管理。

拓展阅读 我国 2024 年第三次修订版《药品管理法实施条例》

修订反映我国药品管理法规随着社会经济发展、科技进步和行业需求的演进不断调整和完善的过程。每一次修订都是为了提高药品监管效能，保障公众健康，同时促进药品行业的创新和高质量发展。

第三节　药品研发管理

新药研发是特殊的科学研究，要符合科学性、规范性和合法性。药品注册申请人要向国家药品监督管理部门提出药品注册申请，依照法定程序和相关要求提出药物临床试验、药品上市许可、再注册等申请以及补充申请。我国 2020 年 7 月 1 日颁布的《药品注册管理办法》（以下简称《办法》）规范了新药的注册管理；规定了药品注册的分类、程序、要求、审查、证书等项内容，保证药品的安全、有效和质量可控。该《办法》明确审评审批流程中各项工作时限、核查和检验程序，以及注册过程中的沟通机制等。

一、注册法律程序

药品注册申请人需要遵循的具体法定程序和要求主要包括以下 7 个方面。

1. 提交申请　药品注册申请人需依照法定程序提出药物临床试验、药品上市许可、再注册等申请以及补充申请。

2. 提供数据和资料　申请药品注册时，必须提供真实、充分、可靠的数据、资料和样品，以证明药品的安全性、有效性和质量可控性。如果使用境外研究资料和数据支持药品注册，其来源、研究机构或实验室的条件、质量体系要求及其他管理条件等应当符合国际人用药品注册技术要求协会的标准。

3. 审查流程　在受理申请后 30 个工作日内，完成申报资料审查、注册现场核查、生产现场检查、抽取样品和通知药品检验机构进行注册检验。

4. 技术要求规范　根据《药品注册检验工作程序和技术要求规范（试行）》基本技术要求，申请人明确药品注册检验工作程序，开展药品注册检验。

5. 附条件批准与沟通交流　对于附条件批准的申请，申请人应就附条件批准上市的条件和上市后继续完成的研究工作等与国家药品监督管理局药品审评中心进行沟通交流，并经确认后提出药品上市许可申请。

6. 申报资料制作及递交流程　包括资料内容、版面要求、文件格式、电子注册申报系统、申报方式、审核结果通知等方面，适用于不同类型的药品注册申请。

7. 细化分类和申报资料要求　中药、化学药和生物制品等药品的细化分类和相应的申报资料要求，由国家药品监督管理局根据注册药品的产品特性、创新程度和审评管理需要组织制定，并向社会公布。

二、药品注册批准文号

药品批准文号是由国家药品监督管理部门,在批准药品生产企业生产新药,或者已有国家标准的药品时,在批准文件上规定的该药品的专有编号,是药品说明书中应列出的内容。

药品批准文号的格式为:国药准字 +1 个字母 +8 位数字;试生产的药品批准文号为:国药试字 +1 个字母 +8 位数字。其中,字母 H 代表化学药,Z 代表中药,S 代表生物制品,J 代表进口分装药品,F 代表药用辅料。化学原料无药品批准文号,在药品批准证明文件中载明登记号。药品批准文号中的数字,第 1、2 位数字为原批准文号的来源代码,其中"10"代表原卫生部批准的药品,"19"和"20"代表 2002 年 1 月 1 日前由国家药品监督管理局批准的药品。使用各省行政区划代码前两位的(如"11"代表北京市、"12"代表天津市),为各省主管部门批准的药品。第 3、4 位数字为换发批准文号的年份,取公元年号的后两位数字,但来源于国家卫生主管部门和国家药品监督管理部门的批准文号仍使用原文之年号的后两位数字。第 5~8 位数字为顺序号。例如,国药准字 J20180060(2002 年国家药品监督管理局批准的进口药品,批准年份的顺序号为 60),国药准字 Z10960058(1996 年卫生部批准的第 58 号中药制剂)。

同一生产企业生产的同种药品的不同规格有不同的批准文号。除经国家药品监督管理部门批准的药品委托生产和异地加工,经不同的生产企业生产的同一种药品,药品批准文号不同。如某药品生产企业生产的阿魏酸钠注射液,规格为 0.1 g/5 mL 与规格 50 mg/2 mL 的批准文号分别是国药准字 H22023986 和国药准字 H22023985;又如,规格为 0.1 g 的注射用硫酸奈替米星,由 2 个不同生产厂家生产,甲药品生产企业所生产的该药品的批准文号是国药准字 H20020414,而乙药品生产企业的则是国药准字 H20020435。

三、新药监测期的管理

新药监测期的管理要求内容主要涉及药品全生命周期的管理,包括药品研制、注册和上市后监管等各环节的安全性管理。对首个专利药品获批上市的化学仿制药,给予市场独占期(最长为获批之日起 12 个月内);对首个批准上市的儿童专用新品种、剂型和规格,以及增加儿童适应证或者用法用量的药品给予最长不超过 12 个月的市场独占期;对批准上市的罕见病新药,在药品上市许可持有人承诺保障药品供应情况下,给予最长不超过 7 年的市场独占期。2022 年 5 月 9 日发布的《药品管理法实施条例(修订草案征求意见稿)》中提到,自药品上市许可持有人获得药品注册证书之日起 6 年内,其他申请人未经药品上市许可持有人同意,使用前款数据申请药品上市许可的,药品监督管理部门不予许可。

第四节 药品生产管理

一、药品生产监督管理办法

为加强药品生产监督管理,规范药品生产活动,2020 年 1 月 22 日国家市场监督管理总局颁布《药品生产监督管理办法》,自 2020 年 7 月 1 日起施行。

(一)药品生产许可

从事药品生产活动,应当经所在地的省、自治区或直辖市药品监督管理部门批准,依法取得药品生产许可证，遵守药品生产质量管理规范，确保生产过程持续符合法定要求。药品生产许可证载明事项分为许可事项和登记事项。许可事项是指生产地址和生产范围等。登记事项是指企业名称、住所（经营场所）、法定代表人、企业负责人、生产负责人、质量负责人和质量授权人等。

药品上市许可持有人应当建立药品质量保证体系，履行药品上市放行责任，对其取得药品注册证书的药品质量负责。

中药饮片生产企业应当履行药品上市许可持有人的相关义务，确保中药饮片生产过程持续符合法定要求。

原料药生产企业应当按照核准的生产工艺组织生产，严格遵守药品生产质量管理规范，确保生产过程持续符合法定要求。

经关联审评的辅料、直接接触药品的包装材料和容器的生产企业及其他从事与药品相关生产活动的单位和个人依法承担相应责任。

拓展阅读《药品生产监督管理办法》

（二）药品生产质量管理规范

为规范药品的生产质量管理，根据《药品管理法》《药品管理法实施条例》，制定《药品生产质量管理规范》（good manufacturing practice，GMP）。

1. GMP对"硬件"的要求　药品生产质量管理规范中对"硬件"的要求主要包括厂房与设施、设备等方面。根据最新修订版GMP规定，厂房和设施是实施GMP的基础，是硬件中的关键部分，其设计质量和施工质量直接影响药品质量。设备作为生产的必备手段，其性能和技术水平直接影响企业的生产能力和产品质量。药品生产企业需要确保这些硬件条件符合GMP标准，以保证药品的安全性和有效性。

（1）厂房与设施：厂房的选址、设计、布局、建造、改造和维护必须符合药品生产要求，应当能够最大限度地避免污染、交叉污染、混淆和差错，便于清洁、操作和维护。如厂房应当有适当的照明、温度、湿度和通风，确保生产和贮存的产品质量，以及相关设备性能不会直接或间接地受到影响。厂房、设施的设计和安装应当能够有效防止昆虫或其他动物进入。应当采取必要的措施，避免所使用的灭鼠药、杀虫剂、烟熏剂等对设备、物料、产品造成污染。企业应当采取适当措施，防止未经批准人员的进入。生产、贮存和质量控制区不应当作为非本区工作人员的直接通道。

（2）生产区：为降低污染和交叉污染的风险，厂房、生产设施和设备应当根据所生产药品的特性、工艺流程及相应洁净度级别要求合理设计、布局和使用。生产特殊性质的药品，如高致敏性药品（如青霉素类）或生物制品（如卡介苗或其他用活性微生物制备而成的药品），必须采用专用和独立的厂房、生产设施和设备。青霉素类药品产尘量大的操作区域应当保持相对负压，排到室外的废气应当经过净化处理并符合要求，排风口应当远离其他空气净化系统的进风口。

生产β-内酰胺结构类药品、性激素类避孕药品必须使用专用设施（如独立的空气净化系统）和设备，并与其他药品生产区严格分开；生产某些激素类、细胞毒性类、高活性化学药品应当使用专用设施（如独立的空气净化系统）和设备；特殊情况下，如采取特别防护措施并经过必要的验证，上述药品制剂则可通过阶段性生产方式共用同一生产设施和设备；用于上述的空气净化系统，其排风应当经过净化处理。此外，还有洁净、排水和防尘等要求。

（3）仓储区：仓储区应当有足够的空间，确保有序存放待验、合格、不合格、退货或召回的原辅料、包装材料、中间产品、待包装产品和成品等各类物料和产品。仓储区的设计和建造应当确保良好的仓储条件（如温/湿度、避光），并有通风和照明设施，并进行检查和监控。

高活性的物料或产品及印刷包装材料应当贮存于安全的区域。如采用单独的隔离区域贮存待验物料，待验区应当有醒目的标识，且只限于经批准的人员出入。不合格、退货或召回的物料或产品应当隔离存放。如果采用其他方法替代物理隔离，则该方法应当具有同等的安全性。通常应当有单独的物料取样区，其空气洁净度级别应当与生产要求一致。如在其他区域或采用其他方式取样，应当能够防止污染或交叉污染。

（4）辅料质量管理部门：独立于生产管理部门，具有批准或拒收原料、包装材料、中间体和成品的权力。质量控制区质量控制实验室通常应当与生产区分开；生物检定、微生物和放射性同位素的实验室还应当彼此分开。实验室的设计应当确保其适用于预定的用途，并能够避免混淆和交叉污染；应当有足够的区域用于样品处置、留样和稳定性考察样品的存放以及记录的保存。必要时，应当设置专门的仪器室，使灵敏度高的仪器免受静电、震动、潮湿或其他外界因素的干扰。处理生物样品或放射性样品等特殊物品的实验室应当符合国家的有关要求。实验动物房与其他区域严格分开，其设计和建造应符合国家有关规定，设有独立的空气处理设施及动物的专用通道。

（5）辅助区休息室：设置不应对生产区、仓储区和质量控制区造成不良影响。更衣室和盥洗室应当方便人员进出，面积大小与使用人数相适应。盥洗室不得与生产区和仓储区直接相通。维修间应当尽可能远离生产区。存放在洁净区内的维修用备件和工具应当放置在专门的房间或工具柜。

（6）设备：设备的设计、选型、安装、改造和维护符合预定用途，应当尽可能降低产生污染、交叉污染、混淆和差错的风险，便于操作、清洁、维护，必要时进行消毒或灭菌。建立设备操作规程，保存相应的操作记录。建立并保存设备采购、安装、确认的文件和记录。GMP中对设备的设计和安装、维护和维修、使用和清洁都作具体规定要求。

（7）制药用水：制药用水应当适合其用途，符合《中国药典》质量标准及相关要求。制药用水至少应当采用饮用水。水处理设备及其输送系统的设计、安装、运行和维护应确保制药用水达到设定的质量标准。水处理设备的运行不超出其设计能力。纯化水、注射用水储罐和输送管道所用材料应无毒、耐腐蚀；储罐通气口应安装不脱落纤维的疏水性除菌滤器；管道设计和安装应避免死角、盲管。纯化水、注射用水的制备、贮存和分配应防止微生物的滋生。纯化水可采用循环，注射用水可采用70 ℃以上保温循环。对制药用水及原水的水质进行定期监测，并有相应的记录。应当按照操作规程对纯化水、注射用水管道进行清洗消毒，并有相关记录。发现制药用水微生物污染达到警戒限度、纠偏限度时应按照操作规程处理。

2. GMP对"软件"的要求　软件系统的建立取代传统的以口授记忆进行管理的模式，是一种从人治到法治的变革。《药品管理法》要求药品生产企业具有能对所生产药品进行质量管理和具有保证药品质量的规章制度，即 GMP 的文件管理。用书面的程序管理药品生产是践行全面质量管理的保障。

（1）文件管理的原则：文件是质量保证系统的基本要素。企业必须有内容正确的书面质量标准、生产处方和工艺规程、操作规程及记录等文件。企业应当建立文件管理的操作规程，系统设计、制定、审核、批准和发放文件。文件的内容应当与药品生产许可、药品注册等相关要求一致，并能追溯每批产品的历史情况。文件的起草、修订、审核、批准、替换或撤销、复制、保管和销毁等按照操作规程管理，并有相应的文件分发、撤销、复制和销毁记录流程管理。文件应当标明题目、种类、目的以及文件编号和版本号。文件应当分类存放、条理分明，便于查阅。文件应当定期审核和修订。文件修订后，按照规定管理，防止旧版文件的误用，分发、使用的文件应当为批准的现行文本；已撤销的或旧版文件除留档备查外，不得在工作现场出现。与 GMP 有关的每项活动应有记录，以保证产品生产、质量控制和质量保证等活动可追溯。

（2）质量标准：物料和成品有经批准的现行质量标准，必要时，中间产品或待包装产品也应有质量标准。如果中间产品的检验结果用于成品的质量评价，则制定与成品质量标准相对应的中间产品质量标准。

（3）工艺规程：是为生产特定数量的成品制定的文件，包括生产处方、生产操作和包装操作要求，规定原辅料和包装材料的数量、工艺参数和条件、加工说明（包括中间控制）、注意事项等内容。

（4）批记录：每批药品有批记录，包括批生产记录、批包装记录、批检验记录和药品放行审核记录等与本批产品有关的记录。批记录可追溯所有与成品质量有关的历史信息。批记录应当由质量管理部门负责管理，至少保存至药品有效期后一年。

（5）操作规程：操作规程是经批准用来指导设备操作、维护与清洁、验证、环境控制、取样和检验等药品生产活动的通用性文件，也称标准作业程序（standard operating procedure，SOP）。厂房、设备、物料、文件和记录应有编号，并制定编制编号（或代码）的操作规程，以确保编号（或代码）的唯一性。

3. GMP 对"人员"的要求 企业应建立与药品生产相适应的管理机构，并有组织机构图。企业设立独立的质量管理部门，履行质量保证和质量控制的职责。质量管理部门可以分别设立质量保证部门和质量控制部门。在 GMP 中，对机构和人员有详细规定内容。

（1）机构与人员的原则要求：质量管理部门应当参与所有与质量有关的活动，负责审核所有与 GMP 有关的文件。质量管理部门人员不得将职责委托给其他部门的人员。企业配备足够数量并具有适当资质的管理和操作人员，明确规定各部门岗位职责。岗位职责不得遗漏，交叉的职责应有明确规定。个人承担的职责不应过多。所有人员应当明确个人职责，熟悉职责相关要求，接受必要的培训，如上岗前培训和继续培训。职责不得委托他人。确需委托的，其职责可委托给具有相当资质的指定人员。

（2）关键人员：关键人员应是企业的全职人员，至少包括企业负责人、生产管理负责人、质量管理负责人和质量授权人。质量管理负责人和生产管理负责人不得互相兼任。质量管理负责人和质量授权人可以兼任。企业负责人是药品质量的主要责任人，全面负责企业的日常管理。为确保企业实现质量目标需执行规范要求；生产药品企业负责人应负责提供必要的资源，合理计划、组织和协调，保证质量管理部门独立履行其职责。

（3）人员培训：企业指定部门或专人负责培训管理工作，有经生产管理负责人或质量管理负责人审核或批准的培训方案或计划，保存培训记录。与药品生产、质量有关的所有人员都应经过培训，培训内容与岗位要求相适应；且高风险操作区（如高活性、高毒性、传染性、高致敏性物料的生产区）的工作人员要通过专门的培训。除进行本规范理论和实践的培训，应有相关法规、相应岗位的职责、技能的培训，定期评估培训的实际效果。

拓展阅读 《药品生产质量管理规范》

二、中药材的管理规范

中药材指来源于药用植物、药用动物等资源，经规范化的种植（含生态种植、野生抚育和仿野生栽培）、养殖、采收和产地加工后，用于生产中药饮片、中药制剂的药用原料。中药材质量管理规范主要涉及中药材的生产、加工、检验等全过程，以确保中药材的质量安全。《中药材生产质量管理规范（试行）》于 2002 年 4 月 17 日由国家药品监督管理局发布，并自 2002 年 6 月 1 日起施行。全文共十章五十七条，涵盖了质量管理、基地选址、种子种苗或其他繁殖材料、种植与养殖、采收与产地加工、质量检验等内容。

该规范包括中药材包装材料的要求，明确包装材料应符合国家相关标准和药材特点，保障中药材质量。中药材生产企业应根据中药材生产特点，明确影响中药材质量的关键环节，开展质量风险评估，制定有效的生产管理与质量控制、预防措施的规定。此外，相关的法律和条例，如2019年12月1日施行的《中华人民共和国药品管理法》中，对中药内容作出了多项修订。中药材质量管理内容包括以下6个方面。

（1）产地生态环境：生产企业应按中药材产地适宜性优化原则，因地制宜，合理布局。中药材产地的环境符合国家相应标准，例如，空气符合大气环境质量二级标准；土壤符合土壤质量二级标准；灌溉水符合农田灌溉水质量标准；药用动物饮用水符合生活饮用水质量标准。药用动物养殖企业应满足动物种群对生态因子的需求及与生活、繁殖等相适应的条件。

（2）种质和繁殖材料：养殖、栽培或野生采集的药用动植物，应准确鉴定其物种，包括亚种、变种或品种，记录其中文名及学名。种子、菌种和繁殖材料在生产、储运过程中实行检验和检疫制度以保证质量和防止病虫害及杂草的传播；防止伪劣种子、菌种和繁殖材料的交易与传播。按动物习性进行药用动物的引种及驯化。捕捉和运输时应避免动物机体和精神损伤。严格检疫引种动物，进行定时的隔离和观察。

（3）栽培与养殖管理：药用植物生长发育需要适宜栽培区域。根据其营养特点及土壤的供肥能力，确定施肥种类、时间和数量，施用肥料的种类以有机肥为主，根据药用植物物种生长发育的不同需要合理使用化肥，并制定相应的种植规程。

药用动物养殖管理根据药用动物生存环境、食性、行为特点及对环境的适应能力等，确定相应的养殖方式和方法，制定相应的养殖规程和管理制度。

（4）采收与加工：采收和加工是中药材生产的最后环节，科学管理才能确保中药材的品质优良。采收时间根据产品质量及植物单位面积产量或动物养殖数量，并参考传统采收经验等因素确定适宜的采收期和采收年限。《中国药典》对部分全草类或地上部分入药的全草类中药材规定了叶子所占的比例。全草类中药材有效成分叶中含量较高，多数规定在植物生长旺盛、开花前或初花时采收。由于叶的重量较轻，茎枝的重量较重，应避免采收的全草类中药材"只见茎枝，不见叶"的质量问题，如要求薄荷、穿心莲等花类中药材在花蕾期或初花期采收，开花后有效成分含量会明显下降。果实类中药材品种不同采收期不同，如枳壳要求7月果皮尚绿时采收，如果过了7月果实太大，其有效成分含量下降；栀子要求9~11月果实成熟呈红黄色时采收。

加工是使中药由药用植物（动物）成为真正的中药材。对于多数中药材，加工过程包含清洗、除去非药用部位和杂质、剪切、干燥等，一般不改变药性。中药材采收后应及时加工，否则易发生霉变和有效成分含量下降，尤其是体积较大的根类、根茎类、茎木类等中药材。采收机械、器具应保持清洁、无污染，存放在无虫鼠害和禽畜的干燥场所。例如，远志加工时需抽掉木心，但其采收时节正是农忙时节，抽心不及时容易出现霉变，导致黄曲霉素含量超标。另外，对于难以干燥的中药材的加工，趁鲜切片直接干燥是一种有效的加工方法。

（5）包装、运输与贮藏

1）包装前，应检查并清除劣质品及异物。包装应按标准操作规程操作，并有批包装记录。其内容包括品名、规格、产地、批号、重量、包装工号、包装日期等。所使用的包装材料应清洁、干燥、无污染、无破损，并符合药材质量要求。药材包装要求注明品名、规格、产地、批号、包装日期、生产单位，并附有质量合格的标志。易破碎的药材应使用坚固的箱盒包装，毒性、麻醉性、贵细药材应使用特殊包装，贴有相应的标记。

2）药材批量运输时，不应与其他有毒、有害、易串味物质混装。运载容器应有防潮措施，具有较好的通气性，以保持药材干燥。

3）药材仓库应通风、干燥、避光，必要时安装空调及除湿设备，并具有防鼠、虫、禽畜的措施。地面整洁、无缝隙、易清洁。存放在货架上的药材，与墙壁保持足够距离，防止虫蛀、霉变、腐烂、泛油等现象发生，有定期检查和记录。合理应用传统贮藏方法，同时兼顾现代贮藏保管新技术和新设备的利用。

（6）质量管理：质量管理部门是生产企业的必设部门。该部门负责中药材生产全过程的监督管理和质量监控，并应配备与药材生产规模、品种检验要求相适应的人员、场所、仪器和设备。

生产企业的技术负责人应有药学或农学、畜牧学等相关专业的大专以上学历，并有药材生产实践经验。质量管理部门负责人应有大专以上学历，并有药材质量管理经验。从事中药材生产的人员均应具有基本的中药学、农学或畜牧学常识，并经生产技术、安全及卫生学知识培训；从事田间工作的人员应熟悉栽培技术，特别是农药的施用及防护技术；从事养殖的人员应熟悉养殖技术。

生产企业生产和检验用的仪器、仪表、量具、衡器等其适用范围和精密度应符合生产和检验的要求，有使用状态标志，并定期校验。

生产企业有生产管理、质量管理等标准操作规程。每种中药材的生产全过程均应详细记录，必要时可附照片或图像。

拓展阅读　《中药材生产质量管理规范（试行）》

三、中药饮片的质量管理规定

1. 中药饮片生产管理规范　中药饮片既是临床用药也是中成药生产的原料。中药生产管理规范覆盖生产管理和质量控制全过程。随着科技进步和市场需求的变化，相关的法规和标准也不断更新。例如，2022年《国家中药饮片炮制规范》更新，要求中药饮片的炮制遵循国家或地方的有关炮制规范，包括炮制设备、技术要点、炮制程度、辅料用量等。规范中药饮片的炮制过程和原辅料的质量控制。生产中使用的原辅料须符合相关质量标准，有必要的检测，如外观、理化性质、微生物限度等。

生产工艺控制遵循标准操作规程，确保生产过程的标准化和规范化。中药材要经过洗净、软化、切割、粉碎干燥、炮制和包装等生产环节，各生产过程有规范的生产质量规范，如中药饮片的半成品干燥生产工程有人工干燥和自然干燥，不同干燥生产有不同质量规范（表8-2）。

表8-2　中药饮片干燥生产质量规范

工艺	生产质量规范	质量要求	质量指标
人工干燥	蒸汽烘干、干燥箱烘干或炕干法对水处理、切制、粉碎、炮制后饮片进行干燥；饮片干燥温度不超80 ℃；含挥发性成分饮片，干燥温度不超60 ℃	干燥后的饮片，必须干湿均匀，保持固有气味，片型整齐	水分：饮片7%~13%，个别品种除外。干燥后不得变色
自然干燥	自然阳光干燥时，饮片不宜直接与地面接触，防止污染。部分花类药材不宜直接阳光曝晒，需有遮光措施，防止变色	干燥后的饮片，必须干湿均匀，保持固有气味，片型整齐	水分：饮片7%~13%，个别品种除外。干燥后不得变色

中药饮片标签的管理应包含品名、规格、药材产地、生产企业、产品批号、生产日期、装量、保质期等信息，目前执行的标签管理规定是2023年7月12日国家药品监督管理局颁布的

《中药饮片标签管理规定》。

拓展阅读 《中药饮片标签管理规定》

中药饮片生产企业应进行饮片质量管理和定期自检,并接受社会监督,以保证产品质量和安全。中药饮片的原辅料质量检测标准和方法见表8-3。

表8-3 中药饮片的原辅料质量检测标准和方法

检测标准	检测内容
采购源头	定点定向采购,选择符合国家标准的优质原材料,对供应商进行资质审查
成分分析	使用高效液相色谱(HPLC)、气相色谱(GC)等技术对中药材的化学成分进行分析,以确保其与药典中的描述一致
微生物检测	培养基测试,防止因微生物污染导致的产品变质或安全问题
物理和机械性能测试	检查中药饮片的形状、大小、重量等物理特性,以及一定条件下的稳定性和耐久性
包装材料的质量控制	直接接触药品的包装材料和容器必须符合药用要求,并提供相关的证明性文件、来源、质量标准、检验报告书及选用依据
红外(IR)和近红外(NIR)光谱法	检测中药品、辅料和药包材质量。快速识别出材料化学结构
全项检测与合理评价	自行生产的原辅料,应按药典要求进行全项检测

2. 中药饮片的药品经营管理 中药饮片的经营质量管理水平的提升促进了中医药行业的健康发展,也关系到消费者的用药安全。经营质量管理包括以下4个方面。

(1)合法采购:中药饮片应从具有合法经营资质的企业购进,并对质量进行验收,作好记录。

(2)供应链管理:加强供应链管理,确保原材料的质量和供应稳定性。可以利用现代化软件工具来实现对供应链的全面管控。

(3)设备与卫生:药店必须配置调配处方所需的设备,且各类设备应保持清洁卫生,计量器具准确无误。

(4)记录保存:中药饮片购进票据管理应符合法律法规,票据资料保存时间不得少于2年,以便于追溯和审计。

目前,中药饮片经营质量仍面临着质量控制不足、监管标准不明确和社会监督不足的现状。应对这些问题可以采取如下手段:①加强质量控制。提高中药材的可控性和可溯性,确保中药饮片的质量和安全,这需要多部门如农业部门等的协同推进,加强监管和提升标准;②明确和完善监管标准,制定明确和具体的监管标准,确保中药饮片的生产过程符合规定的要求,如标签内容的真实性、准确性、完整性和规范性的严格把关;③加强社会监督,通过多部门协作,建立有效的追溯体系,增加社会监督范围和力度,确保中药饮片的质量和安全得到有效监管。

第五节 药品经营管理

一、药品经营和使用质量监督管理办法

为了加强药品经营和药品使用质量监督管理,规范药品经营和药品使用质量管理活动,2023年9月27日国家市场监督管理总局颁布了《药品经营和使用质量监督管理办法》,自

2024年1月1日起施行。

(一) 药品经营许可

从事药品批发或零售应经药品监督管理部门批准，依法取得药品经营许可证。药品上市许可持有人可以自行销售其取得药品注册证书的药品，也可以委托药品经营企业销售。但是，药品上市许可持有人从事药品零售活动时，应当申请取得药品经营许可证。药品经营许可证载明事项分为许可事项和登记事项。其中许可事项是指经营地址、经营范围、经营方式、仓库地址；登记事项是指企业名称、统一社会信用代码、法定代表人、主要负责人、质量负责人等。

省、自治区和直辖市地方药品监督管理部门负责本行政区域内药品经营和使用质量监督管理，负责药品批发企业、药品零售连锁总部的许可、检查和处罚及药品上市许可持有人销售检查和处罚；市县级药品监督管理部门负责本行政区域内药品经营和使用质量监督管理，负责药品零售企业的许可、检查和处罚，以及药品使用环节质量的检查和处罚。

(二) 药品经营管理

（1）药品经营企业的法定代表人、主要负责人对药品经营活动全面负责。

（2）药品上市许可持有人将其持有的品种委托销售的，接受委托的药品经营企业应当具有相应的经营范围。受托方不得再次委托销售。

（3）药品上市许可持有人委托销售的，应当向其所在地省、自治区、直辖市药品监督管理部门报告；跨省、自治区和直辖市委托销售的，应当同时报告药品经营企业所在地省、自治区和直辖市药品监督管理部门。

（4）药品经营企业不得经营疫苗、医疗机构制剂、中药配方颗粒等国家禁止药品经营企业经营的药品。药品零售企业不得销售麻醉药品、第一类精神药品、放射性药品、药品类易制毒化学品、蛋白同化制剂、肽类激素（胰岛素除外）、终止妊娠药品等国家禁止零售的药品。

（5）药品零售企业不得以买药品赠药品或者买商品赠药品等方式向公众赠送处方药、甲类非处方药。处方药不得开架销售。

（6）药品经营企业委托储存药品的，按照变更仓库地址办理。受托方不得再次委托储存。

（7）药品上市许可持有人、药品经营企业委托储存、运输药品的，与受托方签订委托协议。受托方再次委托运输的，应当征得委托方同意，并签订质量保证协议。疫苗、麻醉药品、精神药品、医疗用毒性药品、放射性药品、药品类易制毒化学品等特殊管理的药品不得再次委托运输。

（8）药品批发企业跨省、自治区和直辖市设置仓库且符合要求的，按照变更仓库地址办理。

二、《药品经营质量管理规范》

《药品经营质量管理规范》（good supplying practice, GSP），是药品经营管理和质量控制的基本准则，其目的是保持药品的安全、有效和质量稳定性，防止假劣药及其他不合格药品进入流通领域，是对药品流通环节所有可能的风险因素加以控制的一整套管理程序。我国GSP是为了保证药品在流通全过程中，始终符合质量标准而制定的针对药品采购、购进验收、储存、销售及运输等环节的管理制度，其核心是通过严格的质量管理来约束企业的行为，对药品经营全过程进行质量控制。

我国现行GSP是经2015年6月25日国家食品药品监督管理总局公布并施行，根据2016年7月13日国家食品药品监督管理总局《关于修改〈药品经营质量管理规范〉的决定》修正后的版本。现行GSP包括总则、药品批发的质量管理、药品零售的质量管理、附则等四章共一百八十四条。GSP的主要特点包括：①实现供应链的全程管理；②融入预防质量管理的理念；

③构建全方位的质量管理体系；④突出企业药品质量安全控制；⑤强化冷链管理；⑥储运温湿度自动化监控；⑦顺应信息技术发展；⑧强化第三方医药物流的管理；⑨规范票据管理等。

第六节 药品上市后监测管理

一、上市后再评价

1. 药品上市再评价 药品再评价（drugs reevaluation）制度是以确保药品安全性和有效性为目的，根据医药学现代学术水平，对已批准上市的药品进行分析评价，根据评价结论采取相应措施的制度。我国《药品管理法》第 83 条规定了药品上市后评价制度，规定药品上市许可持有人应定期开展药品上市后评价，药品监督管理部门可以责令上市许可持有人开展药品上市后评价。药品监督管理部门可以直接组织开展药品上市后评价。经评价，对疗效不确切、不良反应大或者其他原因危害人体健康的药品，应当注销药品注册证书。

2. 药品再评价的内容 评价内容包括但不限于药品的疗效、不良反应、用药方案、稳定性及费用等方面的科学评价。特别关注严重不良反应的发生，以保证临床用药安全。

采用系统描述性研究、队列研究、病例对照研究等多种研究设计。探索构建神经网络评价模型等先进技术，以评价同类药物的疗效。再评价应依据医药学最新的学术水平，从多个学科角度进行综合评价。评价内容包括药品使用的安全性和有效性评价以及质量控制的评价。

3. 药品一致性评价 药品一致性评价是对已批准上市的仿制药，按照与原研药品质量和疗效一致的原则进行的体系一致性、药学等效和生物等效的评价工作。根据我国 2016 年颁布的《国务院办公厅关于开展仿制药质量和疗效一致性评价的意见》要求，药品的一致性评价是确保仿制药在质量与药效上能够达到与原研药相同的水平，保障公众用药的安全和有效性（图 8-2）。

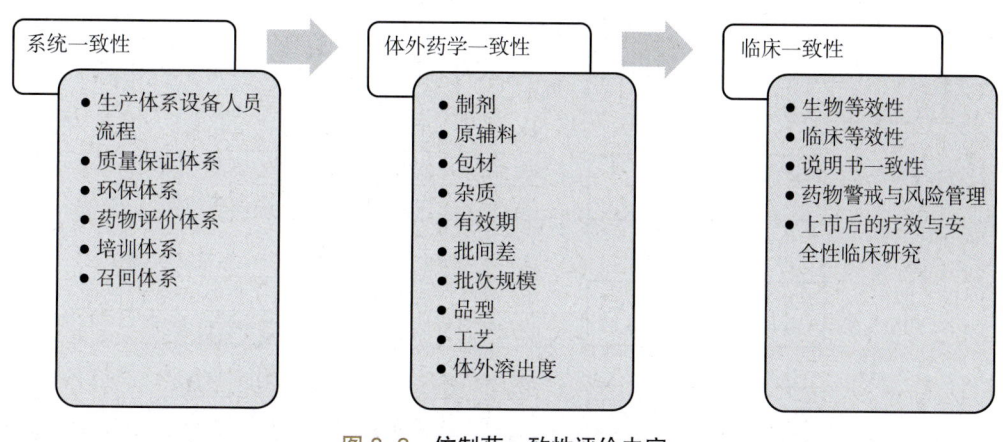

图 8-2 仿制药一致性评价内容

二、药物警戒

1. 药物警戒概述 "药物警戒"（pharmacovigilance）一词最早于 1974 年由法国医药学家提出，其意为"监视、守卫，时刻准备应对可能来自药物的危害"。2002 年，WHO 定义药物警戒为与发现、评价、理解和预防不良反应或其他任何可能与药物有关问题的科学研究与活动。它贯穿药品从研发到使用的全生命周期，包括但不限于药品不良反应的监测、识别、评估和控制,并涉及多个学科,如药物治疗学、临床或临床前药理学、免疫学、毒理学、流行病学等。此外,药物警戒还包括对上市后药品的再评价和药品不良反应的预警,以及通过分析收集的数据来确定是否许可药品上市,并对上市后的安全性采取相应控制措施。2004年,人用药品注册技术国际协调会(ICH)在其发布的《药物警戒计划指南》中,正式将上市前药品安全评估与上市后监测整合到药物警戒活动范围中。

2019年修订的《药品管理法》规定"国家建立药物警戒制度,对药品不良反应及其他与用药有关的有害反应进行监测、识别、评估和控制"。这是我国法律法规首次明确提出国家应建立药物警戒制度,由相对单纯的药品不良反应监测工作提升为药物警戒工作,其内涵、范围、工作内容均有变化。

2021年国家药品监督管理局颁布《药物警戒质量管理规范》,共九章一百三十四条(图8-3),规范和指导药品上市许可持有人和药品注册申请人的药物警戒活动。

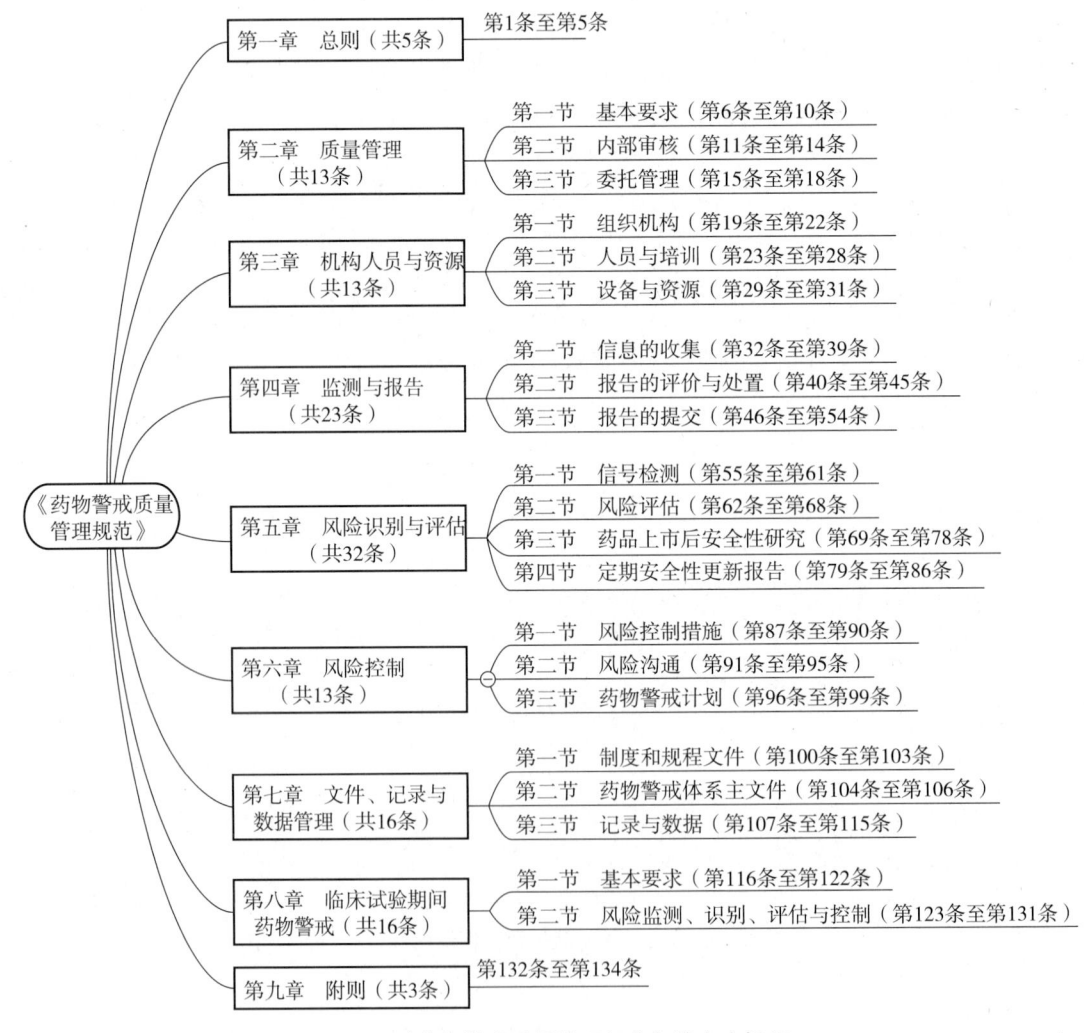

图8-3 《药物警戒质量管理规范》的内容框架

2. 药物警戒的目的和实施策略 药物警戒的目的是在药品的实际使用中尽量减少与使用的所有活性药物相关的潜在危害。如20世纪50年代末,沙利度胺作为镇静剂,治疗孕妇恶心呕吐,导致全球范围1万余名婴儿出生后出现"海豹肢畸形症"。通过这个事件,人们对该药物的不良反应进行了收集,判断和识别出该药物不良反应属于严重药品不良反应,并对该药的危害提供具体的保障措施，减少严重危害事件再次发生。该事件也推动了全球药物警戒相关工作的发展。

药物警戒实施涉及多个层面，包括法律法规、组织结构、技术支持、数据管理和跨专业合作等。

（1）法律法规框架：《药品管理法》中明确提出建立药物警戒制度的要求，这为药物警戒工作提供了法律基础。与国际标准如ICH指导原则的结合，有助于提高信号检测效率和能力。

（2）组织结构与人员配备：药品生产企业和医疗机构需要设置专门的机构和人员负责药物警戒工作，这包括但不限于药品安全评价、合理用药监测等相关部门的整合。同时，药品上市许可持有人（marketing authorization holder，MAH）也应加快建立健全药物警戒体系。

（3）技术与信息系统支持：利用现代信息技术，如医院信息系统（hospital information system，HIS），可以有效地开展药物警戒工作，实现从药品购入到患者使用及用药后不良反应上报的全过程监控。此外，基于数据挖掘和分析的技术也是提升药物警戒能力的关键。

（4）数据管理与共享：建立更加完善的风险监测、数据共享和利用机制是提高药品风险监测应急处置能力和药品监管科学性的重要方面，这包括拓展数据来源、加强信息化建设等措施。

（5）跨专业领域合作：药物警戒科学是一门跨专业学科，需要有效地整合部门内部和外部资源，构建密切合作、多方参与的药物警戒工作网络，这种合作可以帮助更好地进行药品安全风险监测和评估。

（6）教育与培训：对医师、药师、护士等医疗专业人员进行定期的药物警戒教育和培训，是增强整个医疗行业药物安全意识和能力的重要手段。制订有效的应急处置预案和风险管理计划，以应对可能出现的药品安全问题，是保障患者用药安全的关键。

三、药品不良反应监测

1. 药品不良反应的相关概念与分类

（1）药品不良反应（ADR）：是指合格药品在正常用法、用量下出现的与用药目的无关的或意外的有害反应。

（2）新的药品不良反应：是指药品说明书中未载明的不良反应。药品说明书中已有描述，但不良反应发生的性质、程度、后果或者频率与药品说明书描述不一致或者更严重的，按照新的药品不良反应处理。

（3）严重药品不良反应：是指因使用药品引起以下损害情形之一的反应。①导致死亡；②危及生命；③致癌、致畸、致出生缺陷；④导致显著的或者永久的人体伤残或者器官功能的损伤；⑤导致住院或者住院时间延长；⑥导致其他重要医学事件，如不进行治疗可能出现上述所列情况的。

（4）药品群体不良事件：是指同一药品在使用过程中，在相对集中的时间、区域内，对一定数量人群的身体健康或者生命安全造成损害或者威胁，需要予以紧急处置的事件。

（5）药品不良反应聚集性事件：是指同一批号（或相邻批号）的同一药品在短期内集中出现多例临床表现相似的疑似不良反应，呈现聚集性特点，且怀疑与质量相关或可能存在其他安全风险的事件。

2. 药品不良反应的分类 根据药品不良反应与药理作用的关系将药品不良反应分为3类：A型反应、B型反应和C型反应（表8-4）。

我国的药品不良反应监测工作始于20世纪80年代末。1999年11月，国家药品监督管理

表 8-4　药品不良反应类型

分类	特点	类型
A 型反应	由药物药理作用增强所致，可预测，与剂量有关。停药或减量后症状减轻或消失，发生率高，病死率低	副作用、毒性作用、后遗效应、继发反应等
B 型反应	与正常药理作用完全无关的一种异常反应，一般很难以预测，常规毒理学筛选不能发现，发生率低，病死率高	特异性遗传异质反应、药物过敏反应
C 型反应	A 型和 B 型反应之外的异常反应，一般在长期用药后出现，潜伏期较长，没有明确的时间关系，难以预测	致癌、致畸及长期用药后心血管疾患、纤溶系统变化

局和卫生部联合颁布《药品不良反应监测管理办法（试行）》，并于 2004 年、2011 年经历两次修订和完善。2011 年修订的《药品不良反应报告和监测管理办法》于 2011 年 7 月 1 日正式实施，推动了我国药品不良反应监测工作向纵深发展。目前，我国已建立了国家药品不良反应监测中心和省级药品不良反应监测机构，初步建成了以国家、省、地市为依托的药品不良反应监测和管理组织体系。

3. 药品不良反应发生的原因

（1）药品研制的局限性：由于种属差异，部分不良反应在动物实验中难以观察。临床前评价中纳入实验动物数量有限，使得许多药品不良反应在动物体内难以发现；同时，新药临床试验对象选择相对狭窄，也不排除合并用药或其他疗法对安全性的影响。药品上市后，药品在广泛人群中使用的治疗剂量、治疗持续时间和并存疾病都将超过临床试验中遇到的问题。

我国目前新药审批的 Ⅰ、Ⅱ、Ⅲ 期临床试验病例数少，不足以发现药物的某些不良反应，尤其发生频度低于 1% 的不良反应。另外，临床试验中用药条件控制严格，不易出现研究偏倚，但这不同于临床实际，药品上市前后与临床试验不良反应种类及出现率存在着明显差异。万古霉素（vancomycin）是一种糖肽类抗生素，于 1952 年在婆罗洲的丛林中被发现。最初的制剂因纯化工艺不够，呈棕色，因此被称为"密西西比泥"。临床用于治疗由耐甲氧西林金黄色葡萄球菌（MRSA）等引起的感染。红人综合征（red man syndrome，RMS）是万古霉素快速输注时可能引起的一种不良反应，是用药后出现的面部、颈部和上躯干的瘙痒性红斑皮疹，可伴随血管性水肿和胸部或背部疼痛。临床医生最初认为 RMS、耳和肾毒性是由于万古霉素中的杂质引起的。然而，万古霉素纯化后，这些不良反应仍然被观察到。发生 RMS 的原因是万古霉素激活了肥大细胞和嗜碱性粒细胞的脱粒，从而增加组胺释放。组胺的释放量与万古霉素的剂量和输液速率相关。

万古霉素的红人综合征是在临床使用过程中逐渐被发现和认识的。随着对其机制的深入研究和临床观察，形成了关于输注速率和药物剂量等治疗建议，减少了 RMS 的发生，也体现了药物安全性监测和药品不良反应研究的重要性。

（2）药品性质和设计缺陷：药品不良反应通常与药物的生物活性有关。是由于药物直接作用于特定靶点或细胞类型，或因其对特定生物标志物产生不良反应。如药物的物理形态改变（如溶解度、pH 等）或化学属性（如颜色、气味等）变化；药物配方错误、生产工艺中的设计缺陷问题、生产操作过程错误以及药品质量控制问题引发药品不良反应。

清开灵注射剂是一种中药复方制剂，具有清热解毒、化痰通络、醒神开窍的功效，临床用于上呼吸道感染、肺炎、脑血栓的治疗。清开灵注射剂严重不良反应/事件以全身性损害、呼吸系统损害为主，其中全身性损害主要表现为过敏性休克、过敏样反应、寒战、高热等。国家药品不良反应监测中心收集了清开灵注射剂引起过敏反应事件，调查结果表明，该药过敏的原因与注射剂的辅料和杂质有关。

（3）临床用药不合理：临床不合理用药是发生不良反应的重要原因之一。如用药指征不明确、治疗疗程过长、合并用药、违反药物禁忌等。清开灵注射剂不良反应的发生与临床不合理使用有关，如用药过量或未能对症用药，容易出现眩晕、头痛、烦躁、抽搐等症状。清开灵注射液与多种药物合并使用时可能会引发严重的不良反应。根据国家药品不良反应监测中心的报告，很多药物与清开灵注射液合用时容易引发不良反应，如利巴韦林、头孢噻肟钠、地塞米松、林可霉素、双黄连注射液、头孢曲松钠、头孢唑林钠、左氧氟沙星、阿奇霉素、青霉素、庆大霉素、氨茶碱、阿米卡星与清开灵注射液联合用药会发生不良反应。

4. 药品不良反应监测管理机构及其职责　药品不良反应监测管理机构分国家药品不良反应监测中心和各级药品不良反应监测机构。国家药品不良反应监测中心负责全国药品不良反应报告和监测的技术工作；承担国家药品不良反应报告和监测资料的收集、评价、反馈和上报。各级药品不良反应监测机构负责本行政区域内药品不良反应报告和监测资料的收集、核实、评价、反馈和上报。

药品不良反应监测管理机构职责包括以下6个方面。

（1）收集与分析数据：监测管理机构的职责之一，是收集和分析药品上市后的不良反应数据。对药品的安全性进行评估，以及对可能未在批准时发现或识别出的风险进行识别。

（2）评价与反馈：对收集到的不良反应进行评价和反馈，以确保药品的安全性和有效性。这涉及对不良反应的详细调查，以及对患者健康状况的持续关注。

（3）教育与培训：监测管理机构需要加强对医务人员的教育和培训，特别是识别和报告不良反应内容，提高医疗专业人员对潜在不良反应的识别能力并增强报告意识。

（4）法律法规的完善：监测工作的执行需要完善相关法律法规来加强监管，这包括改进药品不良反应报告制度、监测体系及相关法律法规。

（5）技术和方法的提升：监测管理机构需要不断推进和完善监测体系的建立、监测评价能力、监测工作水平等方面。同时，还需要解决监测机构职责不清晰、监测人员匮乏、监测技术不足等问题。

（6）促进合理用药：通过加强宣传和培训，引导关注新的、严重的不良反应，以及探索开展病例报告分析、评价和反馈工作的有效工作模式，从而保障人民用药安全。

四、药品召回

国家药品监督管理局最新修订的《药品召回管理办法》，自2022年11月1日起施行。该方法进一步规范了药品召回相关工作，强化持有人的主体责任，优化召回程序和召回药品的处理措施，更好地保障了公众用药安全。

1. 药品召回的定义　药品召回，是指药品上市许可持有人按照规定的程序收回已上市的存在质量问题或者其他安全隐患的药品，并采取相应措施，及时控制风险、消除隐患的活动。其中，质量问题或者其他安全隐患，是指由于研制、生产、储运、标识等原因药品不符合法定要求，或者其他可能使药品具有的危及人体健康和生命安全的不合理危险。

2. 药品质量问题或其他安全隐患调查与评估的主要内容　持有人应当主动收集、记录药品的质量问题、药品不良反应/事件、其他安全风险信息，对可能存在的质量问题或者其他安全隐患进行调查和评估（表8-5）。

3. 药品召回分级　根据药品质量问题或者其他安全隐患的严重程度，药品召回分为以下级别。

表 8-5 药品质量调研评估内容

序号	调查内容	评估内容
1	已发生药品不良事件的种类、范围及原因	该药品引发危害的可能性,以及是否已经对人体健康造成了危害
2	药品处方、生产工艺等是否符合相应药品标准、核准的生产工艺要求	对主要使用人群的危害影响
3	药品生产过程是否符合 GMP；生产过程中的变更是否符合药品注册管理和相关变更技术指导原则等规定	对特殊人群,尤其是高危人群的危害影响,如老年人、儿童、孕妇、肝肾功能不全者、外科患者等
4	药品储存、运输等是否符合 GSP	危害的严重与紧急程度
5	药品使用是否符合药品临床应用指导原则、临床诊疗指南和药品说明书、标签规定等	危害导致的后果
6	药品主要使用人群的构成及比例	—
7	可能存在质量问题或者其他安全隐患的药品批次、数量及流通区域和范围；其他可能影响药品质量和安全的因素	—

（1）一级召回：使用该药品可能或者已经引起严重健康危害的。

（2）二级召回：使用该药品可能或者已经引起暂时或者可逆的、健康危害的。

（3）三级召回：使用该药品一般不会引起健康危害，但由于其他原因需要召回的。

4. 药品召回的分类 从各国召回制度的实践看，按照召回是否出于企业自愿。药品召回制度可分为两类：主动召回和责令召回。

（1）主动召回：是指在没有法律强制性规定情况下，由药品上市许可持有人出于自愿发起并实施的召回。如 2012 年重庆药友制药有限责任公司生产的第二批次注射用炎琥宁在江苏等地临床使用中发生了不良反应，涉及 32 例患者的寒战等。尽管这些不良反应已标示在注射用炎琥宁的药品说明书中，临床无休克情况发生，但本着有效防范风险责任，该企业立即停产了该产品，主动召回了上述两批次药品。

（2）责令召回：是指药品监督管理部门经过调查评估，认为药品上市许可持有人应当召回可能存在缺陷的药品而未召回的；发生重大紧急事件或者药害事件的，责令药品上市许可持有人召回药品。药品上市许可持有人应当按照规定建立并完善药品召回制度，收集药品安全的相关信息，对可能存在缺陷的药品进行调查、评估，及时召回缺陷药品。如 2006 年对标示为"爱力根爱尔兰制药公司"生产的 3 个批次复方硫酸新霉素滴眼液，实施责令召回。

5. 药品召回的实施 药品召回的实施是复杂且多环节的过程，涉及监管机构、生产企业、医疗机构、社会药店和用药消费者。实施中的关键步骤如下。

（1）召回调查与评估：首先，需要开展召回调查与评估，明确召回的原因，如不符合药品标准检查项、发生 ADR、假药、非法添加其他成分等。

（2）召回级别和方式：根据召回的严重性，将召回分为一级、二级、三级，以便采取相应的措施。一级召回通常指涉及生命危险或严重健康问题的情况，需要迅速采取行动。召回方式分为两类：主动召回和责令召回。

（3）建立健全管理体系：为了提高药品召回的效率和效果，需要逐步建立健全药品召回管理及配套制度，这包括规范药品召回信息管理、完善药品质量公告和 ADR 监测与报告体系，以及建立有效的召回信息沟通与反馈机制等。

（4）加强监管和法律支持：监管部门应加强对药品召回的监督和指导；同时，需要完善相关法律法规，为药品召回提供法律支持。此外，还应加强对医药经营企业的监管，确保其能够按照国家相关法律法规，结合实际情况制定符合自身发展的药品召回管理制度。

借鉴国际经验、完善立法、明确召回对象、加大处罚力度、完善缺陷药品信息收集系统，以及提升消费者的用药安全意识非常重要。通过教育和宣传，让消费者了解药品召回的意义和重要性，以及参与药品召回过程。

（马满玲　辛洁茹）

数字资源详见　新形态教材网

学习目标　　导学视频　　教学课件　　拓展阅读
思政元素　　思考题　　　测试题　　　参考文献

第九章 药物经济学

编者导学

学习目标
知识导图

本章导航
第一节 概述
第二节 药物经济学中常用的评价方法
第三节 药物经济学评价中常用的模型技术
第四节 药物经济学的应用概况

药物经济学是 20 世纪 70 年代发展起来的一门应用性学科，是经济学原理与方法在药品领域内的具体运用。随着我国医药卫生体制改革（以下简称医改）的深入，"药物经济学"一词越来越多地出现在媒体和政府文件中，已经成为一个热点词汇。近年来，国际国内药物经济学发展迅速，在药品定价、医保药品、基本药物、集采药品目录遴选，以及促进临床合理用药等方面发挥了重要作用。本章将介绍药物经济学的产生和发展、基本术语、常用的评价方法和模型技术以及常见应用等内容。

第一节 概 述

一、药物经济学的产生和发展

（一）药物经济学的定义

药物经济学（pharmacoeconomics，PE）是研究如何使用有限的药物资源实现最大程度健康效果改善的交叉学科。药物经济学应用经济学的理论基础，系统、科学地比较分析医药技术之间的经济成本和健康产出，进而形成决策所需的优选方案，帮助决策者和医疗服务提供者评估合理用药的可承受性和可获得性，提高医药资源配置的总体效率。

（二）药物经济学产生的原因

经济学认为，人类的欲望和需求是无限的，而用来满足需求的物品和资源却是有限的，这种有限和无限的矛盾被定义为稀缺性。稀缺性的客观存在，使得如何合理配置和有效利用有限的资源来提高资源配置和使用效率，成为国家、组织、行业和个人所必须面对的问题。随着社会的进步和发展，人类社会对医疗保健的需求也逐渐增加，由于医疗资源的稀缺性，需要一门学科合理配置医疗资源。药物经济学方法能够评价医疗卫生领域各种药学服务的成本和收益,并能在不断变化的医疗环境中合理分配资源。作为一种决策工具,该方法可以用来比较卫生干预措施的成本、结果或健康收益,实现以有限的药物资源促进健康水平最大程度地改善和提高。

(三)药物经济学的发展现状

1. 国际药物经济学发展现状　20世纪70年代,英国学者首先将卫生经济学的经济评价方法成本-效益分析法和成本-效果分析法应用于卫生服务项目,提出为了合理地分配和利用有限的卫生资源,必须采用成本与效益的比较,从而引发了成本-效果分析和成本-效益分析在医疗保险中的应用研究。1979年,为控制药品费用的过快增长,美国国会责令技术评估办公室(Office of Technology Assessment,OTA)将上述两种方法用于医疗保健系统。1986年,汤森(Townsend)发表题为"上市后药物的研究和发展"(Post-Marketing Drug Research and Development)一文,首次提出了"药物经济学"(pharmacoeconomics)一词,并指出在这一新兴领域进行研究活动的必要性。

20世纪90年代开始,加拿大和澳大利亚首先开展药物经济学评价指南的制定,同时将药物经济学评价作为药品纳入报销目录的依据。之后,美国、葡萄牙、荷兰及英国等都发布了药物经济学评价的正式指南。

国外高校药物经济学学科发展较早。英国约克大学于1978年开设与药物经济学相关的专业——健康经济学(MSc health economics)硕士专业,开设的主要核心课程有高级微观经济学、计量经济学或统计与计量经济学、医疗保健评估、健康与医疗保健经济学、卫生政策评估等,用于健康经济评估的决策建模。美国南卡罗来纳大学于1980年开设药物经济学独立博士点。

目前,药物经济学在欧美发达国家得到了普遍应用和重视,已被用于合理用药指导、药品价格的制定、药品报销目录的确定及药物政策的制定等多个领域。

2. 国内药物经济学发展现状　我国的药物经济学发展始于1993年,相应的研究兴起于2002年。我国医疗行业"三改并举"(即医药卫生体制改革、医疗保险制度改革和药品生产流通体制改革)启动后,药物经济学进入政策应用阶段。

在中国进行药物经济学评价的研究人员,包括来自相关领域的大学和研究机构的学者、医药公司市场准入和医学研究部门的员工、专业协会的健康技术评估或药物经济学专家,以及来自医疗机构或咨询公司的研究人员。近几年来,大学或专业协会举办的药物经济学专业研讨会如雨后春笋般涌现。截至2024年中国药物经济学青年学者论坛已举办7届,由中国药学会药物经济学专业委员会、国际药物经济学与结果研究协会(International Society for Pharmacoeconomics and Outcome Research,ISPOR)中国北京分会(北京大学中国卫生经济研究中心)主办,各省的药学会及药物经济学专业委员会承办。论坛聚焦领域内学术前沿问题与方法学最新进展,为国内外优秀青年学者提供广阔的交流与学习平台,为药物经济学学科的深入发展与创新注入新生力量。

中国的药物经济学研究尚未系统性或强制性地应用于中国医药卫生决策过程。2011年4月,由中国药学会会同中国科学技术协会、中国医师协会等相关机构牵头,与国内外相关领域专家共同协作,历时3年完成并发布中国第一个药物经济学评价指南,即《中国药物经济学评价指南(2011年版)》,旨在为药物经济学研究的实施和质量评价提供一个方法学框架。近年来,中国药物经济学研究快速发展,2020年8月,发布了《中国药物经济学评价指南2020》。近年来,中国药物经济学研究队伍不断壮大,总体呈现快速发展的良好态势,但研究质量仍参差不齐,研究的规范性与总体水平亟待提高。

二、药物经济学的基本术语

（一）成本

成本（cost）是指用于投入产品生产或提供服务的资源，通常以货币单位进行估算和衡量。药物经济学评价中的成本包括直接成本、间接成本和隐性成本，其中直接成本又包括直接医疗成本和直接非医疗成本。药物经济学中的成本属于经济成本，根据医疗卫生领域的特点，是指疾病预防、诊断和治疗过程中所消耗的全部卫生资源的总和。

（二）贴现

把未来的货币金额转换为当前或更早时间点的货币金额，这一换算过程就称为贴现（discounting），也叫折现。通常把未来的货币金额称为将来值或未来值，把贴现后所得的货币金额称为现值。将来值与其贴现后的现值数额不相等，但价值是相等的。例如，3年后发生的A元医疗成本可折现为现在的B元，从数额上看A≠B，但两者的价值相等。

（三）健康产出的测量指标

在药物经济学评价中，通常将临床产出（临床指标的变化）和人文产出（体现为患者主观感受的变化，主要指健康相关的生命质量）归为健康产出的范畴。健康产出的三类测量指标包括疗效/效果、效用和效益。

1. 疗效/效果 疗效/效果（effectiveness）是指特定的药物治疗方案的临床结果，以临床指标进行计量的结果，通常用非货币化的自然单位表示，如治愈率、好转率、症状消除率、生存率、挽救的生命数、发病率、死亡率、不良反应发生率、生理生化指标（如血压、血脂、血糖）等。

2. 效用 效用（utility）是指人们对于特定健康状态的期望或偏好程度，是人们对于医疗干预措施结果作出的主观的满意度判断。

3. 效益 效益（benefit）是指有用效果的货币表现，即用货币表示医疗卫生服务或药品治疗的有用效果。效益可分为直接效益、间接效益和无形效益。其中，直接效益（direct benefit），是指采取某项药物治疗措施后所节省的卫生资源、健康改善及生命的延长；间接效益（indirect benefit），是指采取某项药物治疗措施后所减少的其他方面的损失；无形效益（intangible benefit），是指采取某项药物治疗措施给患者减轻或避免身体或精神上的痛苦，以及康复后产生的舒适和愉悦。

三、药物经济学评价指南及其作用

药物经济学评价指南（pharmacoeconomic guidelines）是应用药物经济学理论制定的对药物进行经济学评价应遵循的一般框架和规范，是研究执行的方法学指南和研究质量评估的标准。不同国家/地区使用的指南有所差别。

（一）中国药物经济学评价指南

2011年4月，我国发布了《中国药物经济学评价指南（2011年版）》。《"十三五"深化医药卫生体制改革规划》中提出将药物经济学评价作为药品价格谈判的重要内容，在基本药物遴选调整中纳入药物经济学评价方法。2020年8月再次发布《中国药物经济学评价指南2020》。与2011年版指南相比，新版指南在部分内容上作了补充和更新。2020年版指南与2011年版指南进行比较和解读见表9-1。

表 9-1　2020 年版和 2011 年版《中国药物经济学评价指南》对比

指南标题	2011 年版	2020 年版
研究问题	研究问题主要包括研究背景、研究产品（干预措施）、研究角度、研究人群和研究目的等内容	研究问题主要包括研究背景、研究目的与问题、研究角度、目标人群、干预措施与对照、研究时限等内容。相较于 2011 年版，在研究角度方面新增了常见研究角度包括全社会角度、卫生体系角度、医疗保障支付方角度、医疗机构角度以及患者角度等；推荐采用全社会角度和卫生体系角度进行评价
研究设计	解释了以下药物经济学研究类型： 1. 前瞻性研究 （1）随机临床干预研究 （2）前瞻性观察研究 2. 回顾性队列研究 3. 混合研究设计 4. 二次文献研究设计	按照是否采用模型进行模拟，将研究类型进行以下分类： 1. 基于模型的研究 2. 基于个体水平数据的研究 （1）前瞻性研究 ①试验性研究 ②观察性研究 （2）回顾性研究
成本	对成本进行确认、计量和分析的主要框架包括成本的确认、成本的测量、贴现分析及不确定性分析	成本分析主要包括成本确认、成本测量与成本估值
贴现	贴现未单独设置指南，且内容包含在成本指南中。建议采用 1 年期的国家指导利率或国债利率进行贴现，并将贴现率的敏感性分析范围设定在 0%～8%。建议采用与成本相同的贴现率对健康效益进行贴现和敏感性分析	相较于 2011 年版，贴现分析形成了单独的一个指南。建议采用每年 5% 的贴现率进行分析，并指出应当进行贴现的情况：当研究时限为 1 年以上时，研究应该对发生在未来的成本和健康产出进行贴现，将其折算成同一时点的价值当量
健康产出	健康产出的测量指标有三类：效果、效用、效益 1. 效果的测量：药物经济学评价优先使用实际效果指标。当只能获得试验条件下的临床疗效指标时，建议根据相关模型用临床疗效指标估计效果指标，再进行分析 2. 效用的测量：健康效用值的测量工具主要是直接测量法和间接测量法 3. 效益的测量：疾病治疗方案的效益包括直接效益、间接效益和无形效益三个部分	健康产出的测量指标有三类：疗效/效果、效用和效益 1. 疗效/效果的测量：药物经济学评价中的效果指标应该选择可获得的最佳证据，即从临床疗效或实际效果指标中选优 2. 效用的测量：优先推荐使用间接测量法。当无法通过测量获得健康效用值时，可以通过系统文献检索，从已发表研究中获取健康效用值 3. 效益的测量：与 2011 年版的阐述一致，包括直接效益、间接效益和无形效益三个部分
评价方法	主要解释了成本分析（CA）、最小成本分析（CMA）、成本-效果分析（CEA）、成本-效用分析（CUA）和成本-效益分析（CBA）以上 5 种评价方法的使用情况	去除了 2011 年版中提到的成本分析（CA）。新增了"增量分析"的详细解释
模型分析	主要介绍了决策树模型和计量经济模型	介绍了药物经济学评价模型的作用、使用情况、模型的验证，模型透明度及模型改编。详细介绍了常用的几种模型，包括决策树模型、马尔科夫模型、离散事件模拟模型、分区生存模型和动态传染模型，并且介绍了模型中各类参数的来源

续表

指南标题	2011 年版	2020 年版
差异性和不确定性	主要介绍了差异性及不确定性的产生原因及分析处理方法	将不确定性分析的内容进行了丰富。相较于 2011 年版，2020 年版从不确定性分析的对象、方法和结果展示与解读这三个方面进行了补充
公平性	阐述了公平性的定义、产生原因以及处理公平性假设的方法（敏感性分析及亚组分析）	补充解释了当研究者进行公平性假设的亚组分析时，应当如何去做
外推性	研究者应当考虑研究结果应用背景的三大方面，证明来自中国以外国家的所有成本、效果以及评价结果的适用性，并根据中国的医疗环境进行验证 （1）区别疗效和效果的差异 （2）处理其他医疗环境（其他医疗服务区域或其他国家）下获得的产出（经济、临床和人文） （3）处理一些跨国的多中心研究的数据	补充说明了如果医疗资源使用模式、单位成本、经济因素及其他因素存在地域或医疗背景差异，差异该如何解决
预算影响分析	不强制要求进行预算影响分析，但提供预算影响分析结果将便于医保付费方作出决策。主要介绍了预算影响分析的基本作用及操作细则	详细补充了预算影响分析的研究角度、目标人群、两种市场情境、研究时限、两种市场情境下各干预措施的市场份额、成本、计算框架、不确定性和情境分析、验证、数据来源优先级，共 10 个部分

（二）其他国家药物经济学评价指南

根据 ISPOR 网站上公开发表的全球各个国家/地区药物经济学评价指南文件，截至 2024 年，已经有 50 个国家和地区制定了适合本国/地区的药物经济学评价指南用于规范研究。

ISPOR 组织通常将全球国家/地区药物经济学评价指南分为 3 类。

1. 公开发表的药物经济学评价建议（published PE recommendations） 由该领域专家发表的针对具体国家的经济评估指南或建议，主要用于指导药物经济学的研究，不是该国家/地区医疗保健决策机构"正式"认可或报销的依据。《中国药物经济学评价指南》属于这一类。

2. 药物经济学评价指南（PE guidelines） 特定国家/地区医疗保健决策机构认可或要求的有关经济评估的"官方"指导方针或政策。

3. 审评资料提交指南（submission guidelines） 针对特定国家的"政府有关组织部门"指导方针或政策，涉及药物提交要求，其中部分章节包含药品在纳入报销目录时，该国家/地区医疗保健决策机构要求的经济评估部分。

全球国家/地区药物经济学评价指南的分类见表 9-2。

表 9-2 全球国家/地区药物经济学评价指南的分类

国家/地区	公开发表的药物经济学评价建议	药物经济学评价指南	审评资料提交指南
非洲	南非	埃及、加纳	突尼斯
亚太地区（包括大洋洲）	中国	日本、新西兰、菲律宾、韩国	澳大利亚、伊朗、以色列、泰国

续表

国家/地区	公开发表的药物经济学评价建议	药物经济学评价指南	审评资料提交指南
欧洲	奥地利、克罗地亚、丹麦、匈牙利、意大利、俄罗斯、西班牙	拉脱维亚、立陶宛、爱沙尼亚、比利时、法国、德国、爱尔兰、挪威、葡萄牙、斯洛伐克共和国、斯洛文尼亚、瑞典、瑞士、荷兰	捷克共和国、英格兰和威尔士、芬兰、波兰、苏格兰、西班牙加泰罗尼亚地区、土耳其、乌克兰
拉丁美洲	厄瓜多尔	巴西、哥伦比亚、古巴、南方共同市场（阿根廷、巴西、巴拉圭、乌拉圭、玻利维亚）、墨西哥	萨尔瓦多、危地马拉
北美洲	美国	加拿大	

注：表格内容来源 ISPOR 网站

第二节　药物经济学中常用的评价方法

一、成本的识别与测量

（一）成本

药物经济学中的成本，是指在实施预防、治疗和诊断项目过程中所投入的全部资源或所付出的代价，包括直接成本、间接成本和隐性成本。

1. 直接成本　直接成本（direct cost）包括直接医疗成本（direct medical cost）和直接非医疗成本（direct non-medical costs）。直接医疗成本是由于医疗资源的消耗而产生的费用，如诊疗费、手术费、护理费、药费、检验费、住院费等。直接非医疗成本是由治疗直接引起的非医疗成本，主要包括交通费、营养费、家属照护的直接费用等。一般情况下，直接非医疗成本因条件差异大，难以准确计算。因此，如果所占比例较小，在研究中可将其忽略。

2. 间接成本　间接成本（indirect cost）是指由于疾病、伤残或死亡造成的患者及其家庭的劳动时间及生产率损失（productivity loss），包括休学、休工、早亡及家属看护等所造成的工资损失等。

3. 隐性成本　隐性成本（intangible cost）亦称无形成本或精神成本，是指因疾病或实施预防、诊断等医疗服务所引起的疼痛、忧虑、紧张等生理上和精神上的痛苦及不适。隐性成本通常不单独测量，因为隐性成本难以用货币准确测量，计量隐性成本通常要付出较多的成本，且在测量效用时，隐性成本已被包含在产出的测量中。

（二）成本的识别

科学、准确地识别成本是正确、合理地计量成本的基础和前提，是进行药物经济学评价最为基础和首要的内容。

1. 成本的识别原则　成本是相对于目标而言的，是对目标的负贡献。也就是说，在实施预防、诊断或治疗项目全过程中，凡是对目标构成负贡献的，就是该项目的成本。因此，明确目标是识别成本的基础和前提。

因为进行药物经济学评价的服务对象可以是患者、医疗机构、保险公司、政府管理或决策部门等，不同服务对象的目标往往不同，导致成本的边界和内容不同。因此，即使对同一方案而言，从不同的服务对象的角度出发而进行的药物经济学评价，其成本识别的结果也会不同。

2. 成本的确认范围　成本确认的范围应与所选定的研究角度一致。全社会角度下，应纳入所有直接医疗成本、直接非医疗成本和间接成本；卫生体系角度下，应纳入卫生系统内的所有直接医疗成本；医疗保障支付方角度下，应纳入医保支付范围内的所有直接医疗成本；医疗机构角度下，应纳入本医疗机构承担的直接医疗成本和非医疗成本（如果有的话）；患者角度下，应纳入患者相关的所有直接医疗成本、直接非医疗成本和间接成本。对于隐性成本，研究者可以灵活处理，可以将其放在成本端或健康产出端，但要避免重复计算；当隐性成本较大时，需要对其进行专门评估。

成本确认的范围应与所确定的研究时限一致，应纳入研究时限内与实施干预措施相关的所有当前的和未来的成本。若因实施干预措施而延长了患者生命，则应将生命延长期间产生的与目标疾病以及此项干预措施有关的成本纳入分析，应排除与目标疾病或干预措施无关的成本。

如果所研究的医疗干预措施中发生了药品不良反应，应当确认因处理不良反应而消耗的成本，尤其需要关注严重不良反应（如WTO不良反应分级标准中的3-4级ADR）的影响。与ADR相关的成本主要有两类：①为预防ADR发生而产生的成本；②ADR发生后进行治疗而产生的成本。

在基于临床试验收集数据的药物经济学评价中，应当识别并排除为了进行临床试验而发生但在实际临床治疗中不会发生的"试验引致成本"项目。如某些成本项目难以确定在实际临床治疗中是否会发生，可以参考同类非基于临床试验的药物经济学评价中的成本构成，进行敏感性分析。

3. 成本识别中需要注意的问题　成本识别的关键是必须包括所有相关的资源耗费或代价，而不是显而易见或容易确定的资源耗费或代价。成本识别中需要注意的是与合理的成本构成相比多项或少项问题，以及沉没成本的发现与剔除问题。

（1）注意评价角度不同对成本识别的影响：成本是相对的，随着目标的变化而变化。在某一评价角度下的成本，在另一评价角度下可能就不是成本。例如，患者为诊治疾病而支付的交通成本，从患者或全社会的角度进行成本识别，则是成本；但是从医疗机构角度来看就不是其成本。

（2）发现并及时剔除沉没成本：沉没成本（sunk cost）是指以往发生的与当前决策无关的成本。沉没成本是已经付出的、无论当前做出何种选择都不能挽回或被收回的成本。理性的决策只能忽略它，即在药物经济学评价或决策过程中，对沉没成本不予计算和考虑。因此，在成本识别过程中，需要准确识别沉没成本并及时予以剔除。

（三）成本的测量

药物经济学中的成本包括整个治疗周期的资源消耗或所付代价。需要测算的部分包括医疗成本、直接非医疗成本、间接成本和隐性成本。

1. 医疗成本的测算　大部分医疗服务发生在医疗机构内。因此，医疗成本的测算以发生在医疗机构内的成本为计量重点，其内容主要包括以下6大类。

（1）劳务费：医疗机构员工直接或间接为患者提供医疗服务所获取的报酬，包括工资、奖金及各种福利和补贴等。

（2）公务费：包括办公费、差旅费和邮电费等。

（3）药品及其他卫生材料费：包括药品、影像学检查材料、化学试剂、医用敷料的费用等。

（4）低值易耗品损耗费：包括注射器、输液管的费用等。

（5）固定资产折旧及大修理基金提成：包括房产、仪器设备、办公器具等各种固定资产的损耗。

（6）卫生业务费用：维持医疗机构业务开展所需的水、电、气、设备维修和更新等费用。

2. 直接非医疗成本的测算 直接非医疗成本是指与药物治疗或医疗服务无直接关联，但是仍然与疾病治疗或健康管理相关的费用。这些成本通常包括患者和家庭在治疗过程中产生的其他支出，如交通费用、膳食费用、住宿费用等。

测算直接非医疗成本时，可以通过患者问卷调查、家庭支出记录等方式获取相关数据。在经济评估或成本效益分析中，这些直接非医疗成本可以更全面地评估治疗方案的整体成本－效益比。

3. 间接成本的测算 通常采用人力资本法（human capital approach，HCA）来进行间接非医疗成本的测量。人力资本法是指用收入的损失去估计由于疾病引起的残疾或过早死亡的成本。通常按患者接受治疗前的日均收入乘以治疗的天数计算。家属照护的时间损失按机会成本原则测量，即按家属正常工作时的日均收入乘以照护的天数。

> **拓展阅读** 机会成本
>
> 摩擦成本法（the friction cost method）是指从社会角度，社会生产力的损失只发生在该岗位员工缺位及新员工到位的摩擦期。摩擦成本即为老员工因病离岗的生产损失和新手因不熟练导致的生产损失之和。虽然摩擦成本法得出的结果更接近真实值，也更为准确，但在实际运用中，摩擦成本法使用得较少，因为使用该方法需要大量的信息，如新老人员的工资水平、磨合时间、就业率等，而这些信息都难以获得，且随着时间而不断改变。

4. 隐性成本的测算 目前，国际上常采用意愿支付法测量隐性成本。意愿支付法（willingness-to-pay，WTP）是指个体愿意为避免某一种情况的发生而自愿支付的最高金额。意愿支付的金额可以通过对人群或患者的问卷调查获得相关数据。

成本测量时，应首先列出与实施干预措施相关的资源项目，明确评价项目的计量单位，再根据该计量单位测算消耗的资源数量。计量单位主要包括3类：第一类，卫生资源消耗的自然单位；第二类，根据国家相关部门制定的项目标准；第三类，根据研究需要所界定的计量单位。

成本的计量单位可以是比较宏观的，如一年就诊、一次住院、一次门诊等单位；也可以是比较微观的，如一片药品、一次注射、一次护理等。在数据可得的情况下，应尽可能使用微观的计量单位。其好处是，一方面可以详细地考察成本数据的构成及其合理性；另一方面，即使在不同地区采用了不同的治疗方案并且价格有所差异，如果采用微观计量单位，也可以通过数据调整，使得不同地区的成本数据具有可比性。

（四）正确识别和测量成本的重要性

成本是药物经济学研究与评价中最基本的要素之一。成本研究是各种药物经济学评价分析方法的基础，也是疾病经济负担研究的基础。成本的识别与测量是进行药物经济学评价的基础和前提，成本的识别与测量是否科学、准确和合理，直接关系到药物经济学评价结论的科学性、正确性和合理性。因此，正确地识别和测量成本至关重要。

二、最小成本分析法

（一）最小成本分析法及其适用条件

最小成本分析法（minimum cost analysis，MCA）是指在各备选方案的收益（具体指效益、效果或效用）相同或相当时，仅对备选方案的成本进行比较，从中选择成本最小的方案。最小成本分析法无须对备选方案的收益进行比较。

最小成本分析法是成本－收益分析法（包括成本－效益分析、成本－效果分析、成本－效用分析）在各备选方案的收益（具体指效益、效果或效用）相同或相当时的特例。因此，最小成本分析法的适用条件是备选方案的收益相同或相当。

（二）最小成本分析法的拓展适用情况

理论上最小成本分析法的适用情况非常有限，但医药领域的特殊性决定了在药物经济学评价实践中最小成本法还是有一定的适用空间。其原因在于，随着医学的进步和发展，可治愈的疾病供患者选择的诊治方案通常不止一种。在这些方案中，受个体差异等因素的影响，一部分人只需要采用其中的一种即可，另一部分人则不能被治愈，导致这些方案并不直接符合最小成本分析法的适用条件，方案之间不具有直接可比性。然而，在治疗领域实践中，对于可治愈性疾病的治疗，其实际情况是：当只采用可供选择方案中的一种不能被治愈时，通常会改选另一种或另几种方案继续治疗，直至被治愈。这样，将能获得治愈结果的所有单一方案（在此指仅使用一种药物的方案）和组合方案（在此指使用两种及两种以上药物的方案）重新组成治疗备选方案，能够实现相同的治愈率目标，则符合最小成本分析的适用条件，具有可比性。

综上，能够直接符合最小成本分析法适用条件的实际情况不多，但对很多不能直接符合适用条件的情况，可以依据临床治疗实践，通过适当的方案组合或转化办法组成新的符合适用条件的备选方案，便可运用最小成本分析法进行评价。

（三）最小成本分析法的优缺点

最小成本分析法可以避开成本－效益分析、成本－效果分析及成本－效用分析法在收益计量上的问题与困难。针对药物经济学研究与评价中普遍存在的备选方案的收益难以计量的突出特点，最小成本分析法在药物经济学研究与评价中的应用较非医药领域更广泛，可发挥更大的作用。最小成本分析法应作为药物经济学研究与评价的首选评价方法，在临床实践中应尽可能地开拓其应用空间，在该方法不适用的情况下再考虑选择其他评价方法。

最小成本法会忽视不同药物之间的治疗效果差异；最小成本法通常会将所有患者视为同质的群体，忽视了患者的个体差异；选择成本最低的药物可能会忽视其副作用和安全性。

三、成本－效益分析

（一）成本－效益分析

成本－效益分析（cost-benefit analysis，CBA）是一种经济学方法，是将备选方案的成本和收益均以货币形态予以计量和描述，并对货币化的成本和收益进行比较的一种方法。成本－效益分析用于评估决策、政策或项目的效益是否超过其成本。该分析方法通过比较决策或项目的总成本与总效益来确定其是否具有经济上的合理性和可行性。

成本－效益分析既可以对单一方案的经济性作出判定，也可以对多个方案的经济性进行比较和优选。通常情况下，只有效益不低于成本的方案才是经济、可行的方案。与药物经济学其他评价方法相比，成本－效益分析的最大特点是对备选方案的收益以货币形态计量。

（二）效益的识别与测量

1. 效益的识别 效益是指用货币形态表现的筛查产生的有用结果，包括直接效益、间接效益和无形效益。与成本的识别相类似，效益的识别也是相对于目标而言的。不同的是，成本是对目标的负贡献，而效益则是对目标的正贡献。也就是说，在实施预防、诊断或治疗项目全过程中，凡是对目标构成正贡献的，就是该项目的效益。因此，明确目标是正确识别效益的基础和前提。

因为进行药物经济学评价的服务对象可以是患者、医疗机构、保险公司、政府管理或决策部门等，故不同服务对象的目标往往不同。即使对同一方案，从不同的服务对象角度出发而进行的药物经济学评价，其效益识别的结果也会不同。例如，因有效的药物治疗而缩短病程及减少疾病自身成本，对患者来说是效益，但对医疗机构就可能不是效益。

2. 效益的测量　在药物经济学评价中，成功运用成本-效益分析的关键是对效益进行科学、合理的货币化计量。目前，最常用的方法是人力资本法和意愿支付法，近年来应用和发展较快的是联合分析法。

（1）人力资本法（HCA）：是较早应用于卫生服务项目效益评估的一种方法。人是最活跃的生产力，人力资本法的基本思路就是将人视为经济资本，把旨在维护人力资源健康的卫生项目投入看作是对人力资本的投资，该投资的产出就是因实施该项目而获得的患者的健康时间的产出。健康时间的产出通过该期间的工资实现货币化测量。

人力资本法的优点主要表现为：具有较强的客观性；所需数据，如收入指标等容易采集；比较容易进行定量分析，且数值相对稳定。

（2）意愿支付法（willingness to pay，WTP）：是运用条件价值评估法，在一定的假设情境下调查并收集患者或付费方，对获得诊治或医院干预项目的健康产出，或者避免和减少发生某些不利结果的支付意愿，依此实现对健康产出的货币化计量。支付意愿是消费者对商品或服务所愿意支付的最高价格，它度量了商品或服务的真实价值。

（3）联合分析法（conjoint analysis，CA）：是一种相对较新的用于定量研究消费者选择偏好的多元分析方法，是集设计、数据收集乃至统计分析于一体的研究方法，可以间接测量卫生服务项目或方案的支付意愿。联合分析法通过对消费者购买决策过程的现实模拟，研究产品或服务属性的效用及其相对重要性，以及影响消费者购买选择的因素。

拓展阅读　*效益的测量方法*

（三）评价指标及其公式

1. 效益-成本比　效益-成本比（benefit-cost rate，B/C），是指方案在整个实施期或作用期内的效益之和与成本之和的比值。效益-成本比的计算主要分为以下两种情况。

（1）无须考虑贴现：当干预方案所经历的时间短于1年时，通常可以不考虑资金时间价值，即无须考虑贴现。此时，干预方案的效益-成本比其表达式如式（9-1）表示：

$$B/C = \sum_{t=0}^{n} b_t / \sum_{t=0}^{n} c_t \quad (9-1)$$

式中：B/C 为效益-成本比；b_t 为备选方案在第 t 年末的效益；c_t 为备选方案在第 t 年末的成本；n 为治疗周期，即干预方案发生成本、收益的年限。

（2）需要考虑贴现：当干预方案所经历的时间达到或超过1年时，必须考虑资金时间价值，即必须考虑贴现。此时，干预方案的效益-成本比其表达式如式（9-2）表示：

$$B/C = \sum_{t=0}^{n} b_t (1+i)^{-t} / \sum_{t=0}^{n} c_t (1+i)^{-t} \quad (9-2)$$

式中：i 为贴现率；其他符号表示的意义同式（9-1）。

拓展阅读　*净现值和内部收益率*

【例9-1】某地区流感防治项目的经济性评估

某地区流感防治项目的实施需要投入资金201 585元，预计由此可以避免10 215人发病。如果10 215人发病，由此造成的医疗费用（包括药费、医务人员出诊费）、患者误工和/或陪伴误工费等经济损失共计605 250元。试评价该流感防治项目的经济性。

解：该流感防治项目的成本和收益均以货币形态予以计量，其经济性可用效益-成本比进行评价，即：

$$B/C = 605\,250/201\,585 \approx 3.00$$

B/C>1，表明实施该流感防治项目是经济的。

2. 判别准则与方案选择

（1）判别准则：经济评价指标值的求算是为判定干预方案的经济性服务的。根据经济评价指标值判定干预方案是否经济，需要遵循一定的原则和标准，通常将这些原则与标准称为判别准则。

1）对于单一方案，若 B/C≥1，则表明实施该方案是经济的，即该方案从经济性角度来看可以接受、选择、值得实施；反之，则该方案不经济。

2）对多个方案进行选择时，方案之间的关系不同，所适用的选择方法不尽相同。因此，需要首先判定干预方案之间的相互关系，并据此选择适宜的方法并依据相应的判别准则进行方案经济性的判定和选择。

（2）方案的相互关系

1）独立关系：是指各干预方案之间互不干涉、互不影响，其中任一方案被采纳与否都不会影响其他方案是否被采纳。有着独立关系的一组（两个或两个以上）方案称为独立方案。

2）互斥关系：是指各干预方案之间互不相容、互相排斥，从中选取某一方案就必须放弃选择其他方案。有着互斥关系的一组（两个或两个以上）方案称为互斥方案。在互斥方案中最多只能选取或采用其中一个方案。

3）相关关系：是指各干预方案中，如果选择某一方案就会显著改变其他方案的成本或收益，或接受（或拒绝）某一方案会影响对其他方案的接受（或拒绝）。有着相关关系的一组（两个或两个以上）方案称为相关方案。

（3）多方案的经济性判定与选择：见表9-3。

表9-3　多方案的经济性判定与选择

独立方案的选择	互斥方案的选择
对一组独立方案进行评价、选择，其中的每一个方案都可视作单一方案。因此，无须进行方案之间的经济性比较，仅需对其中每一个方案自身的经济性进行判定并据此决定方案的取舍	对互斥方案的选择，需要进行方案之间的横向比较，通过比较选出经济性最好的方案（选出一个或都不选出）
B/C≥1 的方案都是经济的，均可以选择	被比较方案的作用或影响期（方案产生作用或影响所持续的时间）相同，运用增量分析法对方案的经济性进行判定和方案的选择
B/C<1 的方案都是不经济的，均不选择	被比较方案的作用或影响期不同，运用增量分析法对方案的经济性进行判定和方案的选择

（四）成本-效益分析的适用条件与适用范围

1. 适用条件　备选方案具有可比性，且备选方案的成本和收益能够并适于用货币予以计量和描述。

2. 适用范围　①既可对多个备选方案的经济性进行评价与比较，也可对单一方案的经济性做出判断；②既可对同一疾病的不同备选方案的经济性进行比较，也可对不同疾病的备选方案的经济性进行比较。

与药物经济学特有（相对于公共经济评价而言）的评价方法，如成本-效果分析、成本-效用分析相比，成本-效益分析方法不仅具有广泛的可比性、适用性，还具有内生的判定方案经济性的"金标准"（B/C≥1），这是成本－效果分析、成本－效用分析所没有的。

四、成本－效果分析

（一）成本－效果分析

成本－效果分析（cost-effectiveness analysis，CEA）是将干预方案的成本以货币形态计量，收益以效果指标表示，并对干预方案的成本和效果进行比较，进而判定干预方案经济性的一种评价方法。

（二）效果的识别与测量

1. 效果的识别 在药物经济学研究和评价中，医疗卫生服务及药物治疗规划方案和干预措施的目的是否达到，要用各个指标来表示目标的内容，通过指标衡量目标实现的程度。对效果指标的识别一般有如下要求：客观性、有效性、可定量、敏感性、特异性等。

2. 效果的测量 首先，根据研究的目的、内容和对象，选择有关的效果测量指标。效果测量指标选择是否正确直接影响对卫生服务和药物治疗的经济学评价。不同的疾病有不同的临床症状和体征，有各种物理和生化检验项目和指标，根据效果指标识别的要求以及药物治疗或临床试验的目的和要求，选择适当的指标，并对指标进行测量。

常用的效果指标主要分为中间效果指标（intermediate endpoint）和最终效果指标（final endpoint）。中间效果指标一般是指预防和临床药物治疗的短期效果指标，如肝转化酶下降等短期内可反映干预措施效果的指标。最终效果指标一般是指反映预防和临床药物治疗的长期效果指标，如有效率、治愈率、生存率、死亡率、并发症发生率、生命延长年数等。例如，某疾病的病死率等是干预措施的长期效果，一般与干预的因果关系不明显。

（三）评价指标及其公式

1. 经济评价指标 成本－效果分析常用的经济评价指标为成本－效果比（cost-effectiveness ratio，CER），是将成本（cost，C）作为分子，效果（effectiveness，E）作为分母，计算两者的比值（C/E）。由此，可获得单位效果所需的成本。

与成本－效益分析类似，当运用成本－效果分析方法对单个方案进行经济评价与方案选择时，需要使用增量分析法，相应的指标为增量成本－效果比（incremental cost-effectiveness ratio，ICER）。ICER 是指两种备选方案之间的增量成本除以增量健康产出，表示增加一个单位的健康产出所消耗的增量成本，可用于评价两个或两个以上备选方案之间的相对经济性。当增量成本－效果比不超过某一特定值（阈值）时，ICER 的值较低的方案相对经济性更好。增量成本－效果比用式（9-3）表示：

$$\text{ICER} = \frac{\Delta C}{\Delta E} \qquad (9-3)$$

2. 判别准则

（1）单一方案的经济性判定：单一方案的 C/E 只有在与事先设定的阈值比较时才有意义。即当干预方案 C/E 的值小于或等于阈值时，方案经济；反之，则方案不经济。

（2）多方案的经济性判定与选择：适用成本－效果分析的备选方案，其方案间的关系主要是互斥及独立。不同关系的方案，其经济性判定与选择的方法不同。对多方案的经济性判定和选择与成本－效益分析类似，即备选方案为一组独立方案时，仅需对其中每一个方案自身的经济性进行判定并据此决定方案的取舍。决定方案取舍的判别准则也与单一方案经济性的判别准则相类似；备选方案为一组互斥方案时，需运用增量分析法对方案的经济性进行判定和方案的选择。

【例9-2】三种方案的药物经济学评价

利用A、B和C 3种方案治疗某种疾病,具体成本和效果如下,请对3种方案进行药物经济学评价。

方案	成本（C,元）	效果（E,治愈人数）
A	37 300	35
B	24 800	24
C	15 600	16

解:成本-效果比:A:CER = C/E = 1 065.71
　　　　　　　　B:CER = C/E = 1 033.33
　　　　　　　　C:CER = C/E = 975
增量成本-效果比:B-C:ICER = (24 800-15 600)/(24-16) = 1 150
　　　　　　　　A-B:ICER = (37 300 - 24 800)/(35 - 24) = 1 136.36

假设上述3个方案是独立的备选方案,彼此的采纳与否不会产生相互影响。从成本-效果比值考察,假设决策者认为每多治愈一个人如果不超过1 200元值得继续追加投入,结论将会有所变化。计算3个方案的增量成本-效果比,进行增量分析。

首先根据方案成本额的大小对3个方案由小到大进行排序,接着以成本额最小的方案C为基准方案,用成本额次高的方案B对方案C进行增量分析,得出方案B对方案C的增量成本效果比为1 150,也就是方案B比方案C每多治愈一个人,需要多花费1 150元。与决策者的阈值1 200元相比较,方案B对方案C的增量成本效果比值小于1 200元。因此,可以保留方案B,剔除方案C。接着,用成本额最高的方案A与方案B进行增量分析,得出方案A对方案B的增量成本效果比为1 136.36元,也小于1 200元(阈值)。因此,从该决策者的角度出发,其中方案A为最优方案。但如果仅计算3个方案的成本-效果比,则应选择方案C。由此可见,选择增量成本-效果比与成本-效果比两种不同的评价准则,得出的结论往往不一致。由该案例可知,增量分析法即增量成本-效果比的评价准则更有助于得到符合经济学原理的决策。

(四)成本-效果分析的适用条件与适用范围

成本-效果分析适用于两个或两个以上备选方案中必须选择其一的情况,而这种情况在医疗服务中非常常见。所以成本效果分析成为最常用的药物经济学评价方法,适用范围非常广泛。

由于成本和效果的计量单位不同,无法判别单位成本应该达到的经济性的最低效果值,决策者对单一方案进行成本-效果分析因缺乏比较基准值而不具有经济意义,不能判定单一方案的绝对意义上的经济性(即是否总产出大于总投入),只能在两个或两个以上方案中比较,进而选择相对最优的方案。因此,成本-效果分析仅适用于可获得同类临床效果,并同时符合可比条件的两个或两个以上备选方案间的评价与比较。

五、成本-效用分析

(一)成本-效用分析

成本-效用分析(cost-utility analysis,CUA)是将干预方案的成本以货币形态计量,收益则以效用指标来表示,并对干预方案的成本和效用进行比较,进而判定干预方案经济性的一种评价方法。

(二)效用的识别与测量方法

效用是指产品或服务对人们欲望和需要的满足程度。同一产品或服务对不同阶层不同需要的人其效用值可能不同,且疾病或状态可能由于心理感受不同而产生不同的效用,因此可以用效用来量度健康状态效用。

健康效用值的测量方法包括直接测量法与间接测量法,优先推荐使用间接测量法。当没有适用的间接测量工具来获得某些疾病或症状的健康效用值时,可以使用直接测量法。间接测量法主要利用多维效用量表进行健康效用的测量,其操作简便、耗时较短,目前应用十分广泛。间接测量法使用的多维效用量表属于健康相关生命质量测量量表中的效用量表。间接测量法中常用的健康效用量表包括五维健康量表(EuroQol five-dimensional questionnaire,EQ-5D)和六维健康调查简表(short-form six dimensions,SF-6D)等;对于儿童建议使用针对儿童的健康效用量表(如 EQ-5D-Y)。常用的直接测量法包括视觉模拟标尺法(visual analogue scale,VAS)、时间权衡法(time trade-off,TTO)、标准博弈法(standard gamble,SG)、人数权衡法(person trade-off,PTO)和离散选择实验法(discrete choice experiment,DEC)等。

拓展阅读 效用的测量方法

(三)评价指标及其公式

1. 效用指标 CUA 中反映健康效用的指标包括质量调整生命年、伤残调整生命年、挽救年轻生命当量和健康当量年等。在国际相关的研究与评价中,最为常用的指标是质量调整生命年,少数研究辅以其他三种指标进行分析。

(1)质量调整生命年(quality-adjusted life year,QALY):是指用生命质量效用权重调整患者的实际生存年数后所得到的相当于患者处于完全健康状态下的生存年数。

(2)伤残调整生命年(disability-adjusted life year,DALY):是指从发病到死亡所损失的全部健康年,包括因早亡所致的寿命损失年和因病所致伤残而引起的寿命损失年两部分。

(3)挽救年轻生命当量(saved-young-life equivalent,SAVE):用于描述挽救一个年轻生命的价值,相当于多少患者从一种较差的健康状态转换为一种较好的健康状态的价值,可以更直接地评价卫生保健项目的社会和经济价值。

(4)健康当量年(healthy-years equivalent,HYE):是健康状态下的生命年数,等同于将一个或一系列已确定的非完全健康状态下的实际生命年数转化成完全健康状态下的生命年数。

2. 经济评价指标

(1)成本-效用比:成本-效用分析的经济评价指标为成本-效用比(cost utility ratio,CUR)。CUR 反映干预方案单位效用的成本,其公式如(9-4)所示:

$$\text{CUR} = \frac{C}{U} \tag{9-4}$$

其中,C 为成本,U 为效用。

鉴于效用通常使用 QALY 来表示,因此 CUA 的常用表达式为式(9-5),即获得每单位的 QALY 所耗费的成本:

$$\text{CUR} = \frac{C}{\text{QALY}} \tag{9-5}$$

(2)增量成本-效用比:增量成本-效用比(incremental cost utility ratio,ICUR)是指在某种药物治疗方案的基础上,采用另一种或更多种的药物治疗方案所增加的成本和产生的额外效用进行增量分析,目的是评价获得两种或两种以上备选方案之间效用差异的单位成本是否符合一定的外部判断性标准(阈值)。该指标表示一个治疗方案比另一个治疗方案多获得一个 QALY 所需增加的成本,用于考察所增加的成本是否满足一定经济学要求。两个方案之间的增量成本-效用比计算公式如式（9-6）所示：

$$CUR = \frac{\Delta C}{\Delta U} = \frac{\Delta C}{\Delta QALYs} \tag{9-6}$$

（3）判别准则

1）单一方案的经济性判定：当干预方案的 C/U 值小于或等于阈值时，方案经济；反之，则方案不经济。

2）多方案的经济性判定与选择：当备选方案为一组独立方案时，仅需对其中每一个方案自身的经济性进行判定并据此决定方案的取舍。决定方案取舍的判别准则也与单一方案经济性的判别准则相同。当备选方案为一组互斥方案时，需运用增量分析法对方案的经济性进行判定和选择。

【例9-3】乳腺癌患者不同静脉通道的成本-效用分析

有乳腺癌患者3 780例，其中中心静脉导管（CVC）1 512例、经外周静脉置入中心静脉导管（PICC）756例、完全植入式胸部输液港（IVAP）1 512例。导管留置时间超过12个月时，得出的QALY值及总成本如下。阈值采用WTP值，即采用3倍2021年中国人均国内生产总值，相当于240 000元人民币（以1美元=6.983 8元人民币的标准汇率转换）。

方案	成本（C）/$	QALY
CVC	542.36	0.24
PICC	827.82	0.36
IVAP	2 403.12	2.69

解：①首先，计算每种静脉通道的成本-效用比。

CVC：C/U = C/QALY = 2 259.83（$/QALY）× 6.983 8 = 15 782.20（¥/QALY）
PICC：C/U = C/QALY = 2 299.5（$/QALY）× 6.983 8 = 16 059.25（¥/QALY）
IVAP：C/U = C/QALY = 893.35（$/QALY）× 6.983 8 = 6 238.98（¥/QALY）

将这些比值与设定的阈值进行比较。从结果可以看出，3种静脉通道的成本-效用比均低于该阈值，表明这3种方法均具有一定的经济性。IVAP的成本/QALY最低，是相对最优的方案。

②增量成本-效用分析：为了更深入地比较不同静脉通道的经济性，进行增量成本-效用分析。

PICC对CVC的增量成本-效用分析：$ICUR = \frac{\Delta C}{\Delta QALYs}$ = 2 378.83（$/QALY）= 16 613.27（¥/QALY）

IVAP对CVC的增量成本-效用分析：$ICUR = \frac{\Delta C}{\Delta QALYs}$ = 759.49（$/QALY）= 5 304.13（¥/QALY）

IVAP对PICC的增量成本-效用分析：$ICUR = \frac{\Delta C}{\Delta QALYs}$ = 676.09（$/QALY）= 4 721.68（¥/QALY）

留置时间超过12个月时，IVAP对CVC、PICC的增量成本-效用比小于PICC对CVC的增量成本-效用比，且小于阈值WTP，根据增量成本-效用比的结果，可以看出IVAP是最优的方案。

(四) 成本-效用分析的适用条件与适用范围

1. 适用条件 鉴于 CUA 结果指标的广泛适用性，在下列条件下，研究者使用 CUA 才能得出可靠的、适用于决策分析的结果：①当健康相关生命质量是最重要的产出时；②当健康相关生命质量是其中一个重要的产出时；③当项目方案同时影响患病率和病死率，而研究者又希望使用一种通用的测量单位将其影响综合在一起时；④当干预项目需要与大范围的不同类别的结果相对比，而研究者希望用一个通用的测量单位作为对比指标时；⑤当研究者希望将此研究与已经使用 CUA 方法评价过的项目进行对比时；⑥当研究者的目标是考虑所有可能的选择后，最优化分配有限的卫生资源，以及使用约束优化来最大化健康产出时。

2. 适用范围 成本-效用分析方法既适用于医疗领域内针对同种疾病的不同干预方案，或具有相同健康效果产出指标的干预方案，直接的经济性评价和比选，也适用于对不同疾病的不同干预方案，或具有不同健康效果产出指标的干预方案之间的经济性评价和比选。

成本-效用分析适用于某些以生命质量为重要衡量指标的疾病，如关节炎、失眠、阿尔茨海默病、帕金森病、终末期肾病等；也适用于某种医疗方案延长了患者的生命却伴有严重副反应时，如癌症患者的治疗方案。

第三节　药物经济学评价中常用的模型技术 🖱

第四节　药物经济学的应用概况

一、药物经济学在药品研发中的应用

在药物研发的过程中，不仅需要注重药品的安全性和有效性，还需要兼顾研发经济效益。在研发早期阶段，开展药物经济学评价能够及时评估新药的价值，也能尽量减少资源浪费，为后续的研发决策提供科学依据。

针对不同药品的各个研发阶段可以使用不同的药物经济学评价方法。例如，新药从研发到推向市场的过程中，需要具备创新技术、临床价值及经济性。而药物经济学能够指导患者人群选择、竞争对手分析、适应证建议、临床试验设计等，助力精确市场预测、降低风险、提高产出。药物经济学评价可辅助产品定位，评估市场潜力及商业价值。通过增量成本-效果分析确定药物定价范围，提供价值判断，引导资源投放至更高收益项目。在药物经济学证据的支持下，制药公司可以进行重大投资，国家可以在政策上鼓励有价值的创新。药物经济学价值定价可促进研发创新，提升国内制药工业竞争力。国内原研药物、未在国内上市的独家仿制药需要按照创新药的上市逻辑获取药物经济学证据。在仿制药一致性评价的基础上，可以使用最小成本法和成本-效果法进行评估，通过引入药物经济学模型（如决策树模型和 Markov 模型等），研究者基于临床疗效数据、流行病学和成本数据等描述了成本和干预措施之间的数学关系，从而筛选出更具临床价值的药物，优化研发过程中的资源配置。

拓展阅读 药物经济学评价在药品研发中的实例

二、药物经济学在药品价格管理中的应用

药品作为一种特殊的商品，其需求结构具有特殊性，即医师作为消费者的代理人，保险机构作为支付方。这种结构加上垄断竞争市场的特性、市场信息的不对称，以及扭曲的激励机制

和外部约束条件，使得药品的供求在市场调节中既存在"失灵"现象，又面临着政府药品管制的障碍。药品价格直接影响其市场应用，过高的药品定价会对生产企业和医疗行业的参与者造成极大的负担。在具有较高临床应用价值的前提下，合理的药品定价是药品面向市场的先决条件。对于企业，药品研发、生产、推广销售、市场应用等过程中的成本，都是定价所需要考虑的主要因素，这些都可以应用药物经济学理论进行分析，从而帮助企业制定合理价格。

药品定价策略分为3种：以患者需求价值为基础的定价、以成本为基础的定价、以竞争为基础的定价。①以价值为基础的定价是按照患者市场进行细分的，让合适的患者群体可以使用疗效更佳的治疗，即价值定价机制（value-based pricing, VBP）。研究者和企业定价者需要精确测算患者市场的动态变化，预估未来3~5年的市场占有率，使用成本-效果法或成本-效用法将成本与健康产出进行比较，推测出支付方意愿支付价格区间。②以成本为基础的药品定价，即制药工业企业根据药品成本和适当的利润率进行定价，体现企业的成本水平和供给意愿。③以竞争为基础的定价是市场价格形成的重要手段。站在患者的角度，通过市场竞争可以让患者以较低的价格获得所需药品。站在制药企业角度，利润是企业生存的决定因素。质量一致的药品，价格的竞争是核心要素；而独家药品能够垄断定价地位。

医疗发展中的不均衡和不合理等行为，促使药品价格从定价开始就存在不合理增长。药品价格的合理化回归一直是我国医改过程中的重点和难点。药物经济学评价同时对药品的成本和健康产出进行权衡，可以为政府定价或企业自主定价提供科学依据，从而指导药品价格的合理定位。

三、药物经济学在优化医保药品、基本药物、集采药品遴选中的应用

（一）药物经济学在医保药品遴选中的应用

医保药品是指医保目录中的药品，是医保报销的依据，国家基本药物目录是医疗机构配备使用药品的依据。现行《国家基本医疗保险、工伤保险和生育保险药品目录（2024年）》由国家医疗保障局发布，主要是为了控制基本医疗保险支付药品费用的范围，是医保支付参保人药品费用的依据。其目的是保障参保人的基本医疗需求，保证医保基金的收支平衡。

我国医改过程中，政府鼓励研究机构、医药企业、药学组织等开展国家基本药物循证医学、药物经济学评价工作。2018年国家医疗保障局成立后，基本医保目录调整工作逐渐形成一套科学、系统的医保准入程序，包括准备阶段、申报阶段、专家评审、谈判/竞价与结果公布。其中，专家评审是实现"以价值为基础的定价"的核心，包含综合评审与药品价格测算两大关键价值评估环节。

第一个药品价值评估环节是综合评审。在这个环节中，医保部门组织药物经济学、医保管理等专家，从药品成本效果、预算影响、医保基金负担等角度开展科学测算，评估药品的综合价值，并依据药品属于"拟谈判新增"或"拟竞价新增"而设定不同的维度权重。同时，专家组将在评审过程中论证确定拟谈判/竞价药品的谈判主规格、参照药品与医保支付范围。最终，评审结果为"拟谈判/竞价新增"的药品方可获得谈判/竞价资格。

第二个药品价值评估环节是药品价格测算。在这个环节中，药物经济学专家与基金测算专家将分别开展价格测算工作，最终汇总两组专家的测算结果，得到谈判阶段专家手中的"信封价"。在确认企业提交的资料完备性后，专家将同时通过多条路径开展基准支付标准的测算。其中，利用药物经济性评价模型与预先设定的ICER阈值倒推价格是最主要的测算路径，专家需要对模型结构、模型假设、输入参数及来源、模拟分析等关键技术点进行逐一审核，必要时

需要对模型进行修正后再开展价格推算。此外，专家将考虑拟谈判/竞价药品国际参考价格、国内参考价格、同类药品参考价格等价格测算方案，原则上取以上各方案中的最低价格为基准支付标准。在基准支付标准的基础上，还需要考虑其他相关因素进行调增调减，包括是否为国产重大创新、是否明显改善药物依从性、对医保基金的预算影响、药品专利到期情况、资料完备性等。在测算过程中，药物经济学专家会与组长进行汇报沟通，确认测算方案与思路的可靠性，确保不同药物经济学专家测算口径的一致性和公平性。

在2025年版国家医保药品目录中，共有117种目录外药品参加谈判或竞价，其中89种药品谈判或竞价成功，谈判成功率为76%，平均降价63%，较好地实现了药品价格的合理化，这将促进药物经济学在我国药品价格管理中的应用。

（二）药物经济学在基本药物遴选中的应用

基本药物是指满足疾病防治基本用药需求，适应现阶段基本国情和保障能力，剂型适宜，价格合理，能够保障供应，可公平获得的药品。现行《国家基本药物目录（2018年版）》由国家卫生健康委员会发布，主要用于指导临床医师合理选择用药品种，通过引导药品生产企业的生产方向，保证基本药物的市场供应。

近年来，我国在临床合理用药上也越来越重视药物经济学证据，尤其是国家基本药物的遴选。2017年1月，国务院发布了《"十三五"深化医药卫生体制改革规划》，提出将"探索在基本药物遴选调整中纳入循证医学和药物经济学评价方法"。在2018年9月国务院办公厅发布的《国务院办公厅关于完善国家基本药物制度的意见》中，进一步提出："坚持调入和调出并重，优先调入有效性和安全性证据明确、成本效益比显著的药品品种；重点调出已退市的、发生严重不良反应较多、经评估不宜再作为基本药物的，以及有风险效益比或成本效益比更优的品种替代的药品"。

（三）药物经济学在集采药品遴选中的应用

药品集采指药品集中招标采购，是指多个医疗机构通过药品集中招标采购组织，以招投标的形式购进所需药品的采购方式。2021年初，《国务院办公厅关于推动药品集中带量采购工作常态化制度化开展的意见》，提出"坚持招采合一，量价挂钩""完善以市场为主导的药品价格形成机制"，进一步明确了集中带量采购作为药品招标采购的主流模式。

药物经济学可以帮助评估和选择适合药品进行集中采购。集采工作组通过成本-效果分析，评估药品的成本效果比，选择对患者疗效好、费用适中的药品。还可以通过敏感性分析，改变治疗方案中的主要参数或变量，评估药品价格、患者人群规模等因素对成本-效果比的影响程度。集采药品价格是多方谈判的结果。国家医疗保障局通过集中带量采购药品的方式，形成了买方市场的主导地位，从而能够以低于竞争市场的价格获取药品。在价格谈判过程中，药品生产企业期望达成一个符合其利益的价格，而国家医疗保障局则致力于实现最大限度的价格控制。双方在一定的价格范围内，参考国际市场价格信息、药物经济学的成本-效益分析及预算影响评估结果，进行多轮次的协商与讨论。经过谈判与权衡，确定药品支付价格。

四、药物经济学在促进合理用药中的应用

患者在接受用药时，药品价格和治疗效果是其重点考虑的两个因素，对于两种或多种可供选择的药物或方案，既安全有效又经济合理的选项为最优治疗方案。药物经济学评价（如成本-效果分析方法）可以帮助临床衡量不同药物或治疗方案的效果比，从而找到适合患者的、性价比高的用药或治疗方案。譬如，在治疗高血压时，硝苯地平普通片与非洛地平降压效果无显著性差异，后者的价格却是前者的十几倍。从短期的成本-效果看，应首选硝苯地平普通

片。硝苯地平普通片需一日多次服药，患者依从性差，长期用药还有导致心律失常、引起心肌梗死或有加重心血管病的危险；而非洛地平能保持24 h平稳降压，有利于保护心、脑、肾等重要器官。高血压患者需要终身服药，从长期的成本-效果看，非洛地平更利于改善患者的生活质量。

我国临床用药仍存在一定的不合理现象。在临床工作中，既需要重视药品的安全性和有效性，也需要重视药物的经济性，避免造成药物资源浪费。各级医疗机构逐渐关注药物经济学问题，在制定《医院基本药物目录》《医院药品处方集》《临床治疗指南》等时，利用药物经济学方法进行指导和评价。医疗过程中的药物经济学评价，对规范医疗行为、合理施治和合理用药有一定指导意义。比如，处方点评、药物使用超常预警、辅助用药监控、基本药物优先选用、临床路径管理等一系列管控措施，在遏制抗菌药物滥用、限制辅助用药等方面起到了积极成效。

药物经济学在医疗机构中具有重要的作用和地位。为提升医疗机构应用药物经济学评价的能力，需制定适合我国医疗机构的药物经济学评价指南，并加强药物经济学相关专业人员的培养。

拓展阅读 药物经济学评价在促进合理用药中的实例

（徐梦丹）

数字资源详见　新形态教材网

- 学习目标
- 导学视频
- 教学课件
- 拓展阅读
- 思政元素
- 思考题
- 测试题
- 参考文献

第十章
药学大数据与人工智能药学

编者导学

学习目标
知识导图

本章导航
第一节　大数据介绍
第二节　药学大数据资源的应用
第三节　药学大数据库介绍
第四节　人工智能的发展历史及现状
第五节　人工智能对医药发展的推动
第六节　人工智能在药学领域的应用
第七节　药学领域常用的人工智能方法

　　以大数据、"互联网+"和人工智能（artificial intelligence，AI）为代表的现代信息技术的发展，正在逐步改变人们的生活和工作。随着信息科学技术的迅速发展，各个行业及领域所产生的数据呈指数式增长，数据渗透到当今时代的每一个行业领域，成为重要的生产影响因素。大数据时代的到来，使得人们能够对海量的数据进行挖掘并应用。对于医药领域，目前也处于大数据时代，特别是随着 AI 技术的不断发展，医药研究人员可借助 AI 对复杂数据进行搜索和处理加工，不仅增加了药物研发的准确性和可靠性，更是对传统药物设计理念的彻底颠覆，是当今药物设计最高效、最直观、最方便的手段。

　　AI 是在计算机科学、控制论、信息论、神经心理学、哲学、语言学等多个学科的研究成果基础上发展起来的一门综合性很强的交叉性学科，是一门不断涌现新思想、新观念、新理论、新技术的新兴学科，并呈现出快速发展的趋势。随着信息科技的高速发展，作为当今世界三大尖端技术之一的 AI 自 1956 年被首次提出以来，获得了广泛传播和发展，并逐步渗透到各行各业。AI 作为新一轮科技革命和产业变革的重要驱动力量，正在引领产业的发展和升级。

　　AI 目前已被广泛应用于语言识别、智能终端、移动商务、医疗健康等诸多领域。医疗健康领域经过前期的快速发展后，已进入瓶颈期，存在优质资源不足、医疗成本过高、医生培养困难和药品研发周期漫长等现实问题。AI 技术的引入有望在该领域展现出巨大的潜力和广阔的应用前景，当今世界范围各大科技巨头如谷歌、IBM 等都在争相布局 AI 医疗健康市场。药学领域作为最早应用 AI 技术的医疗健康领域，在药物研发、老药新用、药品调配、辅助诊疗，甚至临床合理用药等方面，都已实现了 AI 技术的应用。未来，AI 将最大限度改变药学领域的现状，为药学学科的发展注入新的活力。

第一节 大数据介绍

大数据时代下的科学研究是一个集大科学、大需求、大数据、大计算、大发现为一体的过程，中国科学院早在1982年就正式提出科学数据库及其应用系统项目的建设。《自然》（*Nature*）于2008年出版"大数据"专刊，发表来自互联网、生物医学、超级计算、环境科学等多个科技领域大数据的应用范例。随着研究数据的海量增长，围绕药学领域的数据库应运而生，大数据技术在药学领域的应用越来越多，也切实解决了很多问题，目前已成为学科发展和技术进步的助推器。

"大数据"并不简单等同于"大量数据"，还包含了对这些数据的存储、管理、分析及利用。而大数据所具有的价值，不仅是拥有海量的数据信息，更重要的是通过专业的分析处理，能够获得最具价值的信息数据。

一、大数据的特点与发展现状

（一）大数据的定义

大数据是指规模庞大、类型多样且高速增长的数据集合，超出了传统数据处理工具的处理能力。大数据具有海量的数据量级，常常以 TB（1 TB = 1 024 GB）或 PB（1 PB = 1 024 TB）为单位进行描述。大数据的产生和传输速度非常快，要求能够实时或接近实时地处理和分析数据。大数据涵盖了多种类型和来源的数据，包括结构化数据（如数据库记录）、半结构化数据和非结构化数据（如文本、图像、视频等）。大数据中包含大量冗余信息，需要通过数据分析和挖掘来提取有用的信息和知识。

随着信息技术的发展及数据爆炸式增长，产生了庞大而复杂的数据集。同时，也由此产生了以数据为中心，对其内容进行抓取、管理、存储、检索、共享、传输和分析，以破解复杂科学问题的策略。这种能够挖掘出潜在意义的处理复杂数据的过程，称为大数据分析。大数据分析技术的出现彻底改变了药学领域研究的过程与策略，为药物研发提供信息技术支撑，起到降本增效的作用。

数据始终伴随着人类社会的发展变迁，人类社会的数据产生方式主要经过了被动、主动及自动在内的三个阶段。这三个阶段的数据共同构成了大数据中所有数据的来源，其中自动式数据是大数据产生的最根本来源。在人类历史长河中，从未有哪个时代像当今一般产生如此海量的数据，数据的产生已经完全不受时间和地点的限制。因此，数据价值的挖掘也被提到了前所未有的高度。

（二）大数据的特点

大数据分析是处理复杂数据很好的解决方案，它提高了决策能力，其特点主要是"4V"：数量巨大（volume）、数据类型繁多（variety）、数据处理速度快（velocity）、数据提供有效价值（value），见图10-1。

1. 数量巨大 数据容量大是大数据技术的关键特点，而且整体涉及规模过于庞大，从以

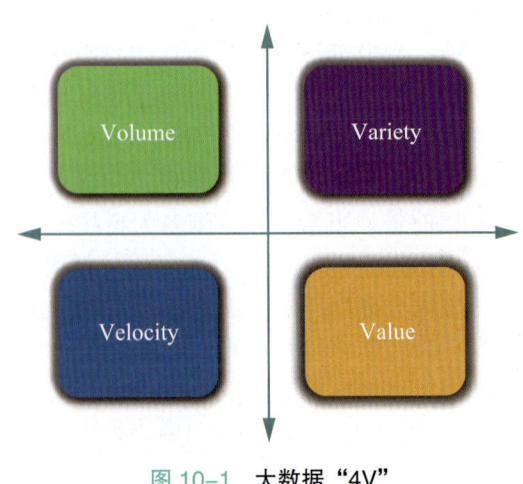

图 10-1 大数据"4V"

往所采用的 GB、TB 级别逐渐升级为 PB 级别，甚至部分大型企业运用到了 ZB 和 EB 级别。

2. 数据类型繁多 数据类型多样性特点通常体现在半结构化数据、非结构化数据和结构化数据等方面，不仅有传统的结构化数据类型，还有网络日记、视频、图片、网页、语音等诸多半结构化及非结构化数据类型。现如今结构化数据在整体数据中的占比约为 15%，其他普遍为非结构化数据。

3. 数据处理速度快 与传统数据挖掘技术本质的区别在于数据处理速度快。一般情况下，数据都是经过数据流形式不断产生的，具有强烈的时效性和涌现特征。数据快速处理主要指数据在点击访问过程中所呈现出的速度，这与传统数据挖掘技术存在本质区别。

4. 数据提供有效价值 大数据已成为与人力、土地、财务、技术并列的重要资源，对现代企业转型、决策的支持与预测、医疗保健领域、商业领域和国防反恐领域等都至关重要。

（三）大数据发展过程

"大数据"这一概念最早公开出现于 1998 年，美国高性能计算公司 SGI 的首席科学家马西（John Mashey）在一个国际会议报告中指出：随着数据量的快速增长，必将出现数据难以理解、难以获取、难以处理和难以组织四个难题，并用"大数据"（big data）来描述这一挑战，在计算领域引发思考。2007 年，数据库领域先驱者格雷（Jim Gray）指出大数据将成为人类触摸、理解和逼近现实复杂系统的有效途径，并认为在实验观测、理论推导和计算仿真三种科学研究范式后，将迎来第四种范式——"数据探索"。后来，同行学者将其总结为"数据密集型科学发现"，开启了从科研视角审视大数据的热潮。2012 年，牛津大学教授维迈尔-舍恩伯格（Viktor Mayer-Schnberger）在其畅销著作《大数据时代》中指出，数据分析将从"随机采样""精确求解""强调因果"的传统模式演变为大数据时代的"全体数据""近似求解""只看关联不问因果"的新模式，从而引发商业应用领域对大数据的广泛思考与探讨。

大数据的概念体系于 2014 年后逐渐成形，人们对其认知亦趋于理性，大数据相关技术、产品、应用和标准不断发展，逐渐形成了包括数据资源、开源平台与工具、数据基础设施、数据分析、数据应用等板块构成的大数据生态系统，并得到了持续发展和完善。其发展热点呈现了从技术向应用、再向治理的迁移过程。经过多年来的发展和沉淀，人们对大数据已经达成基本共识：大数据现象源于互联网及其延伸所带来的无处不在的信息技术应用以及信息技术的不断低成本化。全球范围内，研究发展大数据技术、运用大数据推动经济发展、完善社会治理、提升政府服务和监管能力已成为发展趋势。

二、大数据分析

现代互联网时代无时无刻地在产生数据，大数据具有客观性，对其进行分析挖掘可以帮助人们合理利用大数据，指导人们作出理性决策。大数据的分析主要包括可视化分析、数据挖掘算法、预测性分析、语义引擎、数据质量和数据管理等 5 个方面的要素（表 10-1）。

表 10-1 大数据分析要素与主要内容

大数据分析要素	主要内容
可视化分析	大数据分析的使用者对于大数据分析最基本的要求就是可视化分析，因为可视化分析能直观呈现大数据的特点，即简单明了，容易被人们所接受
数据挖掘算法	数据挖掘算法是大数据分析的理论核心，各种数据挖掘的算法基于不同的数据类型和格式才能更加科学地呈现数据本身的特点

续表

大数据分析要素	主要内容
预测性分析	大数据分析最重要的应用领域之一就是预测性分析。从大数据中挖掘出特点，通过科学地建立模型，之后便可以通过模型代入新的数据，从而预测未来的数据
语义引擎	非结构化数据的多元化给数据分析带来了新的挑战，需要一套工具系统地去分析、提炼数据。语义引擎需要被设计得足够智能以便从数据中可以主动地提取信息
数据质量和数据管理	大数据分析离不开数据质量和数据管理，高质量的数据和有效的数据管理，无论是在学术研究还是在商业应用领域，都能够保证分析结果的真实性和价值

第二节　药学大数据资源的应用

自20世纪90年代国内进入互联网时代以来，每个行业每天都会产生大量的数据，医药行业也是如此，把这些数据进行整理、存储、关联就会创造有价值的数据。现代药学活动中产生了大量的数据与信息，存储于不同的数据库。利用大数据时代强大的数据挖掘及数据分析技术，同时结合大数据的可预测性和分析信息的实时性，将给药学领域的发展带来更加完善的指导和帮助，推动学科朝着更具科学性和精准的方向发展。由于大数据具有的前瞻性和实时性，还可以通过对数据的解读及时发现或预测与药物治疗相关的问题，对药物的疗效、不良反应等作出预测，避免无效用药和不良反应事件的发生。同时，可以为更深层次的研究提供必要的指导和方向，使得药物治疗更加安全和有效。

一、文献挖掘

《中华人民共和国国民经济和社会发展第十四个五年规划和2035年远景目标纲要》中指出，构建国家科研论文和科技信息高端交流平台，是加强国家战略科技力量的重要举措之一。科技文献作为重要的知识载体，凝聚着全人类的智慧，科技文献挖掘已被广泛应用于把握科技发展脉络、探测科技研究前沿、洞悉科技竞合态势、识别"卡脖子"技术难题及评价学术影响力等众多领域。

医药学领域的研究时刻都在产生大量的新问题、新发现及新技术，近年来该领域发表的文献呈现几何级数的增长。任何一个医药科技工作者都没有办法也没有时间去了解本学科内发表的全部文献，更无法熟悉学科外的研究进展，在大量科研数据文献中查询想要了解的数据是一件极其困难的事情，而大数据刚好可以从杂乱无章的信息中获取推动药物研发的重要信息。目前，各类数据库收集了全球3 000多万医药文献数据，包含文献名称、文献摘要、DOI等信息，部分文献还提供全文下载，帮助用户快速搜索全球医药文献，查看医药研究信息，这是文献挖掘的重要基础。文献挖掘最初是从美国教授斯旺森（Donald Swanson）的ABC模型发展而来的，现在的目标是通过使用自然语言处理算法从高度多样化的语义上下文中提取信息。目前，已经开发了用户友好的文献挖掘工具。例如，PolySearch是一个在线文本挖掘应用程序，它允许用户使用从各种文献来源和经过整理的数据库中提取信息，快速识别包括药物和疾病在内的各种生物实体之间的联系。

二、新药研发

大数据时代来临，医药研发对数据信息的利用不再局限于传统的数据、文献查询，而是可以通过多角度、海量的数据分析，以动态直观的呈现方式，帮助研发人员发现新药、提供决策支持、加快研发进程。同时，医药大数据也能应用于药物研发立项、医药投资、市场调研、竞品分析、专利查询、仿制药一致性评价，以及集采信息查询等。

在传统新药发现过程中，每一款药物都需要查询大量的文献资料，同时也是逐一测试、验证化合物生物活性的过程。这种方法在今后的较长一段时期内，仍将是药物研发的"金标准"，但是这个过程中巨大的人力、物力消耗，已经成为新药研究进程中不可忽视的障碍。近年来，基于数据库研究人员能从海量的临床记录和医学期刊中，通过数据挖掘技术结合计算机辅助设计思路，减轻传统的工作量，同时帮助药物研发人员发现新机会，提高研发成功率，真正提高新药研发效率。大数据可应用于新药创制的不同环节（图10-2），例如，预测药品的安全性、有效性、不良反应等对研发成败起到关键作用的药物属性，同时还可用于虚拟筛选苗头化合物、药物分子设计、新药合成路线设计等，能切实减少人力、物力、时间等研发投入，从而降低药品研发成本和风险，缩短医药创新成果转化的过程。

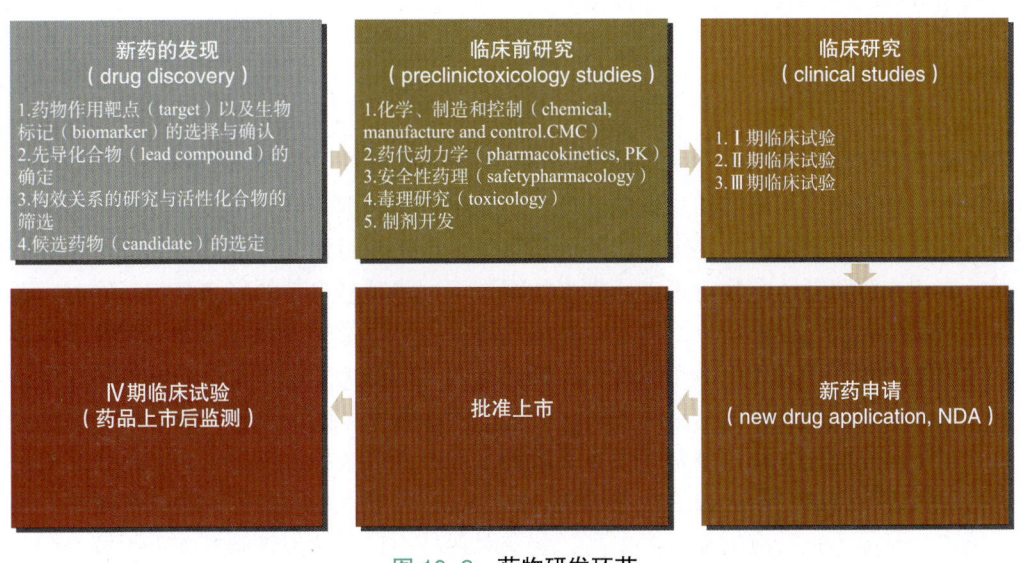

图 10-2　药物研发环节

三、药物毒性预测

只有大约1/10的进入Ⅰ期临床试验的药物最终会被FDA批准上市，而小分子药物的批准率甚至更低，只有7.5%被最终批准上市。即使在审查新药申请和生物制剂许可申请（药物开发的相对高级阶段）时，安全性问题也是31%的项目被驳回的根本原因，这是仅次于缺乏疗效的第二大失败原因。因此，人们对开发能够用于检测药物毒性的新型早期检测系统越来越感兴趣。其中，基于计算机模拟药物毒性的方法被公认为药物开发过程中一种高通量且低成本的替代方案。这些方法旨在补充体外和体内毒性试验，以减少毒性测试的成本和时间，同时最大限度地减少对动物实验的要求。

在毒理学中，半数致死剂量（lethal dose 50%，LD_{50}）是鉴别和比较化学物质毒性的标准度量。LD_{50} 值是指在特定的测试期后，一组测试动物总数的半数（50%）发生死亡所需的化学物质的量。在药物筛选中，LD_{50} 的测定通常是估计和评价某种物质毒性的第一步，表 10-2 总结了 2019 年以来使用 AI 进行 LD_{50} 预测研究的一些方法。

表 10-2　基于人工智能（AI）的半数致死剂量（LD_{50}）预测模型

方法	特征	大数据来源	数据库大小（化合物数量）
RF（MC）	PUBCHEM	OCHEM	11 363
integrated model	Dragon descriptors	NICEATM，NCCT	8 448
MT-DNN	Morgan FP	ChemIDplus	80 081
GCNN，GAT（BC）	Graph structure	ChEMBL，PubChem，DrugBank	7 334

除 LD_{50}，药物性肝损伤（drug-induced liver injury，DILI）也是测定药物毒性的一个指标。DILI 是药物或其他外源物质的一种不良反应，当生物体暴露于有毒剂量的特定化学物质时，可预见或意外地发生这种反应。DILI 长期以来一直是医生和药物研究人员的兴趣点，2019 年至 2022 年，许多研究中使用机器学习方法，已开发具有较高预测效率的 DILI 预测模型，可供医药研发人员和医务人员进行药物毒性预测。

四、药品不良反应监测

药物所具有的副作用不仅会减弱治疗效果、引发不良反应，甚至可能会诱发其他疾病，增加治疗费用，严重情况下还能够导致患者死亡。如果将大数据智能分析技术应用到经由多种途径获得的不良反应信息数据中心，就能够更加科学、全面地对该药物所具有的副作用进行了解和掌握，有望充分降低该药物对患者所带来的副作用，并减轻患者的经济负担。同时，鉴于大数据具有前瞻性和实时性的特点，通过对数据的解读，可以及时发现或预测与药物治疗相关的问题，对药物疗效、不良反应等相关性作出预测，避免用药无效和不良反应事件的发生，可以为更深层次的研究提供必要的结果和方向。目前，大多数国家的药品不良反应监测采用自发上报系统，对不良反应的主动监测是缓慢且零散的。当患者或医护人员报告药品不良反应后，医师或药师对其进行评估，再上报给相关机构，这个过程会导致部分数据的丢失和延迟。而在非临床环境中，药品不良反应的漏报率更高，公众对药品不良反应报告制度缺乏了解是限制药品不良反应数据收集的主要原因。目前，大数据已经成为药品不良反应发现及监测的有力武器。有学者从 FDA 不良事件报告系统数据库中调取了 2014 年至 2017 年左氧氟沙星、莫西沙星和环丙沙星导致的药品不良事件，利用比值失衡测量法进行信息挖掘，筛除已知药品不良反应后，发现信号较高且在 3 种药品的药品说明书中并未出现的严重药品不良反应，如腱鞘炎、回旋综合征、骨质疏松、骨缺损等，在临床应用中需重点关注。大数据强大的分析能力也可在小规模患者群中发现药物安全信号，因此大数据分析对罕见病治疗药物的药品不良反应监测有很大作用，能有效降低非常规药品不良事件的发生率，进而提高用药监测效率。区别于传统的在用药过程中发现药品不良反应，大数据集成 AI 可为发现药品不良反应提供新方法。

五、联合用药

联合用药在临床实践中有其存在的必要性，联合用药并非单纯将两种或三种药物联合使用。就临床需求而言，理想的联合用药可以提高临床疗效，降低药品毒性，延缓或避免抗药性的产生，但是不合理的联合用药，也会降低药物的疗效，增加药物产生副作用的概率。例如，两种抗生素联用时，头孢类药物与氨基糖苷类联合应用就会导致两种药物互相灭活，而降低药物的疗效且增加副作用。

随着对疾病发病机制和药物作用机制研究的深入，合理设计联合疗法已变得可行。药物组合具有多个潜在优势：与单一药物相比，对同种疾病的不同机制覆盖范围更广；降低组合中潜在毒性成分的剂量，同时保持治疗功效；协同作用，增加疗效；预防先天和后天耐药性的发生。有效药物组合的高效、高通量鉴定是临床新组合疗法开发的先驱条件。大数据的分析模式就是要找出药品不良反应、生化检测结果等因素与疗效的联系，为联合用药提供指导。近年来，有研究者从文献报道中收集药物数据，建立了多种基于数据分析的药物相互作用计算预测方法。通过收集多种可能影响药物相互作用的药物数据，如药物结构数据、靶点数据、副作用数据和已知的药物相互作用数据等，再利用化学、生物、性状和网络数据预测潜在的药物相互作用，以此建立基于不同信息来源的药物相互作用预测模型，分析、预测多种药物之间存在的潜在相互作用。大数据的大容量特性使得纳入的数据更多，分析的角度更全面，从而得出更准确的结论。目前，国内已有多家医院引入了药物相互作用分析软件，如 Lexi-Interact、Micromedex 等。药物相互作用分析软件可高效筛选药物间潜在的相互作用并进行评级，提出优化建议从而提示药师、医师采取相应的监测措施，提高用药安全性与疗效。

六、药学服务

随着我国医改进程的不断推进，临床药学服务理念正在与时俱进，同时临床药师的职能也逐渐被重视起来。将大数据引入临床药学服务中，可降低患者用药风险，促进合理用药进程。推广使用临床用药决策支持系统推动药学服务转型，搭建智慧药学平台提升整体药物服务水平将是未来行业发展的重点领域。目前，医院药学服务包括药物供应保障，以及临床药学中为患者和医师提供的药物治疗指导和信息，其中大部分来自个人不准确的经验判断，以及已发生的临床事件的总结，一旦有重大疫情发生往往可能造成药品的供应不畅，影响治疗。同时，对药物治疗的相关性了解不足，还可能造成患者疗效不佳或发生严重不良反应。而大数据的特点将使得未来的医院药学服务和药物治疗更具针对性和预测性。

大数据的可预测性和分析信息的实时性，将给药学服务带来更加完善的指导和帮助。

（1）建立慢性疾病患者用药安全管理中心：目前，我国糖尿病、高血压、慢性阻塞性肺疾病等慢性非传染性疾病患者数量日益增多，大部分慢性疾病患者需长年用药，多需要联合应用不同科室开具的多类别药物。由于患者缺乏药学专业知识，存在用药误区及严重的潜在用药风险。为保障用药的安全性和合理性，需为慢性疾病患者提供专业、精准、个性化的用药干预和指导。

（2）用药合理化：应用大数据时代新的思维方式和研究方法，使临床药学服务更具循证性和科学性，使个体化治疗更加精确、安全、规范、经济。前期对药物使用的大数据研究结果发现，临床药师可总结某种疾病的常规用药规律、某位医师的用药习惯及患者预后等临床信息。通过数据的积累、总结分析，可以精准地给予个体化、合理化治疗。

第三节 药学大数据库介绍

大数据可应用于新药创制的不同环节，包括虚拟筛选苗头化合物、药物分子设计、新药合成路线设计、药物有效性及安全性预测等。大数据的应用能切实减少人力、物力和时间等研发投入，从而降低药品研发成本和风险，缩短医药创新成果转化的过程。药学的基础研究源于临床，最终将应用于临床。药学数据需要与临床数据结合，才能体现其信息价值。通常将药物研发简单分为 3 个阶段：临床前研究阶段、临床研究阶段、临床应用阶段。相应地，药学数据资源将按以上 3 个方面进行介绍。

一、药学临床前研究阶段数据资源

临床前研究是指药物进入临床研究前所进行的化学合成或天然产物提纯研究，药物分析研究，以及药效学、药动学和毒理学研究及药剂学研究，同时还涉及靶标开发等。在临床前研究阶段，每个领域都会产生相应的数据，例如，药物以及药物靶点数据、药物化学数据、蛋白质数据、基因数据、组学数据、药物代谢和药动学数据、药物毒理学数据、药物体外和体内评价数据以及药物相互作用数据等。其他安全性数据，包括临床前研究数据中的药物的致癌性、生殖毒性、遗传毒性等安全性方面的评估。这些临床前数据是药物进入临床试验前必备的信息，对药物研发过程至关重要，它们能够帮助预测药物在临床试验中的安全性和有效性，为药物的临床试验和上市提供基础数据和决策依据。

（一）药物及药物靶点数据库

药物靶点是指药物在体内的作用结合位点，包括基因位点、受体、酶、离子通道、核酸等生物大分子。在新药研发的过程中，筛选并确定具有新颖性的有效药物靶点是新药开发的首要任务。药物及药物靶点数据库主要包括以下 3 个。

1. **DrugBank**　该数据库于 2006 年在加拿大阿尔伯塔大学的威沙特（David Wishart）博士实验室建立。包含有关药物和药物靶点的信息，作为生物信息学和化学信息学资源，将详细的药物（即化学、药理学和药动等）数据与全面的药物靶标（即序列、结构和途径）信息相结合，是目前最大的综合性药物数据库（图 10-3）。DrugBank 主要有两个作用，一是作为临床导向的药品百科全书，提供关于药品、药物靶点等信息；二是作为化学导向的药品数据库，能够提供许多内置的工具，用于查看、排序、搜索和提取文本、图像、序列或结构数据。自数据库首次发布信息起，DrugBank 已被广泛应用于计算机检索药物、检索药物结构数据、药物对接或筛选、药物代谢预测、药物靶点预测和药学教育等场景。

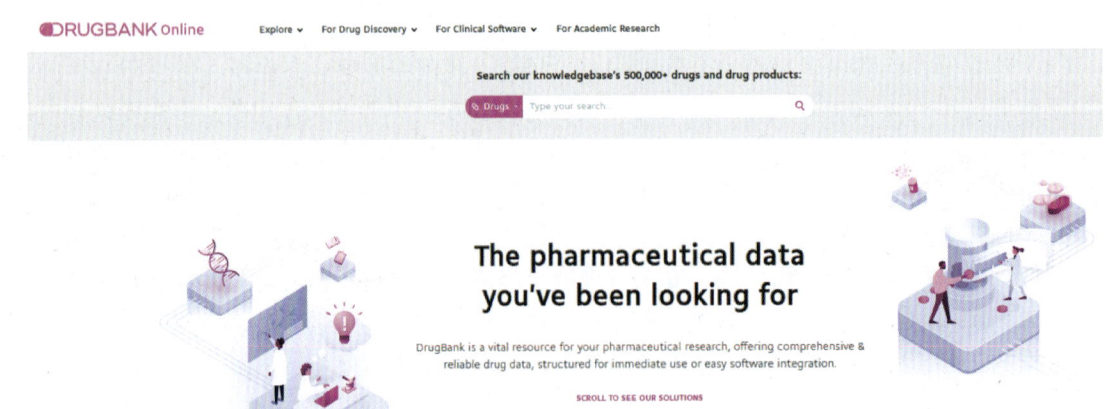

图 10-3　DrugBank 网站首页

2. Therapeutic Target Database（TTD） 该数据库由新加坡国立大学开发，可提供靶标、药物和疾病信息的搜索。对于靶标，可以查看靶标的功能描述、相关疾病、药物临床信息等；还可以用于药物的同源性分析，以辅助药物的研发和设计。TTD 主要用于研究药物与靶点之间的关联关系，可以提供与靶点相关的已知药物的详细信息。

3. ChEMBL 该数据库是欧洲生物信息研究所（European Bioinformatics Institute，EBI）开发的一个靶点与生物活性药物数据库，是一个人工管理的具有类似药物特性的生物活性分子数据库。它汇集了化学、生物活性和基因组数据，有助于将基因组信息转化为有效的新药，使用便利是一个查询靶点或化合物生物活性数据的平台。

（二）化合物数据库

苗头化合物是指通过高通量筛选技术得到的具有一定生物活性的化合物。这些化合物通常活性较弱，需要进一步优化。先导化合物是在苗头化合物基础上，经过一系列优化和确认后，具有良好的生物活性和较好的药物性质和安全性的化合物。通常需要进行体内外活性测试、毒理评价和药代动力学研究等。当先导化合物再经过一系列的优化改造评估后，通过如细胞活性和选择性筛选，在完成体内药代动力学、毒理学、药效学等研究，且都表现良好，就可以成为临床前候选化合物（preclinical candidate compound，PCC）。对于临床前各阶段的化合物数据，主要有以下 4 个数据库可供查询。

1. PubChem 该数据库检索结果包括化合物的分子式、2D 和 3D 结构、相对分子质量、脂水分配系数、氢键受体和供体数目、可旋转键数目、互变异构体数目等基本的结构信息和物化性质。除此以外，还有该化合物作为药物的剂型和商品信息、药理性质、毒性、生物活性检测等信息，并通过文献分类副标题查看相关文献。

2. ChemSpide 该数据库是一个隶属于英国皇家化学会的汇总数据库，包含来自不同资源提供的超过 1 亿个化合物信息。现在，该数据库含有的信息包括海洋天然产物数据、ACD 实验室化学数据库、EPA 的 DSSTox 数据库，以及来自不同供应商的一系列化学物质信息。该数据库拥有多种搜索工具，而且大多数化合物都有物理化学性质的计算值。

3. ZINC 该数据库包含 2 000 多万个化合物分子，适用于虚拟筛选。通过不同字符串格式等进行检索，检索结果包括化合物的结构，一些化合物的重要性质，包括溶解度、氢键供体和受体数目等，以及 2D 和 3D 结构、供应商信息等。用户可以自行绘制或输入分子的不同格式字符串来上传待检索的分子。同时，还可以限定净电荷量、可旋转键数、氢键供体和受体数等参数范围。库中的分子结构均可被免费下载，支持各种格式，并且化合物的相关信息可以以表格的形式下载，便于用户使用。

4. Toxnet 该数据库是美国国家医学图书馆的化合物毒性相关数据库，包括药品毒理学、危险化学品和其他相关领域的信息。根据需要可对下列 Toxnet 子数据库进行检索：① HSDB（危险化合物数据库），内含 4 500 种毒性（或可能具有毒性的）化学药品，以及其毒性、对环境的影响、化学安全性、废弃物处置等相关领域的信息。② TOXLINE，包括药物和其他化学物质的生物化学、药理学、生理学、毒理学的文献数据库。其中，有 300 万条引文几乎都有摘要和 / 或检索条目，以及 CA 登录号。③ ChemIDplus，对数据库中的化学物质提供结构式和专业信息。

（三）蛋白质数据库

蛋白质是调控生命功能的基本物质，在生命科学研究上具有重要意义，蛋白质数据库是指专门存储蛋白质相关信息的数据库，它们收集、整理和存储大量的蛋白质数据，包括蛋白质序列、结构、功能、互作关系、表达模式、疾病关联等信息。这些数据经过验证和标准化后，被整合到数据库中，使研究者能够方便地访问和利用这些数据进行各种研究工作。

1. SCOP 蛋白质结构分类数据库 建立于 1994 年，由英国医学研究委员会的分子生物学实验室和蛋白质工程研究中心开发和维护，是一个对已知结构蛋白质进行分类的数据库。其分类原则是根据蛋白质氨基酸组成及三级结构的相似性。SCOP 数据库的构建除了依靠计算机程序，主要依赖人工进行验证。该数据库在 2022 年 6 月的最新更新包括了 72 544 个非冗余结构域，代表 861 631 个蛋白质结构。

2. PDB 数据库 PDB 是目前收集生物蛋白质三维结构最主要的数据库，是通过 X 射线单晶衍射、核磁共振、电子衍射等实验手段确定的 3D 结构数据库。其内容包括蛋白质的原子坐标、参考文献、一级和二级结构信息，以及晶体结构参数及核磁共振谱实验数据等。PDB 数据库以文本文件的方式存放数据，每个分子各用一个独立的文件 pdb。用 3D 视图软件打开 pdb 文件，可以查看蛋白质的立体结构。

3. UniProt 数据库 由 Swiss-prot、TrEMBL 及 PIR-PSD 三大子数据库构成，主要优势在于添加了蛋白功能注释信息，具有更新速度快、与其他数据库联系密切、分析工具齐全、使用便捷的特点，是目前信息最丰富、资源最广的蛋白质数据库。包含各物种基因组测序完成后得到的全基因蛋白质序列，以及来自各类文献中的蛋白及其功能信息。

（四）基因组数据库

基因组数据库（genome database，GDB）指包含基因和基因组资料的 DNA 数据库，是分子生物信息数据库的重要组成部分，基因组数据库内容繁多，其中最主要的是由世界各国的人类基因组研究中心、测序中心构建的各种人类基因组数据库。GDB 旨在为人类基因组计划（human genome project，HGP）保存和处理基因组图谱数据，目标是构建关于人类基因组的百科全书。除了构建基因组图谱，还开发了描述序列水平的基因组内容的方法，包括序列变异和其他对功能和性状的描述。

1. Genbank 数据库 该数据库包含所有已知的核酸序列和蛋白质序列，以及与它们相关的文献著作和生物学注释。它是由美国国立生物技术信息中心（National Center for Biotechnology Information，NCBI）建立和维护，其数据直接来源于测序工作者提交的序列，由测序中心提交的大量短的 cDNA 部分序列和其他测序数据，以及与其他数据机构协作交换数据而来。Genbank 每天都会与欧洲分子生物学实验室（European Molecular Biology Laboratory，EMBL）的数据库和日本的 DNA 数据库（DNA Data Bank of Japan，DDBJ）交换数据，数据更新与之同步。Genbank 的数据可以从 NCBI 的服务器上免费下载完整的库，或下载积累的新数据。NCBI 还提供广泛的数据查询、序列相似性搜索及其他分析服务，用户可以从 NCBI 的主页上找到这些服务。

2. EMBL 核酸序列数据库 该数据库由欧洲生物信息学研究所（EMBL-European Bioinformatics Institute，EMBL-EBI）维护的核酸序列数据构成，与 Genbank 和 DDBJ 的数据合作交换，是一个全面的核酸序列数据库。该数据库由 Oracal 数据库系统管理维护，查询检索可以通过因特网上的序列提取系统完成。向 EMBL 核酸序列数据库提交序列可以通过基于 Web 的 WEBIN 工具，也可以用 Sequin 软件来完成。

（五）组学数据库

"组学"指的是从整体的角度，去研究某一类生物物质及其作用方式的研究方法的统称，"组学"的产生和发展与生物数据的产生，以及信息技术的发展密切相关。组学数据库主要有基因组学、蛋白质组学、转录组学、代谢组学及肠道微生物组学等数据库。前文已经介绍过基因及蛋白质组学数据库，这里主要介绍转录组学、代谢组学及肠道微生物组数据库。

1. 人体代谢组数据库（HMDB） 该数据库是一个免费的电子数据库，于 2007 年首次发布，被认为是人类代谢研究的标准。代谢组学资源，包含关于人体小分子代谢产物的详细信息。该数据库包含 114 222 个代谢物记录，包括水溶性和脂溶性代谢物，以及被认为是丰富（>1 μmol/L）或相对稀少（<1 nmol/L）的代谢物。此外，还有 5 702 个蛋白质序列与这些代谢产物相关。HMDB 可被应用于代谢组学、临床医学、生物标志物发现等研究。

2. METLIN　由美国斯克里普斯研究所（Scripps Research Institute）创建于 2003 年，现在已经包含超过 100 万个分子，包括脂类、类固醇、植物和细菌代谢产物、小肽、碳水化合物、外源性药物、代谢产物、中心碳代谢产物和有毒物质等。

3. MassBank　一个网络开放的数据库，旨在公开分享从代谢物的化学标准品中所得到的质谱图，以方便用户进行代谢物的鉴定。MassBank 的数据主要来自日本，但也有来自欧盟、瑞士、巴西和中国的成员提供的数据。MassBank 包含了代谢物的质谱信息及采集情况，但这些信息来自不同的质谱仪，包括不同的电离技术。

4. LIPID MAPS　包含生物相关的脂质结构及注释。该数据库包含来自 LIPIDAT、Cyberlipids 和其他公共数据库与生物有关的超过 40 000 个脂质的结构，使其成为目前世界上最大的公共脂质数据库。可以在线查看 GIF 图像、Java applet 和 Chem Draw 等格式的脂质结构，以及该分子相关的信息，如通用名、系统名称、分子式、相对分子质量等。

二、药学临床研究阶段数据资源

临床试验相关工作者在对药物进行系统性研究时，都需要对药物做临床试验，且在对药物进行临床试验前和临床试验期间，都需要对相关药物临床试验数据信息，进行全面地了解及分析，以推动目标药物临床试验的顺利开展。药物临床试验数据覆盖非常宽泛，包含了药物Ⅰ、Ⅱ、Ⅲ、Ⅳ期临床试验中产生的数据和其他外部数据。其中，公开可见的为药物临床试验登记数据，也是众多临床试验相关工作者在临床试验前调研最多的数据，包括药物临床试验的基本信息、药物信息、临床试验详细信息、临床试验结果信息、临床试验招募信息、临床试验研究者信息等。

随着医疗大数据时代的到来，越来越多的高质量临床数据被专业机构整理收集，形成了一套完整的数据库。这些公共数据可以促进临床资源的使用，只需要通过申请，就可以获得相应数据，为人类医疗事业进步作出巨大贡献。

1. 美国临床试验信息网　美国临床试验信息网是一个为患者及其家庭成员、医疗保健专业人员、研究人员和公众提供关于各种疾病和症状的公共临床研究信息的网站。临床试验是任何在人体（患者或健康志愿者）进行的药物系统性研究，以证实或揭示试验药物的作用、不良反应和/或试验药物的吸收、分布、代谢和排泄，目的是确定试验药物的疗效与安全性。美国临床试验信息网上的大多数记录都描述了临床试验的详细信息。此外，该网站还包含描述观察性研究和计划的记录，这些研究和计划提供了临床试验之外的研究信息。美国临床试验信息网上每条记录都会提供研究方案的摘要信息，包括疾病或症状、干预方案（例如，正在研究的医疗产品、行为或程序）、研究的标题、描述和设计、参与要求（资格标准）、进行研究的地点以及研究地点的联系信息等。

2. 欧盟临床试验数据库　欧盟临床试验数据库（European Union drug regulating authorities clinical trial，EudraCT）主要由欧洲药品管理局（European Medicines Agency，EMA）来管理、升级和协调。欧盟成员国药监机构把来自临床试验申请者的临床试验数据和儿科研究计划（paediatric investigation plan，PIP）的信息输入到 EudraCT 里面。欧盟临床试验注册库包括 2004 年 5 月 1 日之后在欧盟（European Union，EU）或欧洲经济区（EEA）开展的药物介入性临床试验的信息，该数据库包括：研究地点位于欧盟/欧洲经济区的Ⅱ-Ⅳ期成人临床试验；

欧盟、欧洲经济区设有研究地点的任何儿科临床试验；由上市许可持有人赞助的任何儿科临床试验，该试验涉及在儿科人群中使用欧盟上市许可涵盖的医药产品，包括在欧盟/欧洲经济区以外进行的试验；上述临床试验的摘要结果；已完成的、已获得欧盟上市许可的儿科试验的汇总结果。

3. 药物研发情报数据库 药物研发情报数据库（citelin pharma intelligence）包含 Pharmaprojects 药物研发情报模块、Trialtrove 临床试验信息模块、Sitetrove 临床研究人员地点机构信息模块，以及 Trialpredict 受试者募集分析、预测模块，是业内常用的全面及准确的全球 R&D（research and development，研究与开发）情报数据库。完整涵盖药物临床前至上市信息，全面覆盖 1980 年至今所有商用或处方用的全球各疾病领域药物研发信息，包括制药、疫苗、新型或重新配方药物及技术，研发方及合作方信息，所有应用适应证及最高临床阶段信息，重大事件综述——全面追踪关键事件（如研发状态变动、孤儿药申请批准或首次上市等），作用机制及靶点，药物化学信息（如药物来源、化学名或化学结构等），研发信息，临床前信息，以及特定体内诊断，包括超过 75 000 个完整的药物报告。其中，Pharmaprojects 是核心数据库，它监控国际上处于开发阶段的每一个重要新药，跟踪国际上处于研究发展活跃阶段的候选药物，提供医药界研究人员新产品开发的全面资料。在申报研究课题、审议开发新药及生产新药可行性报告时，Pharmaprojects 数据库有着重要的参考价值。

三、药学临床应用阶段数据资源

循证医学（evidence-based medicine，EBM），意为"遵循证据的医学"，又称实证医学，也可译为证据医学，是一种医学诊疗方法，循证医学强调应用完善的设计，以及执行证据将决策达到最优。循证医学的核心思想是在医疗决策中将临床证据、个人经验与患者的实际状况和意愿三者相结合。临床证据主要来自大样本的随机对照临床试验（randomized controlled trial，RCT）和系统性评价（systematic review）。

（1）循证医学图书馆（the cochrane library）：是循证医学的先锋数据库。循证医学的创始人科克伦（Cochrane）是英国的内科医生和流行病学家，为纪念其对循证医学作出的贡献，在英国成立循证医学图书馆。循证医学图书馆是循证卫生保健领域的"黄金标准"，是在循证医学系统评价的基础上建立起来的，汇集了众多数据库。它可以帮助参与卫生保健决策的人员及时了解所有最新证据，为他们提供有关现有治疗方法和新治疗方法的高品质信息。循证医学图书馆数据库是临床疗效研究证据的基本来源，也是目前临床疗效研究证据的最好来源。

（2）最佳临床实践（Best Practice，BMJ）：是 BMJ 临床实证（BMJ clinical evidence）的升级产品。BMJ 期刊库附带的 Best Practice 循证医学数据库，是基于循证医学的临床诊疗决策支持和学习工具，由全球知名临床专家执笔撰写，将最近的研究成果、指南、专家意见整合在一起，为实际临床诊疗及学习提供可靠信息。该资源适合任何层次的医务工作者，尤其适用于年轻医师、全科医师和医学生。

（3）UpToDate 数据库：是专注于中国医师的数据库。UpToDate 是全球领先的基于循证医学原则的诊疗知识库，帮助全世界的医生在诊疗时作出正确决策。UpToDate 公司与四川美康医药软件研究开发有限公司合作开发了 UpToDate 的中文产品——UpToDate 临床顾问。不仅在内容上与 UpToDate 保持一致，还将美康公司开发的 MCDEX 药物专论数据库整合至专题中，帮助中国医师更好地了解最权威、最实用的临床用药信息，促进国内合理用药与合理医疗。UpToDate 的优势在于其基于循证医学原则的分级推荐意见，汇集了全世界 6 000 余名知名医师作者、编辑和同行评议者的智慧。许多研究表明，UpToDate 能改变临床决策、提高医疗质量，包括缩短住院时间、降低不良并发症发生率和病死率。

（4）中国循证医学中心数据库（cochrane center database）：是由中国循证医学中心组织建立并更新，以中文发表的临床干预性随机对照试验和诊断试验数据库，目前已收录试验2万余条。

第四节　人工智能的发展历史及现状

1956年夏季，以麦卡锡（J. McCarthy）、明斯基（M. L. Minsky）、罗切斯特（N. Rochester）和申农（C. E. Shannon）等为首的一批有远见卓识的年轻科学家在美国达特茅斯学院聚会，共同研究和探讨用机器模拟智能的一系列有关问题，并首次提出了"AI"这一术语，它标志着"AI"这门新兴学科的正式诞生。这次会议被称为达特茅斯会议，该会议给出了AI的预期目标："人类学习的每一个方面或智能的任何其他特征原则上都可以被精确描述，以至于可以用机器来模拟它"。尽管达特茅斯会议并未解决任何具体问题，但它确立了一些目标和技术方法，使AI获得了计算机科学界的重视，成为一个独立的而且充满活力的新兴领域，极大地推动了AI的研究。这是一次具有历史意义的重要会议，麦卡锡也因此被称为"AI之父"（图10-4）。

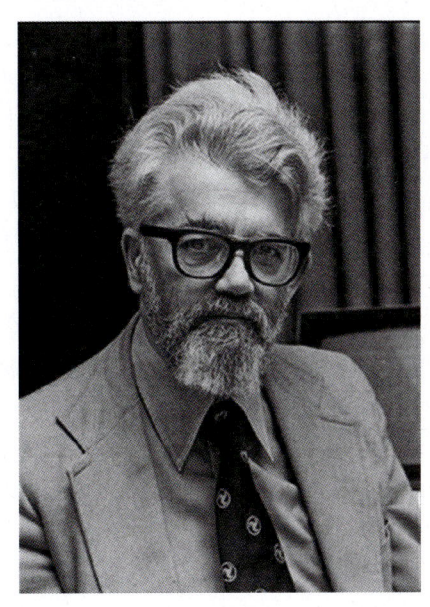

图10-4　"AI之父"——麦卡锡

自达特茅斯会议之后的10余年间被称为AI的形成期。这期间，在机器学习、定理证明、模式识别、问题求解、专家系统及AI语言等方面取得了许多成就。1969年，国际AI联合会议（International Joint Conferences on Artificial Intelligence，IJCAI）成立，是AI发展史上的重要里程碑，这标志着AI这门新兴学科已经得到了世界的认可。我国自1978年开始把"智能模拟"作为国家科技发展规划的主要研究课题之一，并在1981年成立了中国AI学会（Chinese Association for Artificial Intelligence，CAAI），有效地促进了我国智能科学技术的发展。

1974年至2010年为AI的曲折发展期。在这个时期，由于方法的局限性，AI领域的研究者们在机器翻译、问题求解、神经网络、机器学习等方面都遇到了困难，AI发展一时陷入困境。随着大数据、云计算、物联网等信息技术的发展，以及深度学习理论的提出，2011年至今，AI技术实现了从"不能用、不好用"到"可以用"的技术突破，迎来爆发式增长的新高潮，AI在算法、算力和算料（数据）等方面均取得了重要突破。目前，全球产业界充分认识到AI技术引领新一轮产业变革的重大意义，纷纷加快相关布局。同时，AI的应用也促进了AI理论的深入研究和快速发展。

从1956年正式提出AI学科起，60多年来，AI已经取得了长足的发展。计算机的出现，让人类真正有了一个可以用于模拟人类思维的工具，AI最初的目的就是让计算机这台机器能够像人一样思考。在以后的岁月中，无数科学家为实现这个目标而努力着。如今AI已经不再是几个科学家的专利了，全世界几乎所有大学的计算机系都有人在研究这门学科，学习计算机的大学生也必须学习这样一门课程。在大家不懈地努力下，如今计算机已经变得十分聪明，例如，1997年5月，IBM公司研制的深蓝（DEEP BLUE）计算机战胜了国际象棋大师卡斯帕洛夫。大家或许不会注意到，在一些地方计算机正在替代人类进行着原来只属于人类的工作，计算机以高速和准确为人类发挥着作用。在不远的未来，AI 将得到飞跃式发展，成为新时代科技产业革新的重要推动力量。

随着大数据、云计算、互联网、物联网等信息技术的发展，泛在感知数据和图形处理器等计算平台，推动了以深度神经网络为代表的 AI 技术的快速发展，大幅缩小了科学研究与实际应用之间的鸿沟。诸如图像分类、语音识别、知识问答、人机对弈、无人驾驶等 AI 技术实现了重大的技术突破，迎来了爆发式增长的新高潮。2012 年，辛顿（Geoffrey Hinton）和他的学生里泽夫斯基（Alex Krizhevsky）设计的 AlexNet 神经网络模型在 ImageNet 竞赛中大获全胜，这是有史以来第一次有模型在 ImageNet 数据集上表现如此出色，从而引爆了研究人员对神经网络的研究热情。2014 年，聊天程序"尤金·古斯特曼"（Eugene Goostman）在英国皇家学会举行的 2014 图灵测试大会上，首次通过图灵测试。2017 年，中国香港的汉森机器人技术公司（Hanson Robotics）开发的类人机器人索菲亚，成为历史上首个获得公民身份的机器人。索菲亚看起来就像人类女性，拥有橡胶皮肤，能够表现超过 62 种自然的面部表情，其"大脑"中的算法能够理解语言、识别面部，并与人进行互动。2020 年，谷歌发布的 AlphaFold2 有效地解决了蛋白质结构预测的里程碑式问题，它在国际蛋白质结构预测竞赛（CASP）上击败了其余的参会选手，精确预测了蛋白质的 3D 结构，准确性可与冷冻电子显微镜、核磁共振或 X 射线晶体学等实验技术媲美。2022 年，ChatGPT 问世，以其强大的信息整合和对话能力惊艳了全球，在自然语言处理上表现出惊人的能力。随着数据、算力及算法取得不断的突破，AI 未来可能迎来一个爆发式的增长，并迅速给各行各业带来革命性的变化。2024 年，AlphaFold3 的发布为我们展示了 AI 驱动自然学科研究的无限潜力（图 10-5）。

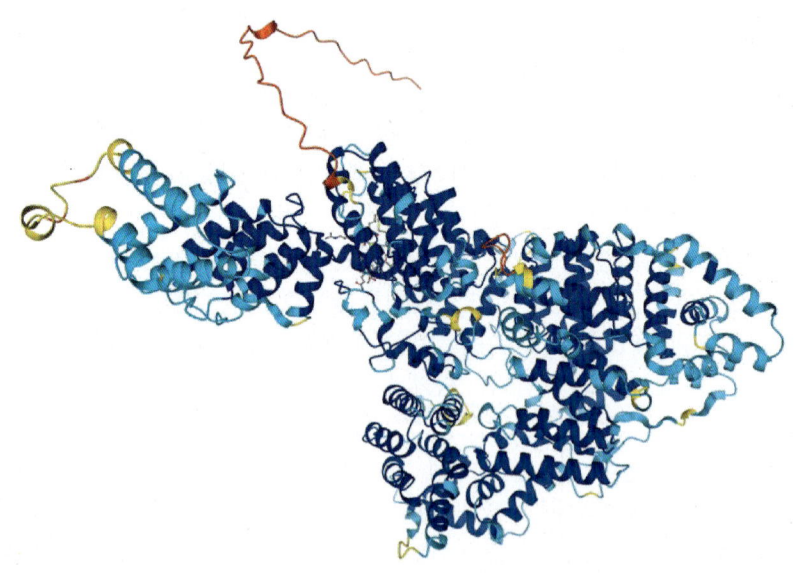

图 10-5　AlphaFold3 预测蛋白质结构

拓展阅读　AlphaFold 的开发及应用

第五节　人工智能对医药发展的推动

药物是保障人类健康与治疗疾病的重要手段，近年来随着科技的不断进步和全球健康需求的日益增长，制药行业正在经历前所未有的变革和发展。新药的开发是一个漫长而昂贵的过程，而且成功率很低：平均每个药物的研发投资高达 13 亿美元；据统计，每种药物的平均研发时间很长，非肿瘤药物平均为 5.9~7.2 年，肿瘤药物平均为 13.1 年；在所有进入临床研究的药物开发项目中，最终获得批准上市的比例仅为 13.8%。因此，AI 对药物开发极具吸引力，基于 AI 的数据挖掘和统计，靶标和模型的预测、药物设计与开发都能极大提高药物的开发效率与成功率。

首先，创新药物研发作为制药行业的主导力量，正在从传统的小分子药物向生物药物和细胞治疗等新型药物转变。新型药物技术针对复杂的疾病，如癌症、自身免疫病和神经系统疾病等，为患者提供了前所未有的治疗机会。AI 技术可在多个研发阶段对原有技术进行改革，增加药物开发成功的可能性，包括新靶标的鉴定、了解疾病与靶标的关联、候选化合物选择、蛋白质结构预测、先导化合物设计和优化、疾病机制的理解、疾病预后和诊断生物标志物的开发，以及临床试验设计、实施和分析。药学大数据让 AI 可对大量现有的药物数据进行深度学习，以此分析药物的化学和生物活性等性质，更快地设计新药物，预测药物的吸收、代谢和毒性等复杂过程，从而缩短药物研发时间，提高成功率。

其次，随着数字化与自动化技术的发展，医药行业正在逐步开展智能化和自动化建设。通过机器人技术和自动化系统，制药企业可以提高生产效率，降低人为错误，并确保生产过程的一致性和可追溯性。同时，利用大数据和 AI 技术，制药公司能够更好地优化药物生产过程，减少生产周期与成本。

此外，随着全球健康意识的提高，药品的可及性和公平性成为制药行业的重要研究议题。为满足全球范围内的健康需求，制药公司正广泛使用数字化技术以提升药品销售推广水平。结合 AI 技术，数字化营销将面向医学工作者开展专业的针对性学术推广，以提高药品的经济效益和社会效益；同时，将便于加深患者对药品的了解，提高临床用药的合理性和安全性。

第六节　人工智能在药学领域的应用

AI 在社会各领域的使用越来越频繁，在医疗领域中，AI 的应用已逐渐走入人们的日常生活。药学领域作为医疗领域的一个分支，也在尝试将 AI 技术应用于各个环节，AI 和机器学习技术，将加快药学制药领域实现现代化和智能化。

药物设计是药物开发的重要环节之一，传统药物设计通常需要通过大量的实验和试错去获得一种有效的药物，该过程需要耗费大量的时间和人力物力。AI 技术的出现，可大大提高药物研发的效率和准确性。AI 可以对分子结构进行快速分析和预测，从而在药物研发的初期，就能够准确预测分子结构性质，剔除那些不合理的分子。在药物研发过程中，机器学习算法可以利用大量的结构学数据和生物学数据，准确预测分子结构的性质和生物学活性，从而提高药物的设计效率和成功率。在药物研发后期，通过 AI 预测分子的毒性、代谢稳定性、药物-药物相互作用等性质，可以帮助研究人员进行决策。

个性化药物治疗是目前药学领域的一个热门研究方向。传统的药物治疗通常采用的是一种药物适用于所有患者的策略，忽略了不同患者个体之间的生理和遗传差异。AI 技术的出现，为实现个性化药物治疗提供了新的机会。AI 可以通过对患者的个体特征、病史、基因组和生物标志物的分析，实现个性化的了解，从而制订个性化治疗药物策略。通过对患者信息和大量的医疗数据、研究成果的分析比较，AI 还可以为患者提供更加准确的诊断和治疗建议，并能预测药物的有效性和毒副作用，从而实现更加有效和安全的药物治疗。此外，AI 还可以帮助医师预测患者的疾病发展和治疗效果，进一步优化药物治疗效果。总之，AI 在药学领域的应用越来越广泛，并促进该领域的多个方面发生深刻的变革。

一、药物靶标发现及生物标志物的识别

药物靶标是指体内与特定疾病过程具有内在联系，可通过与药物作用从而产生预期治疗效果的大分子（通常是蛋白质）。新药研发的首要问题就是对药物-靶标相互作用（drug-target interaction，DTI）进行鉴定，即确定药物分子和靶标之间是否会产生相互作用，并基于此寻找能够作用于特定靶标的药物分子。药物研发过程耗时长，成本高，且伴随一定的盲目性，而导致这一结果的原因之一便是药物靶标和化学分子数目庞大，具有相互作用的"药物-靶标对"却很少，难以快速发现。

基于AI的药物靶标发现可利用医学在线数据库，通过深度神经网络（deep neural network，DNN），建立基于各种疾病模型的病理机制。该模型能够用于预测疾病相关的调节机制和信号通路，启动分析机制，并进一步预测靶标蛋白，提出更宏观、更具有生物学和医学意义的指标。例如，canSAR是最大的公共癌症药物发现资源，被全球学术界和工业界广泛使用，汇集多学科数据，横跨生物学、化学、药理学、结构生物学、细胞网络和临床。重要的是，canSAR将机器学习和AI方法应用于相关信息的整合和分析，可以识别信息之间的隐蔽的联系，给出一般数据库无法给出的关键信息，有助于发现新的靶点，为癌症药物的发现和治疗提供新见解。

目前，AI已经被一些企业投入到标靶发现的实际应用中。Atomwise公司长期致力于AI辅助药物研发，可对大量化合物进行虚拟筛选，从而识别和预测具有高亲和力结合的药物分子和药物靶标，目前处于世界领先地位。其开发的深度卷积神经网络——AtomNet可以对小分子和靶标蛋白的相互作用进行预测。Atomwise公司通过与斯坦福大学、哈佛大学和制药公司合作，已为27种疾病的潜在药物研发提供了协助。Exscientia公司开发了Centaur Chemist平台，利用大数据和AI针对特定靶标蛋白设计和筛选小分子化合物，为临床试验提供候选药物分子。2019年，Exscientia公司与GlaxoSmithKline公司合作，依托Centaur Chemist平台研发治疗慢性阻塞性肺疾病的候选药物，大幅提高药物研发效率。诸多成功案例表明，相对于传统实验手段，AI主导的DTI预测在大体上可靠且有效，具有极大的发展潜力，可加快药物靶标的确认以及药物的开发。

生物标志物（biomarker）是一种可以客观衡量和评估的生物学特征，是指可以标记系统、器官、组织、细胞及亚细胞结构或功能的改变或可能发生改变的生化指标，具有非常广泛的用途。生物标志物可用于疾病诊断、判断疾病分期，以及用来评价新药或新疗法在目标人群中的安全性及有效性。基因表达模式、体液中特定蛋白质的水平或大脑中电活动的变化都可以作为生物标志物。利用生物标志物，临床医师在实践中能够提高诊断率或疾病治疗率，具有重要的临床应用价值。生物标志物的研究推动了个性化医疗的发展，让医师可以针对特定患者采取更为积极、有效的治疗。

生物体系的高度复杂性及标志物的稀有性使得标志物的发现具有较高难度。传统的基于亲和识别的生化发现策略拥有较好的特异性，但存在灵敏度不足的缺陷，难以在低丰度区高效地发现生物标志物。以蛋白质组学为代表的多组学数据结合AI技术，将极大促进生物标志物发掘的效率和准确性。例如，2022年，马提亚·曼（Matthias Mann）教授团队用肝活检组织作为诊断标记的参考标准，利用蛋白质组学结合机器学习算法，成功确定3组生物标志物，可以检测显著纤维化、轻度炎症活动和任何脂肪变性。换言之，该研究所确定的标志物可检测任何肝损伤，并帮助预测患者是否具有疾病进展风险，有巨大的临床应用潜力。再如，胶质母细胞瘤（GBM）放射组学精确诊断（radiomics signatures for precision diagnostics，ReSPOND）联盟

的发展就是为了利用 AI 为患者提供个性化的生物标志物。横跨三大洲的 10 多个机构的合作，定位于汇集、协调和分析 3 300 多例新生 GBM 患者的脑磁共振成像，结合来自癌症成像档案（TCIA）的数据集，进一步开发和测试基于 AI 的生物标志物。

二、药物设计及开发

药物设计是新药开发的重要环节之一。传统药物设计通常需要进行大量的实验和试错，耗时耗力，缺点是设计缺乏合理性，难以预测新分子的生物活性。近年来，AI 技术的出现大大提高了药物设计的效率和准确性，传统的药物设计方法逐渐被基于 AI 的药物设计所取代。AI 可设计出数以百万计的化学实体，并进行活性预测，对于待验证分子还可为其设计 4 种不同的合成路线以供参考。

（一）高通量药物筛选

药物筛选是新药研发的重要手段和基础环节，旨在通过恰当的实验方法和合适的筛选模型，发现具有特定生物活性的化合物。高通量筛选产生于 20 世纪 80 年代后期，是一种为寻找苗头化合物和先导化合物，而对大量样品进行药理活性评价分析的技术手段，经过几十年的实践和发展，已成为新药研究和开发的重要技术方法之一，在新药研发中发挥了重要作用。HTS 技术以分子水平和细胞水平的实验方法为基础，以微板形式作为实验工具载体，以自动化操作系统执行实验操作，以灵敏快速的检测仪器采集实验结果数据，以计算机分析处理实验数据，在同一时间可检测数以万计的样品。简而言之，HTS 可以通过一次实验获得大量的信息，并从中找到有价值的样品供进一步药物开发使用。

HTS 技术体系综合应用药理学、分子生物学、细胞生物学、计算机、管理技术及自动化控制技术等，实现了药物筛选的快速、高效、微量化、自动化和规模化。随着生物医药技术的不断发展，HTS 理论与技术体系也发生了巨大变化，从早期的单纯基于药物靶点的活性化合物筛选，发展到结合 AI 技术的高内涵筛选、网络关系筛选、信号转导通路筛选、多成分综合筛选、多靶点组合筛选等，一些新的以药物发现为目标的 HTS 策略在实践中形成，并得到应用。HTS 技术和其他多种现代药物筛选技术的引入，为新药发现和研发提供了新的技术手段，对新药研究产生积极的推动作用。

（二）虚拟筛选

高通量筛选虽然效率很高，但也遇到许多问题：一是药理测试假阳性与假阴性结果；二是化合物样品来源短缺；三是通用性不高，很多 HTS 方法只对一种或几种酶具有适用性；四是很多高通量筛选方法中所用到的试剂和仪器都非常昂贵，大部分科研单位的普通实验室都无法配备。而虚拟筛选（virtual screening，VS）方法的出现大大提高药物发现的概率，并降低了研发成本。VS 是一种基于计算机辅助药物发现策略，对化合物库进行计算机筛选，以识别最可能与特定靶标结合的化合物的方法。采用计算机进行药物虚拟筛选，可排除一部分结合力不强或成药性不佳的分子，大大降低实际筛选的药物分子数量，提高先导化合物发现的效率。VS 可以对药物分子可能的活性作出预测，发现有潜在可能性的化合物，最终构建具有合理性质的化合物集合供实际测试挑选，是对实验模型的虚拟化，现已成为创新药物研究的新方法和新技术。VS 在新药研发中已有诸多成功案例，随着计算方法的不断提升，VS 方法也得到了一定的发展，AI 可以帮助科学家对候选药物进行快速而精准的筛选，降低药物研发的成本和风险。在药物发现的背景下，VS 可能涉及计算搜索大型化学结构库，以识别那些最有可能与药物靶标结合的结构。一般地说，这些方法可以分为两类：基于结构的 VS 和基于配体的 VS。

（1）基于结构的 VS：需要有目标蛋白的结构模型，这些结构模型可以通过核磁共振

（NMR）、X射线衍射或分子模拟（同源蛋白建模）等方法获得。基于结构的VS试图预测配体与靶标蛋白之间的结合模式，并采用打分函数对该结合模式进行结合自由能计算并排序，从而获得候选化合物列表。基于配体的VS的一般工作流程分为4个步骤。从数据库或文献中收集已知的活性化合物的信息作为训练数据；根据分子结构选择合适的表示方法；建立生物活性和分子表示方法之间的关系模型；应用模型预测待测化合物的生物特性。基于配体的VS不仅适用于预测药物和靶标蛋白的相互作用，也可用于预测化合物的理化性质、药代动力学性质，以及对基因表达谱的影响等。

（2）基于配体的VS：目标是根据特定靶标的已知生物活性配体，来建立合适的模型或问答系统，从而识别筛选具有相似生物活性且结构多样的分子。以配体为基础的方法的核心是依赖于配体的化学结构和与之结构类似的配体的生物活性。基于配体的方法通常用于预测新化合物针对特定目标（或者一系列特定靶标）的生物活性，根据预测的化合物进行活性排序和作用靶标的预测。ChEMBL、PubChem、ExCape等数据库保存了许多化合物在多种蛋白质上经过实验验证的生物活性数据，可用作收集化学结构与活性信息的建模数据来源。但大多数基于配体的计算方法依赖于相似分子具有相似性质的假设，导致筛选得到的化合物骨架不够新颖。

（三）从头药物设计

从头药物设计（De Novo Drug Design）旨在通过从头开始生成具有理想性质的新分子，以探索化学空间结构，补充现有的化学库。从头药物设计可以从小的结构片段开始生成具有期望性质的新分子实体，可在靶点功效、安全性、化学和生物特性、新颖性等方面进行调控，从而满足日益复杂的药物需求。尽管许多传统的基于计算生长算法和进化算法的从头药物设计方法已经被开发，但在优化各种目标和生成新化合物之间仍存在许多折中方法。深度学习的发展为创新药物的设计和发现提供了新的机会。近年来，各种基于深度学习的从头药物设计算法被开发出来。深度学习在药物发现中的成功应用被美国麻省理工学院（MIT）Technology Review评选为2020年十大突破性技术之一。从头药物设计可以减少浩瀚庞杂的化学筛选，在化学模块上高效地实现小分子片段到苗头化合物或先导化合物的优化。

（四）分子结构优化

先导化合物往往存在选择性不够、作用强度较弱、药动学性质不佳或有毒副作用等问题而不能直接应用于临床，需要对先导化合物进行结构改造或修饰以达到优化的目的，即先导化合物的优化（lead optimization）。药物分子首先必须分布到受体生物大分子部位并与受体结合，才有可能发挥作用。使用计算机分子模拟软件，模拟生物大分子与先导物之间的相互作用，研究与药物的结合部位的静电场、疏水场、氢键分布、整体构象、π-π作用、化学结构特征等"描述符"。依靠这些"描述符"，通过计算和分析两者间的亲和力大小及结合模式，对先导化合物进行优化和改造，增加药物与受体之间的作用强度，提高药物的生物利用度，最终使之成为新药的候选分子。

拓展阅读 基于AI研发的药物——INS018_055

三、药物吸收、分布、代谢、排泄、毒性和安全性预测

药物的吸收、分布、代谢、排泄及毒性（ADMET）性质是发现和优化新药的关键参数。长期以来，研究人员一直在尝试对其进行预测分析，以减少新药开发的时间和经济成本。现有文献报道的化合物ADMET数据是用于进行AI预测的巨大宝库，研究人员通过对现有药物数据进行挖掘，拟合并建立预测模型，进而通过优化的方法开发计算平台。利用该工具可为药物早期开发筛选先导和后期结构优化挑选优选分子提供决策与参考。

最早的 ADMET 预测技术可追溯到通过药物溶解度以预测潜在不良反应，后来逐步发展到以体外研究技术与计算机模拟等方法相结合，研究药物在机体内的动力学表现。近几十年来，通过 AI，特别是机器学习、深度神经网络等方法进行 ADMET 的预测发展日新月异，为药物的早期发现和研究提供有力的支持。

一般地讲，ADMET 预测有两种模式：一种是基于蛋白结构的预测，是指将药物与 ADMET 中重要的蛋白质进行相互作用的评估；另一种是通过已知化合物的体内/外 ADMET 数据来建模，进行未知化合物的评估。第一种模式中需要有与 ADMET 明确相关的蛋白结构，比如，细胞色素 P450（CYP450）酶、心脏毒性相关酶 hERG，药物外排蛋白 P-gp 等，利用这些蛋白的 3D 晶体结构，可用于进行对接研究以预测分子与蛋白的结合，并进一步对这些分子的 ADMET 性质作出预测。细胞色素 P450 酶被认为是药物代谢中最具影响力的酶，主要参与药物的 I 相代谢，这促进了许多模型的发展，如定量构效关系（QSAR）来预测 CYP 酶的分子代谢。另一种参与药物代谢的酶是尿苷二磷酸葡萄糖醛酸转移酶（UGT），是人体 II 相代谢中最重要的酶之一，参与许多药物的代谢清除过程。但与 CYP 相比，关于 UGT 的基质和亚型的数据较少，因此，预测其分子代谢的模型水平较低。这种基于具体蛋白质进行预测的模式得到的结果只能反映药物与单一酶的相互作用，并不能全面反映分子的体内复杂代谢动力学特性。特别是对于药物的体内代谢，药物 ADMET 是一个非常复杂的过程，涉及各种酶，并因不同的遗传因素而不同。因此，药物的代谢是最难以预测的参数。

毒性评估也是新药研究和开发人员必须非常关注的一个问题。计算毒理学，通过使用毒性数据库，使 QSAR 建模成为可能。毒性预测，不仅可预测药物的全身毒性，也可预测对某一器官的毒性，如致癌性与基因毒性等。药物毒性预测还可以减少动物实验的需求，加快药物评价过程与精度，目前已经逐渐被应用到药物开发中。

目前，市场上有数十种计算机模拟软件和平台可用于 ADMET 预测，包括 ADMET Predicator、MOE、Discovery Studio 和 Shrodinger 等。该类软件现已在国内外的药品监管部门、企业和科研院所得到了广泛应用。为进一步提升 ADMET 性质预测的准确度，已有生物科技企业探索通过 DNN 算法有效提取结构特征，加速药物的早期发现和筛选过程。例如，晶泰科技通过应用 AI 高效地动态配置药物晶型，完整地预测一个小分子药物所有可能的晶型，大幅缩短晶型开发周期，高效地挑选合适的药物晶型，减少研发成本。Nikolaus Stiefl 团队提出一种新的机器学习模型来进行大规模的计算机 ADMET 预测。该模型将这些预测属性作为输入，并提供一个称为 bPK 分数的单个数字作为输出。bPK 分数可以预测 ADMET 的合理性，以便对成药性进行预测。

四、临床研究

临床前研究需要开展药效学、药动学、毒理学及药剂学研究，主要目的是提前预测候选药物的 ADMET 性质，以评估候选药物通过临床试验的可能性，提高后续临床试验的成功概率。在临床前研究环节，可以利用 AI 技术提升 ADMET 性质预测的准确度，以及帮助加速识别新适应证。临床试验是新药研究中周期最长、成本最高的环节，由于选择患者队列和临床试验期间对患者的监测不力等原因，当前的药物临床试验成功率不高，通常 10 个进入临床试验的化合物中只有 1 个能进入市场。在临床试验环节，可以利用机器学习、自然语言处理等技术辅助临床试验设计、患者招募和临床试验数据处理，提高临床试验的成功率。

AI 辅助临床试验设计主要是利用自然语言处理技术快速处理同类研究、临床数据和监管信息，以及读取临床试验等数据。自然语言处理技术可从各种结构化和非结构化数据类型中提取信息，找到符合临床试验入组标准的受试者；也可用于关联各种大型数据集，找到变量之间的潜在联系，改进患者与试验的匹配情况。诺华公司已使用机器学习算法监控和管理所有的临床试验。此外，作为一家数字医疗公司，Trials.ai 公司致力于使用 AI 来优化临床试验设计，使患者更容易参加临床试验，以消除不必要的临床操作负担。

在临床试验中，约 30% 患者中途选择退出。为了完成临床试验，需额外增加招募患者数，从而导致时间和金钱的浪费。这种情况可以通过密切监测患者，并帮助他们遵循临床试验所需的方案来避免。AiCure 公司开发了一款移动软件，用于监测 Ⅱ 期临床试验中精神分裂症患者的常规药物摄入情况，使患者的依从性提高了 25%，从而确保临床试验的成功完成。

五、精准医疗

精准医疗是指根据个体的基因组、病理和环境等信息，为其量身定制的医疗保健方案。其目的是提供更加精确、高效的个性化医疗保健服务。自 2003 年完成第一个人类基因组序列以来，临床医师一直期待医疗保健领域的数据驱动转型。分子和性状研究的数据库将为精准医疗提供基础，为更精确的诊断、更合理的治疗和疾病预防带来可能。2011 年，美国国家研究委员会的特设委员会主张，基于新兴的精准医学领域建立"新的人类疾病分类"。目前，一些领域已经取得阶段性进展，研究人员能够使用医学研究数据进行挖掘，确定癌症和许多其他常见和罕见疾病的基因组基础，引入变革性分子靶向疗法，并利用新的机器学习方法为患者提供尽可能的精准治疗方案。在基因组学方面，AI 可以分析大量的基因组学数据，发现基因变异和特定疾病之间的关联，从而为患者提供更加精确的诊断和治疗。在药物治疗方面，AI 可以基于个体的基因组数据和药物代谢信息，预测个体对药物的吸收和代谢以及药物对个体的副作用，从而为患者制订更加个性化药物治疗方案。

AI 与多组学数据的结合应用提供了更为激动人心的机遇。通过利用 AI 和多组学数据，我们可以加速新药和治疗方法的研发。这些新工具正在改变药物发现和开发的方式，实现高效的生物标志物识别、药物靶标发现和成本效益的垂直整合。随着高通量技术的蓬勃发展，多种组学技术被开发用以呈现不同维度互补的生物学信息，涵盖基因组学、表观基因组学、转录组学、蛋白质组学和代谢组学等，为精准医疗的实现提供庞大的数据集和决策基础。

六、其他

药物载体材料在药物制剂的研究中起着非常重要的作用，合适的药物剂型可以促进药物在人体内的吸收和分布，降低药物的毒副作用等。通过整合分子模拟、AI 和化学信息学等技术，能够提供可靠的关于药物与载体交互的信息，帮助研究人员快速选择最佳的药物载体，实现药物制剂的制备。比如，药物粉体的功能性质与粒子结构有关，可以通过粒子设计原理控制制备工艺参数得到重组粒子，实现粒子的功能设计。利用分子模拟技术模拟粒子与辅料之间的结合过程，将得到参数反馈给 AI 神经网络进行机器学习，优化工艺过程参数，筛选最适合的药物和辅料。

为提升药物制剂的效率，AI 能够基于历史数据模拟产生最优的制剂工艺，从而避免烦琐的实验。有研究报道，利用 AI 优化脂质纳米颗粒配方方案，成功实现用于皮肤癌治疗的新型药物递送方法，节省时间和成本。此外，AI 技术还能预测分子性质和化学反应行为，设计寻找最优合成路径，有望提高药物合成的效率和准确性。

第七节　药学领域常用的人工智能方法

（徐盛涛）

数字资源详见　新形态教材网

- 学习目标
- 导学视频
- 教学课件
- 拓展阅读
- 思政元素
- 思考题
- 测试题
- 参考文献

第十一章 新药开发与注册

编者导学

学习目标

知识导图

本章导航
第一节　新药临床前研究
第二节　新药临床开发
第三节　药品注册管理

新药开发是一个漫长而艰难的过程,从药物发现、临床前研究、临床研究,到最后的新药申请和批准上市,需要耗费大量的时间、人力、物力和财力。针对一种疾病,首先需要明确其发病机制,以及药物可能的作用靶点;然后基于该靶点,可以利用计算机辅助药物设计等技术,设计并合成一系列对该靶点具有潜在结合能力的化合物;也可以从已有的化合物库中进行高通量筛选。通过对所合成化合物的活性数据及构效关系进行分析,经过多次结构优化与筛选评估,得到具有一定药理活性和良好安全性的最优化合物,即候选化合物,便可进入后续开发阶段。当先后在临床前动物种属和临床人体研究中,对药物的药动学(pharmacokinetics,PK)、药效学(pharmacodynamics,PD)及安全性等方面进行严谨、科学、准确的试验和评估后,如果药物的安全性和有效性均满足预期,即可将相关申报材料提交监管部门完成药品注册,并申请上市。整个过程每一步都环环相扣又层层递进,同时每一步也都充满机遇与挑战。

第一节　新药临床前研究

一、药物的理化性质与类药性

(一)药物的理化性质与体内过程的关系

药物的理化性质是药物的固有属性,与药物的整体分子结构相关,确定的结构对应确定的理化性质。开展理化性质研究是制定药物质量标准、研究其体内过程、药物制剂处方和工艺,以及药物间相互作用等内容的基础。在新药的研发过程中,研究者所关注的理化性质通常包括溶解度、脂溶性、解离度(pK_a)和晶型等。

药物的体内过程与其理化性质密切相关。药物的体内过程包括药物的吸收(absorption)、分布(distribution)、代谢(metabolism)和排泄(excretion),简称ADME。机体可以看作是由许多生物膜分隔而成的不同生物环境的综合体,ADME就是药物透过机体各种生物膜的转运过程与体内代谢的综合体现。所以，药物本身的结构特征及理化性质与其透过生物膜能力之间的关系，也就成为研究者关注的重要问题。以口服药物为例，影响药物体内过程的理化性质和个体生理因素（图11-1）。就大多数药物而言，相对分子质量是影响其透膜过程的关键因素。与相对分子质量更大的药物相比，较小相对分子质量的药物更易通过生物膜。在相对分子质量适宜的情况下，水溶性/极性分子可以很好地与生物膜表面的亲水部位接触，但是难以透过膜内部的疏水部位；而脂溶性/非极性的分子虽然可以顺利通过膜内部的疏水部位，但由于难溶于水而难与膜表面的亲水部位相互作用。因此，除相对分子质量，溶解度和脂溶性也决定药物膜渗透性，即同时具有适宜的水溶性与脂溶性的分子更易于透过生物膜。

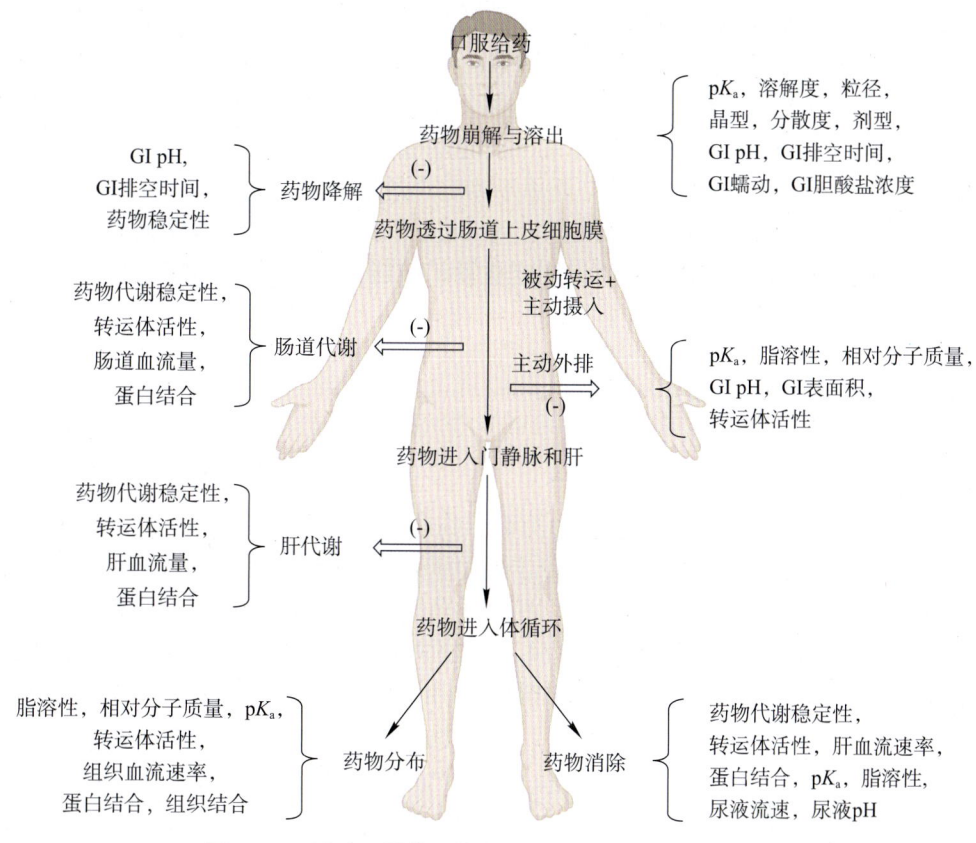

图11-1 影响口服药物体内过程的理化性质和生理因素

拓展阅读 基于人工智能技术的药物成药性的智能评估与快速优化

（二）类药性的测量方法

及时获取化合物的药学、PK和安全性数据可帮助研发人员在药物发现期间系统地提高候选化合物的质量。类药性（drug likeness）是指化合物与已知药物的相似性，代表理想药物所具有的共同特点，是药物的结构特性及其理化性质在体内的综合反应。类药性测量是新药发现阶段的研究工作，其方法要求与开发阶段不同，通常需在短时间内处理成百上千个化合物，样品量少（毫克级），时限短（几天或几周），所以测量方法需要满足高通量的要求，即样品用量少、成本低、速度快。

在药学性质测量方面，首要关注溶解度。化合物的溶解度测定方法一般分为动力学法和热力学法。动力学法包括散射比浊法、直接紫外法和透射比浊法等；热力学法包括平衡摇瓶法和电位法等。高通量测量多采用动力学法，但不同的实验方法和实验人员测得的结果差别较大，可能有 3~5 倍，甚至数量级的差异。因此，通过已有药物分子的某些物理常数求得经验式来估算其溶解度，又称计算法求溶解度，更具有实用意义。

化合物的脂溶性主要由 lgP 与分布系数（lgD）描述。lgP 为化合物的正辛醇/水分配系数 P 的对数值，是指未解离的分子在油相与水相的分配平衡。lgP 值越大，说明该化合物越亲油；反之，则越亲水，即水溶性越好。考虑到不同 pH 条件下化合物的存在状态不同，lgD 用于描述所有存在形式的可电离化合物在油相与水相的分配平衡，可由化合物的 lgP 与 pK_a 计算而得。测定亲脂性的 3 种主要体外高通量方法分别是按比例缩小摇瓶法、反相高效液相色谱法和毛细管电泳法。目前，学术界已有多种 lgP 的计算与预测方法。

针对 PK 性质的高通量测量，通常可通过一系列体外试验进行。例如，测定膜透过性的方法主要采用的是人结肠腺癌细胞（Caco-2）和犬肾细胞（Madin-Darby canine kidney cells，MDCK）模型。在微孔滤膜上接种培养单层细胞，将含有待测化合物的缓冲溶液加入单层细胞的顶（A，apical）侧或基底（B，basolateral）侧，用 HPLC 或 LC-MS 测量化合物到达细胞层另一侧的透过率，再计算透过速率。平行人工膜的膜透过性测量法（parallel artificial membrane permeability assay，PAMPA）是另一种广泛用于测定膜透过性的方法，该法比细胞转运试验方法更简便、快速，并且成本只有细胞转运试验的 5%。因此，在药物发现阶段研究化合物膜透过性的合理方案是先采用 PAMPA 高通量测定被动扩散能力，再对选中的化合物用 Caco-2 细胞模型研究透膜机制。

二、药物的临床前药效学评价

（一）药效学评价的主要内容

具有一定药理作用的物质才可能成为药物。临床前 PD 研究是新药评价工作中的根本任务，其目的是在整体动物、器官、细胞或分子层面研究化合物对动物或生物体的作用，以及作用机制，包括与治疗、预防、诊断作用密切相关的药理作用，帮助研究人员发现新药和评选新药（见图 11-2）。例如，抗菌药物主要研究候选物的抑菌、杀菌作用；活血化瘀的药物主要研究其对血液流变学相关的作用。通过研究明确其作用强度和特点，并与已上市销售的同类药物对比优缺点，从而辅助开发决策。

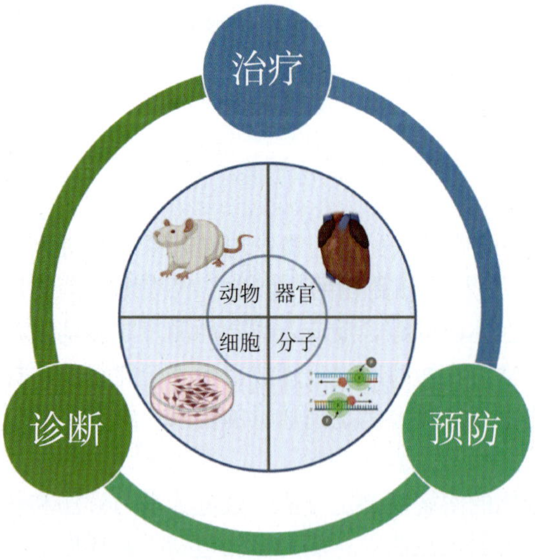

在进行药效研究的同时，若有可能，可进一步研究其作用部位（靶点）和作用机制，并促进一系列新药的发现与开发。例如，在明确喹诺酮类药物的抗菌作用机制后，相继研制成功了作用更强且更安全的新一代喹诺酮类药物。因此，新药的作用机制研究不单围绕着其为何有此药理作用而展开，而且也可为后续同类型新药的研发提供思路。若此新药与已上市的同类药物相比，不仅疗效好毒性小，而且作用机制也不尽相同，此新药的开发则更具有临床价值与意义。

（二）药效学评价的常用方法

药物临床前 PD 研究通常是在机体（主要是动物）器官、组织、细胞、亚细胞、分子、基因水平等模型上，采用整体动物、离

图 11-2　药效学评价内容与试验对象

体器官和亚器官或细胞的方法，开展试验并进行综合分析，以阐明药物防治疾病的作用及作用机制。通过 PD 研究，可以明确新药的药理作用强弱与范围（如量效关系、时效关系、构效关系），或与同类药物相比是否具有优越性。

1. 整体动物实验 整体动物实验一般应用小鼠、大鼠、兔、犬和猴等。根据具体的研究目的可采用正常动物、麻醉动物或疾病模型动物。观察药物对动物行为的影响是研究中枢神经系统（central nervous system，CNS）药物作用的基本方法之一，最常使用正常动物。如将动物的行为分级，细心观察试验组和对照组动物，并按分级法打分，求出平均值，采用显著性检验以判定新药是中枢抑制作用还是中枢兴奋作用。采用转棒法观察动物的协调运动，是测定新药对 CNS 抑制作用和对骨骼肌张弛作用的最简单的经典方法。

观测药物对疾病的治疗作用通常使用疾病模型动物。如研究抗精神病药物，常用阿扑吗啡造成大鼠舔、嗅、咬等定向行为，从而观测药物的安定作用；研究抗癫痫药物，常用电刺激法或化学物质法（如戊四氮、匹罗卡品等）建立动物癫痫模型，从而观测药物的抗癫痫作用；高血压动物模型的建立，可使用线结扎犬或家兔肾动脉，造成肾性高血压，或使大鼠长期处在噪声刺激中，以诱发神经源性高血压等，用于评价化合物的抗高血压效果。

观测药物对神经系统的影响常用麻醉动物，但应注意麻醉药物的选择和麻醉深度的控制。如在评价镇咳药物时，麻醉过深则会明显抑制咳嗽反射，从而影响实验结果。

2. 离体器官实验 离体器官实验常用的离体器官包括心脏、血管、肠段、子宫及神经肌肉标本。离体器官实验是在脱离整体动物，在人工模拟的体内环境（如等渗透压、供氧供能的条件下）进行的，排除了动物的神经和体液的反馈或调节作用。不同动物的离体器官标本用于测定不同类型的药物作用。

离体蛙心和兔心是观测药物对心脏活动（包括心率、心输出量、心肌收缩力等）影响最常用的标本；兔主动脉对 α 受体兴奋药十分敏感，是测定作用于 α 受体药物效果的理想标本，已被广泛用于鉴定和分析拟交感神经药和其对抗药的作用；豚鼠回肠自发活动较少，描记时有稳定的基线，可用来测定拟胆碱药的剂量 – 反应曲线。

3. 细胞药理学实验 细胞药理学实验主要采用细胞生物学技术，研究化合物在细胞水平的 PK、PD 及作用机制。细胞药理学发展迅速，在许多研究领域中已得到广泛应用，特别是在促进新药研发方面，以细胞体系为研究对象，从多靶点、多通道的细胞整体反应出发建立高通量药物筛选方法，可快速、高效地发现和研究新药。

免疫细胞化学又称免疫组织化学，是细胞药理学实验的重要组成部分，其基本原理是利用免疫学中抗原与抗体之间的特异性结合，以达到相互之间的特异性探查。免疫细胞化学技术又可分为免疫荧光细胞化学技术、酶免疫细胞化学技术、亲和免疫细胞化学技术、电镜免疫细胞化学技术和免疫金银及铁标记技术。免疫细胞化学具有特异高、敏感性强、方法步骤的统一性，以及形态、功能和代谢密切相关的特性；能够深入研究化合物对细胞的影响，揭示该化合物的作用机制与细胞信号通路的关系，从而为药理学研究提供更为翔实的数据支持和理论基础。正是这些突出的优点，使得该技术在药学研究中得到推广应用。

4. 分子药理学实验 分子药理学是药理学的一门分支学科，从分子水平阐述药物的作用部位和机制。当前，分子药理学技术应用的热点主要集中在：① 阐述药物对靶基因转录水平的调节作用（药理作用的分子机制）；② 化合物活性的高通量筛选（基于特定药物靶点的新药研究）；③ 治疗基因的克隆及基因药物有效性评价。

随着人类基因组计划的初步完成，基因组学和蛋白组学已经成为药学研究的新热点。多数情况下，药物的作用靶点通常并不是基因，而是具有特定功能的蛋白质。蛋白组学的研究将为新药开发提供更多新的药物作用靶点，这将为新药的开发研究带来新的契机。

拓展阅读 类器官技术在药物筛选中的应用

(三) 药效学评价的实验设计

为了保证临床前 PD 研究结果的科学性、正确性和可靠性，实验设计起着决定性作用，必须贯彻"随机、对照、重复"三大原则。

1. 随机原则

(1) 完全随机设计：是常见的一种考察单因素两水平或多水平的实验设计方法，包括两组完全随机设计和多组完全随机设计，将受试对象随机分配到各处理组进行实验观察。其优点是组数可以是两组也可以是多组，各组例数可等可不等，相等时检验效率高，设计方法和分析方法简单易行，易于实施，应用广泛；其缺点是受试对象随机化后，因个体间变异的客观存在，小样本完全随机分组后，可能会出现两组间基线不均衡。

(2) 配对设计：将不同受试对象按一定条件配成对子，再将每对对子中的两个受试对象分配到不同的处理组。该设计可以严格控制非处理因素对实验结果的影响。其优点是组间均衡性好，由于人为地控制了非处理因素的干扰，组间误差小，需要的例数少，提高了检验效率；其缺点是组数仅为两组，且当配对条件未能严格控制造成配对失败或配对欠佳时，反而会降低效率。

(3) 随机区组设计：将几个受试对象按一定条件组成配伍组，使每个配伍组的例数等于处理组个数，再将每个配伍组的各受试对象随机分配到各个处理组。其优点是可设置多组，组间的均衡性好，缩小了实验的随机误差，能够分析处理因素和配伍因素对实验结果的影响，实验效率较高；其缺点是不能分析交互作用。

2. 对照原则 没有比较就没有区别。"对照"即设立非处理因素相同，而处理因素与实验组不一样的一组对象。实验组与对照组的实验动物在种属、性别、窝别、体重、健康状况等方面要尽可能相同。对照组的实验设计按具体情况确定，在预实验时灵活运用多种形式，正式实验通常采用 5~6 组，包括但不限于阳性对照组和受试药低、中、高剂量组的实验方案。

3. 重复原则 一是指在同样条件能重复实验结果，即具有重现性；二是指在实验中应有足够的动物数或实验次数，即应具有一定的样本数，需符合新药研究的规范指南和统计学处理所规定的样本数。

三、药物的临床前药动学评价

(一) 药物胃肠道吸收评价

口服给药是首选的给药途径，口服药物的吸收是指药物透过胃肠道上皮细胞膜进入体循环的过程。药物透过胃肠道上皮细胞膜的过程是一个复杂的动态过程，其中涉及的转运机制有被动转运 (passive transport)、主动转运 (active transport) 和膜动转运 (membrane-mobile transport)。被动转运又包含单纯扩散 (simple diffusion) 与促进扩散 (facilitated diffusion)；主动转运又包含 ATP 驱动泵 (ATP-powered pumps) 与协同转运 (cotransport)；膜动转运又包含入胞作用 (endocytosis) 与出胞作用 (exocytosis)。这些跨膜过程可以使药物由膜外进入膜内，也可以使药物由膜内外排至膜外，其示意图如图 11-3 所示。由于药物胃肠道吸收机制的多元性，目前单一模型难以全面预测药物在体内的透膜特性。

一种药物能否口服取决于药物在胃肠道的物理化学稳定性、肠道菌群酶系与肠道上皮酶系对药物的代谢及屏障作用（滤过效应），以及药物透过胃肠道黏膜的能力。因此，明确药物在胃肠道的物理化学稳定性后，应研究药物在胃肠道微环境的生物转化情况。在此基础上，利用肠吸收研究方法了解肠上皮酶系及其细胞的屏障作用对药物吸收的影响，具体的实验方法包括

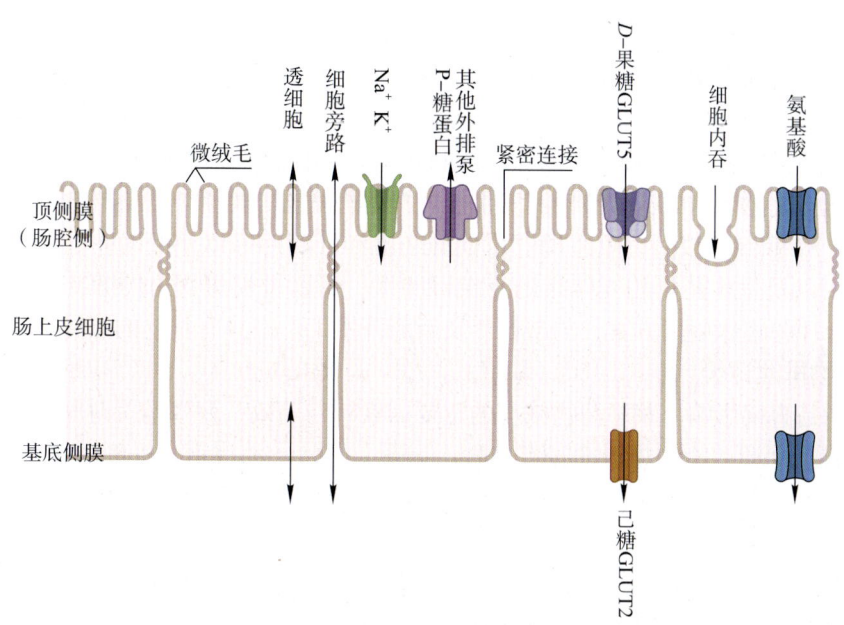

图 11-3　药物吸收、透膜的途径与机制示意图

体外离体器官组织法和细胞模型法（如上述 Caco-2 细胞模型）、在体原位肠灌注法，以及整体动物生物利用度评价法。如有需要，还应深入研究摄取或外排转运体对药物透膜过程的影响。根据以上实验，可获得药物在肠道的吸收形式、吸收动力学、有效吸收部位、吸收机制、影响吸收的因素等信息。这些信息对合理确定临床给药方案及指导各种制剂的处方设计，尤其是新型给药系统的设计具有重要意义。

（二）药物分布评价

药物的体内分布评价是对试验药物在生物体内的分布规律、蓄积情况、主要蓄积的器官或组织、蓄积程度，以及分布与药物效应间的关系进行研究的过程。由于药物的理化性质及生理因素的差异，不同的药物具有不同的分布特性。药物在体内的分布是不均匀的，处于一种动态平衡的状态。理想的制剂及给药方法，应使各种药物（尤其是抗肿瘤药物）能选择性地分布到靶器官，并在必要的时间内维持一定的血药浓度，之后迅速排出体外，从而尽量降低副作用。因此，药物分布与疗效密切相关，同时也与药物在组织中的蓄积性和副作用等安全性问题相关。在临床前研究中，通常选用整体动物（如大鼠或小鼠）开展药物组织分布试验，以了解药物在体内分布的主要组织器官；如有需要，还可使用同位素标记药物分子，通过放射性示踪法考察药物及其代谢产物在体内的分布情况。

另外，大多数药物都能与血浆蛋白进行不同程度地结合，结合型药物与游离型药物呈现一定的动态平衡。只有游离型药物才能透过生物膜进入作用靶部位发挥药理作用，而结合型药物不易透过细胞膜向组织转运，从而影响药物在体内的分布和处置过程，最终影响药物的有效性和安全性。因此，测定药物与血浆蛋白的结合程度，也是药物分布评价的重要内容之一。常用方法包括平衡透析法、超滤法、超速离心法、微透析法等。

（三）药物代谢评价

药物代谢是指药物在体内所经历的化学结构变化，又称药物的生物转化，从而引起药物药理和毒理活性的改变。为了避免先导化合物中出现代谢稳定性不佳、代谢多型性、与配伍药物发生相互作用等缺点，应在新药开发的早期阶段对候选化合物进行高通量的代谢和产物毒性研究，尽早作出综合评价。药物发生代谢的主要部位是肝，但在胃肠道、血浆、肺、皮肤、鼻黏膜等部位代谢过程均有可能发生。

药物代谢研究包括基于代谢酶的药物相互作用研究，可以分为体内试验和体外试验。体内试验是在整体动物给药的基础上，根据峰浓度（c_{max}）、血药浓度-时间曲线下面积（AUC）、清除率（CL）、半衰期（$t_{1/2}$）等 PK 参数反映机体对药物的代谢情况；同时，还可以进行代谢产物鉴定，评价代谢产物的药理活性及安全性。在体外试验，可以建立不同的肝代谢模型，包括肝微粒体、S9 亚细胞成分、重组酶、原代肝细胞和肝切片等体外代谢体系，明确受试药物的代谢表型，以及发生药物相互作用的潜在可能性。明确研究药物的代谢特点以及其代谢途径，对制订合理的临床用药方案，剂型设计及新药开发工作都具有重要的指导意义。

（四）药物排泄评价

药物排泄是直接影响血浆中药物浓度的重要因素，与药效、药效维持时间和毒副作用密切相关。药物或其代谢产物的排泄途径有多种，如肾、胆汁、消化道、呼吸系统、乳腺、汗腺、唾液腺、泪腺等。不同的排泄途径对应不同的实验方法，最常用的包括尿排泄、胆汁排泄和粪排泄实验。取实验动物，收集空白样品，以及给药后不同时间段的尿液、胆汁和粪便，测定其中药物或代谢物的浓度，评价药物经尿、胆汁和粪便排泄的速度与程度。尿液和粪便通常使用代谢笼法进行收集，而胆汁可通过对胆总管插管获得。

四、药物的临床前安全性评价

（一）安全性评价的重要性

回顾新药评价的历史过程，绝大多数的药害事件是由于没有进行或未能充分完善临床前安全性评价造成的。因此，如何保证新药在临床上对患者具有良好的治疗效果，而不产生有害作用，或能及时认识和掌握其有害作用的处理对策，从而保障用药安全，临床前安全性评价具有十分重要的意义，其主要目的如图 11-4 所示。

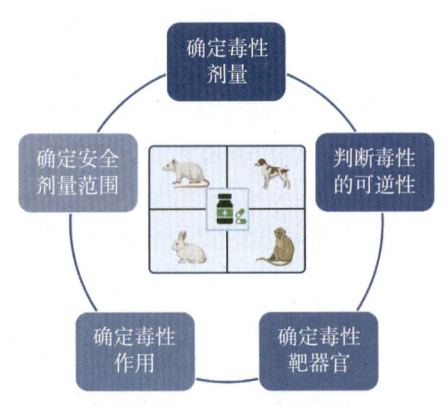

图 11-4　临床前安全性评价的主要目的

虽然临床前新药的安全性评价非常重要，但因许多因素影响，其准确度仍然存在一定的局限性。例如，由于实验动物无法表达主观感受，一些可能发生在人体的主观不良反应，包括头晕、头痛、耳鸣等，无法通过实验动物自身反映；又如实验动物和人体之间存在显著的种属间差异，在研究剂量范围内，通过实验动物未能观察到的不良反应，仍有可能在临床研究中出现在人体上，甚至可能发生严重不良反应导致药物研发停止。不过，从新药临床前安全性评价的发展历史看，随着相关科学技术的进步，药物毒理学研究在不断深入，其评价的预测能力也在不断提高。

（二）安全性评价的主要内容

鉴于药物的种类、药理作用机制、临床适应证、用法及疗程千差万别，毒性作用也各不相同。例如，毒性反应出现的快慢不同，毒性作用靶点或靶器官也不相同，有些还可能影响子代。因此，新药临床前安全性评价研究通常可分为一般毒性试验和特殊毒性试验两大类。

1. 一般毒性试验　所谓一般毒性试验，包括在不同动物种属中以不同给药途径进行急性毒性试验、反复多次的长期毒性试验，这些毒性试验不以观察和测定某种特定的毒性反应为目的，而是观测广谱性和不确定性特点的毒性指标，如生理学、血液学、血液生化学及病理形态学的综合性指标。另外，安全药理学研究属于一般毒性试验的研究范畴。

2. 特殊毒性试验 所谓特殊毒性试验，是指以观察和测定受试药物是否会引起某种或某些特定的毒性反应为目的，而设计的特殊试验，如遗传毒性、生殖毒性、致癌性、依赖性、过敏性、局部刺激性等。其重点关注药物对遗传物质可能产生的影响，同时与一般毒性试验密切相关。一般毒性试验获得的基本参数为特殊毒性试验提供参考，特殊毒性的研究结果又进一步丰富了毒理学评价的内容。

3. 毒代动力学试验 在开展一般毒性试验和特殊毒性试验时，毒代动力学试验通常伴随进行，故也被称为伴随毒代动力学试验。毒代动力学的研究目的是获知受试药物在毒性试验中不同剂量水平下的全身暴露程度和持续时间，预测受试药物在人体暴露时的潜在风险。毒物代谢动力学是非临床毒性试验的重要研究内容之一。其主要价值体现在以下三方面。①阐述毒性试验中受试药物和/或其代谢物的全身暴露及其与毒性反应的剂量和时间关系；评价受试药物和/或其代谢物在不同动物种属、性别、年龄、机体状态的毒性反应；评价非临床毒性研究的动物种属选择和用药方案的合理性。②提高动物毒性试验结果对临床安全性评价的预测价值。依据暴露量来评价受试药物蓄积引起的靶部位毒性，有助于为后续安全性评价提供量化的安全性信息。③综合药效及其暴露量和毒性及其暴露信息来指导人体试验设计，如起始剂量、安全范围评价等，并根据暴露程度来指导临床安全监测。

五、模型引导的药物研发

进入 21 世纪以来，制药行业面临投入不断增加，研发效率却逐渐降低的窘境。为此，美国 FDA 于 2004 年率先提出解决困境的关键路径，大力提倡基于定量药理学（pharmacometrics，PM）的新药研发和科学审评，即模型引导的药物研发（model-informed drug development，MIDD）。定量药理学是利用建模与模拟（modeling and simulation，M&S）技术对 PK、PD、机体功能、疾病机制和试验进程等信息进行定量化研究的一门学科。通过各种定量手段和方法将药物处置和发挥作用的各个环节及影响这些过程的重要因素高度概念化和抽象化，通过严格逻辑推理建立数学模型并进行模拟。按照研究内容，目前新药研发中最常用的定量药理学模型包括药物模型（PK/PD 关系）、疾病模型（没有药物干预或者只使用安慰剂）和临床试验模型（临床试验中受试者依从性及入排标准对结果的影响）。按照定量药理学研究方法学，模型又可分为群体 PK/PD 模型（population pharmacokinetics/pharmacodynamics，PPK/PD）、基于生理的 PK 模型（physiologically-based pharmacokinetics，PBPK）、基于模型的荟萃分析（model-based meta-analysis，MBMA）和定量系统药理学模型（quantitative systems pharmacology，QSP）等多种研究方法。

首先，定量药理学将建模与模拟辅助决策贯穿于新药的发现、研发、上市后评价的整个生命周期中，包括药物研发的内部决策和后期的审评决策，国际上已积累了大量案例。在新药开发的临床前阶段，定量药理学模型可帮助确证药物作用的靶标，加深对药物作用机制的理解，从而增强对药物靶点确认的信心。临床前开发阶段建立的药效通路模型，不仅可以在药物开发早期帮助选择和验证药物靶点，也可以在开发后期帮助决策。其次，定量药理学研究可被用来评估新化合物的临床前 PK、PD 及安全性特征，以支持首次人体试验的最大起始剂量和剂量递增方案设计。最后，定量药理学在临床前阶段能帮助优化临床试验设计，特别是有同类药物数据时，通过比较，对候选化合物试验设计进行定量评估，设定关键假设，减少不确定因素，从而选择最优试验方案，并已在多个新药研发中成功应用。

第二节 新药临床开发

一、概述

新药的开发研究是一个经过逐步选择与淘汰、不断循环优化的复杂过程。从候选药物的临床前研究到新药上市，通常需要 8~10 年的时间，在 5 000~10 000 种候选化合物的初步筛选中，只有约 250 种能进入临床前试验研究，5 种进入到临床试验阶段，而最终仅有 1 种能获批上市。整个研发过程的平均成本高达 8 亿~10 亿美元。

新药的临床试验（clinical trial）是以人体（患者或健康志愿者）为对象的试验，意在发现或验证某种试验药物的临床医学、药理学及其他药效学作用，评估不良反应，以及研究试验药物的吸收、分布、代谢和排泄，以全面评估药物的疗效和安全性。

拓展阅读《药物临床试验质量管理规范》

按照循序渐进的方式，新药临床试验分为 Ⅰ、Ⅱ、Ⅲ、Ⅳ 期（见表 11-1）。

表 11-1 新药临床试验的分期

试验分期	试验对象	试验例数	研究内容	研究目的	研究时间
Ⅰ期	健康志愿者	≥20	耐受性试验 药代动力学试验	安全性为主 提供给药方案依据	数月
Ⅱ期	患者	≥100（300）	多中心试验	疗效和安全性探索期	数月至 2 年
Ⅲ期	患者	≥300（500）	扩大的多中心试验	疗效和安全性确证期 评价利益与风险	1~4 年
Ⅳ期	患者	≥2 000	应用研究阶段	上市后监测期	3~5 年

注：括号内为预防用生物制品试验例数。

临床研究的基本程序包括以下步骤：①前期工作，如试验方案设计、研究人员培训、药品和设备的准备、受试者筛选、知情同意和伦理审查等；②启动、监查及稽查，应根据研究周期的长短确定时间点，及时记录、收集和报告受试者的信息和数据，确保试验数据和信息的完整、可靠和准确性，对不良事件（adverse event，AE），尤其是严重不良事件（serious adverse event，SAE），应妥善安置受试者，并进行随访、记录和报告，同时保存好原始文件；③完成并总结，应完整地回收试验研究用品、病例报告表（case report form，CRF）、知情同意书等，并对数据进行统计分析。

转化医学倡导"从实验室到病床（bench to bedside）""从病床到实验室（bedside to bench）"的双向有效沟通的基础成果转化研究。基于这一理念，FDA 出台了 0 期临床试验指导原则，利用比 Ⅰ 期更少的资源，开展早期探索性临床试验，以便快速发现有希望的候选新药。

二、Ⅰ期临床试验

新药的 Ⅰ 期临床试验（phase Ⅰ clinical trial）是对药物进行初步的临床药理学及人体安全性评价试验。通过观察人体对临床候选新药的耐受程度和药代学试验结果，为制定安全有效的给药方案提供依据。

（一）人体耐受性试验

人体耐受性试验建立在临床前动物试验研究的基础上，观察人体对药物的耐受程度，获得人体对新药的最大耐受剂量及其可能引发的不良反应，为确定Ⅱ期临床试验用药剂量提供重要的科学依据。

1. 试验对象 一般选用健康志愿者作为试验对象，进行全面的体检以确认其健康状态。在某些情况下，如毒性较大或耐受性在健康人与患者之间存在较大差异的药物（如抗癌药、抗高血压药等），不宜选用健康志愿者，而应选择心脏、肝、肾及血功能基本正常的轻型患者。

不适宜作为试验对象的人群包括：①健康检查不符合受试者标准；②经常用药、嗜烟酒、过去4周内参加过其他临床试验；③过去3个月内使用过已知对某脏器有损害的药物或目前正在使用药物；④具有药物过敏史；⑤试验前曾患过重病；⑥具有胃肠、肝、肾病史或现有上述疾病；⑦存在其他影响药物吸收、分布、代谢和排泄等因素的情况。

2. 剂量设计和试验分组

（1）初始剂量的确定：初始剂量通常根据动物试验数据确定，例如，参考敏感动物的LD_{50}或最小有效剂量。常用方法包括Blach well法、改良Blach well法、Dollery法、改良Fibonacci法及体表面积法等。

拓展阅读 初始剂量的计算方法

（2）最大剂量的确定：最大剂量通常根据同类药物和动物试验数据确定。若试验达到最大剂量仍未出现不良反应时，一般可终止试验，并以此剂量作为最大耐受剂量；若剂量递增至出现终止指标或其他较严重的不良反应时，虽未达到规定的最大剂量，也应终止试验，并以此前的剂量作为最大耐受剂量。

（3）试验分组：将受试对象分为若干组。初始剂量与最大剂量之间一般设4~6个剂量组，由最小剂量组开始逐组进行试验。

3. 观察指标和终止指标 观察指标包括神经、呼吸、泌尿、消化等系统的症状和体征，肝、肾功能，血、尿常规，血小板计数，心电图，以及各类药物的特殊检查项目。通常以受试者出现轻度不良反应为试验终止指标；对于抗癌药等，以出现较严重的毒性反应为试验终止指标。一般观察24 h，若出现不良反应应追踪随访直至恢复。

（二）临床药代动力学实验

临床药代动力学试验旨在研究药物在人体内ADME过程的动态变化规律，从而充分认识人体与药物间的相互作用，为临床合理用药提供科学依据。临床药代动力学试验的基本流程（见图11-5）。

新药的临床药代动力学涉及健康志愿者、目标适应证患者、特殊人群等不同层面的研究对象，需要结合各期临床试验分阶段逐步实施，以提供全面的人体药代学信息。

（1）在Ⅰ期临床试验期间进行健康志愿者药代学研究，包括单次与多次给药的药动学研究、进食对口服药物制剂药动学影响的研究、药物代谢产物的药动学研究，以及药物-药物之间相互作用的药代学研究。

（2）在Ⅱ期和Ⅲ期临床试验期间进行目标适应证患者药动学研究，用以明确疾病状态药动学特点及其可能对药动学产生的重要影响。

（3）特殊人群、不同种族和个体差异的药代学研究。老年人（多选择老年健康志愿者或目标适应证受试者）、儿童（多选择目标适应证受试者）等患者的药动学研究则酌情在Ⅰ-Ⅳ期临床试验期间进行。

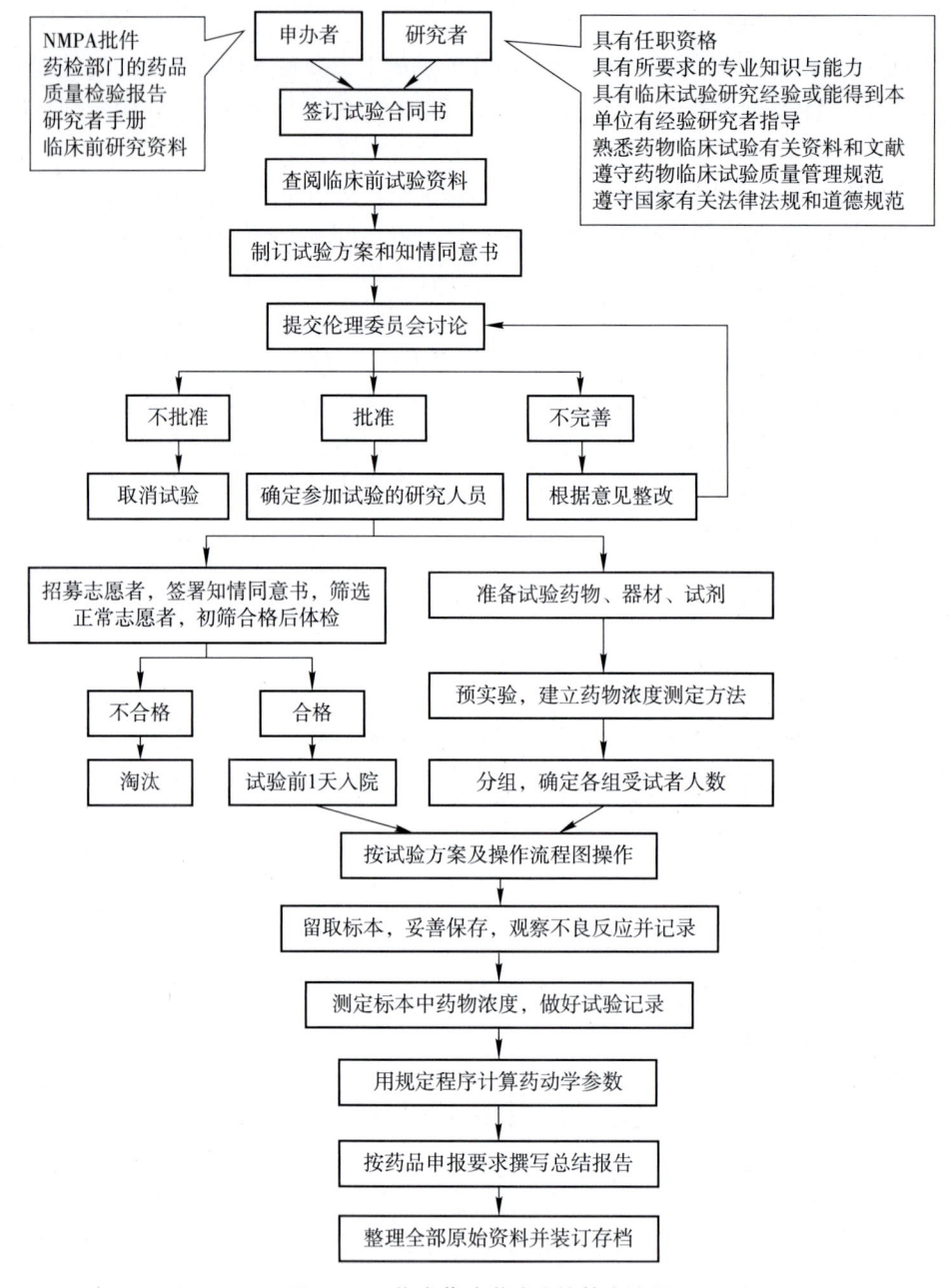

图 11-5 临床药动学试验的基本流程

(三)生物等效性评价

口服或其他非脉管内给药制剂中活性成分吸收受多种因素的影响,包括制剂工艺、药物粒径、晶型,以及制剂处方中的赋形剂、黏合剂、崩解剂、润滑剂、溶剂、助悬剂等。生物等效性试验是评价此类药物制剂质量和有效性的重要手段。

1. 生物利用度与生物等效性

(1)生物利用度(bioavailability,BA):是指制剂中的药物被吸收进入血液的速度和程度,反映药物活性成分到达体内循环的速率和相对量,可为新药研发过程中选择给药途径和确定用药方案提供参考。

(2)生物等效性(bioequivalence,BE):是证明受试制剂中药物的吸收速度和吸收程度与参比制剂的差异，在可接受范围内而进行的药物临床研究工作。通常采用生物利用度研究的方法，以药动学参数为指标，比较同一种药物的相同或不同剂型的制剂，在相同的试验条件下，其活性成分吸收程度和速度有无统计学差异。

2. 生物等效性试验方法 生物等效性试验的研究方法，按比较效力的优先排序依次为药动学研究方法、药效学研究方法、临床比较试验方法和体外研究方法。①药动学研究即测量不同时间点生物样本中的药物浓度，得到药物浓度-时间曲线以反映药物从制剂中释放吸收到达体循环的动态过程；②当无可行的药动学研究方法时，可考虑药效学研究方法，即采用明确的可分级定量的人体药效学指标，通过效应-时间曲线与参比制剂比较以确定生物等效性；③若既无适宜的药物浓度检测方法，也缺乏明确的药效学指标时，可通过以参比制剂为对照的临床比较试验，以综合的疗效终点指标验证两种制剂的等效性；④某些情况下如果能提供充分的依据，也可以采用体外方法，但由于体外结果并不完全等同于体内行为，一般不提倡采用体外法确定生物等效性。

三、Ⅱ期和Ⅲ期临床试验

新药的Ⅱ期临床试验（phase Ⅱ clinical trial）是治疗作用的初步评价阶段，其目的在于初步评估临床候选新药对目标适应证患者的治疗作用和安全性。而新药的Ⅲ期临床试验（phase Ⅲ clinical trial）则是治疗作用的确证阶段，旨在进一步验证临床候选新药对目标适应证患者的治疗作用和安全性，评价利益与风险关系，为新药注册申请提供充分的依据。Ⅲ期临床试验是Ⅱ期临床试验的延续，一般为扩大的多中心试验。

（一）受试者选择与退出

受试者例数的多少应根据试验目的、试验设计类型、比较类型和统计学原理等来确定。确定样本含量的因素包括定量指标和定性指标、临床上认为有意义的差值、检验统计量、检验假设、Ⅰ型和Ⅱ型错误等。

1. 选择受试者

（1）诊断标准：包括西医诊断标准、中医辨证标准、症状、体征分级量化标准，西医病情程度分级标准和西医单一体征量化分级标准等。

（2）入选标准：临床试验方案中应明确制订受试者的入选标准，包括疾病诊断标准、证候诊断标准，入选前受试者相关的病史、病程和治疗情况要求，其他相关的标准如年龄、性别等。

（3）排除标准：根据试验目的可考虑以下因素，如年龄、合并症、妇女特殊生理期、病因、病情程度、病程、既往病史、过敏史、生活史、治疗史、家族史和鉴别诊断等方面的要求。

2. 受试者的退出 制订退出标准应从研究者和受试者两方面考虑。

（1）研究者的决定退出：入选受试者在试验过程中出现了不宜继续进行试验的情况，研究者可决定该病例退出试验。在一些危重病、可能带来不良后果疾病的临床试验中，制订退出标准对受试者及时获得有效治疗是非常有必要的。

（2）受试者的自行退出：受试者有权中途退出试验，或受试者虽未明确提出退出试验，但不再接受用药及检测而失访，也属退出（或称脱落）。此时，应尽可能地了解其退出的原因并加以记录。

3. 病例脱落与处理 所有填写知情同意书并筛选合格进入随机化试验的受试者，无论何时何因退出试验研究，只要未完成试验方案所规定的观察周期，均为脱落病例。当病例脱落后，研究者应采取多种形式尽可能与受试者取得联系，询问理由，记录最后一次服药时间，完成所有评价项目。对于脱落病例,必须在病历报告表中填写脱落原因,如因不良事件而脱落;经随访最终判定与试验药品存在因果关系,必须记录在病历报告表中,并通知申办者。

(二)试验方案设计

试验方案(protocol)是临床试验的指导性文件,用于规划如何启动和实施临床试验的研究计划书,同时也是试验结束后资料收集、记录、报告和统计分析的重要依据。

1. 试验设计原则 为了真实、客观、准确、全面地获取临床试验结果,试验设计应遵循"对照、随机、重复"的三项基本原则。

2. 试验基本要求

(1)试验药品分装与编码:根据试验疗程的长短和随访时间窗的设计进行分装且贴有标签(包括药品名称、规格、用法、贮存条件、试验批准文号、生产厂家等)。采用随机化法对试验药品进行编码并分配包装,处理编码又称盲底。全部盲底密封后一式两份分别交给临床试验的主要研究单位和申办单位妥善保存,试验期间不得拆阅。

(2)应急信件与紧急揭盲:每位受试者均有对应的应急信件,内含该编号药物为何种类别药品的信笺,以便紧急揭盲使用。应急信件应密封,保存在紧急情况可获取之处,不得随意拆阅。试验结束后,随CRF一起收回。在发生紧急情况,如严重不良事件时,需立即查明受试者所用药品的种类,由研究人员按试验方案规定的程序拆阅应急信件,并注明拆阅者、拆阅日期和拆阅原因等,在病例报告表中记录。一经打开,该受试者将退出试验,并作脱落病例处理。

(3)盲态审核与揭盲程序:盲态审核是指在最后一份病历报告表录入数据库后到第一次揭盲前,对数据库数据进行的核对和评价。

揭盲程序分为两级,数据库锁定后由保存盲底的工作人员进行第一次揭盲,只列出每个受试者用药编号的所属组别而不标明哪一组为试验组或对照组,由生物统计学专业人员进行统计。完成统计分析及统计分析报告后,进行第二次揭盲,并宣布对应的组别。

3. 试验对照组设置

(1)阳性药物对照:采用已知的有效药物作为试验药物的对照。根据试验目的的不同,可将其分为优效性试验(试验药物的治疗效果优于阳性对照药物)、等效性试验(试验药物和阳性对照药物在疗效上相当)和非劣效性试验(试验药物的治疗效果在临床上不劣于阳性对照药物)。

(2)安慰剂对照:安慰剂(placebo)是没有活性成分的伪药物,其外观、剂型、大小、颜色、气味等与试验药趋于一致,但不含试验药的有效成分。作为对照试验中的阴性对照物,安慰剂能最大限度减少研究者和受试者的主观期望效应和偏倚。但并不是所有的临床试验都适宜选择安慰剂对照。在急危重症的临床试验中,使用安慰剂的受试者可能由于病情延误,造成病例的脱落,因此不适宜单纯使用安慰剂。

(3)剂量-反应对照:将试验药物设计为多个剂量组,受试者随机分入一个剂量组。剂量-反应对照主要用于研究剂量和疗效、不良反应的关系,通过不同剂量之间以及同安慰剂组的比较,可以得出不同剂量的疗效变化情况,从而为选择最优剂量或范围提供参考。

4. 试验设计类型

(1)平行组设计(parallel group design):将受试者随机分配到临床试验的各组,同时进行试验,每位受试者仅接受一种处理。

(2)交叉设计(cross-over design):该设计是一种特殊的自身对照设计,每个受试者必须在两个或多个试验阶段分别接受两种或多种处理。交叉设计有利于减少个体间的差异和受试者人数。最简单的交叉设计是 2×2 形式(见图11-6)。交叉设计数据分析时,需检测延滞效应的影响,每个试验阶段后需安排足够长的洗脱期。

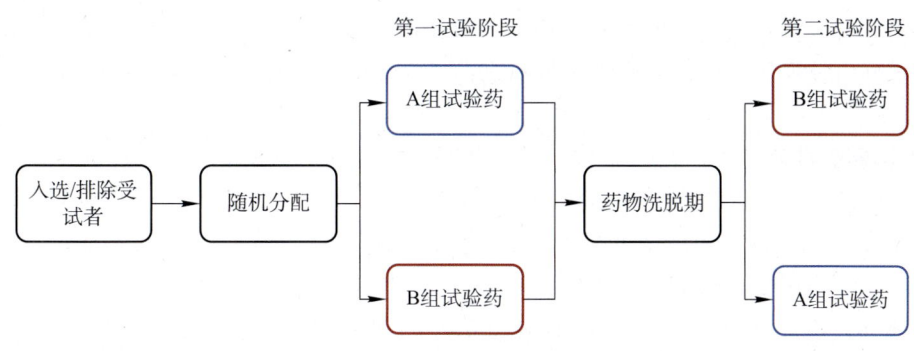

图 11-6　2×2 交叉设计示意图

（3）析因设计（factorial design）：析因设计通过试验用药品剂量的不同组合对两个或多个试验用药品同时进行评价，可检验每个试验用药品剂量间的差异以及是否存在交互作用，或探索两种药物不同剂量的最佳组合。在评价联合用药效应的临床试验中，可考虑采用析因设计。

（4）成组序贯设计（group sequential design）：将整个临床试验分成若干连贯的分析段，每个分析段受试者人数相等且试验组与对照组的受试者人数比例与总样本中的比例相同。每一个分析段试验完成后，对主要变量进行统计学分析，一旦得出差异有统计学意义即可停止试验，否则进行下一个分析段的试验。若进行到最后一个分析段差异仍无统计学意义，则以差异无统计学意义结束试验。

5. 给药方案实施

（1）导入期：对于某些药物，在进入临床试验前需设置一个导入期，以消除已经服用的同类药物的延迟作用和稳定基线水平。若病情不允许停用原相关药物，可在使用相对固定的药物和剂量的条件下，待病情相对稳定后，再开始临床试验。

（2）合并用药：为协同增效、降低毒副作用或治疗合并症、并发症及医学伦理的需要，在某些情况下需合并用药。在临床试验方案中，应明确规定研究过程中的禁用药品和慎用药品。对于临床试验过程中的合并用药，应给予相应的分析和记录，尤其对出现不良事件时的合并用药情况，应及时记录和报告。

（3）给药剂量和途径：参考Ⅰ期临床试验结果，根据药理实验量效研究结果、药物的有效血药浓度，以及既往临床经验和文献资料，推算临床有效剂量范围并进行临床研究，以找出适宜的临床给药剂量。给药途径应与临床试验批文的给药途径相同，不得随意变更。

（4）观察指标和时间点：①人口学指标；②体格检查指标；③安全性指标，包括试验中出现的不良反应，相关实验室数据和理化检查，与预期不良反应相关的检测指标；④疗效指标；⑤观察时间点，包括基线点、试验终点、访视点和随访终点，应严格按照试验方案规定的不同观察时间点的时间窗完成各项指标的观察、检测和记录。

（5）随访：是指试验疗程结束后，继续对受试者进行追踪直至终点或观察结束。

（6）依从性：是指研究者和受试者的行为（如服药、控制饮食、改变不良生活习惯等）与临床研究计划相符的程度。受试者用药依从性 = 实际用药量 / 应服药量 × 100%。其中，实际用药量 = 实际发药量 − 返回药量 − 破损和丢失量。故受试者的良好依从性可接受范围一般在 80%~120%。研究者对试验方案的依从性主要体现在合格受试者的选择、施加因素的控制和效应指标的测量及评价 3 个主要环节。

（三）多中心试验

多中心试验（multicenter trial）是由多位研究者按同一试验方案在不同地点和单位同时进行的临床试验。各中心同时开始与结束试验，由一位主要研究者总负责，并作为临床试验各中心间的协调研究者。主要研究者所在的单位称为组长单位或牵头单位。多中心试验能够在较短的时间内搜集到研究所需的受试者数,且受试者范围广、用药临床条件广泛,试验结果更具有代表性。

(四) 偏倚的控制

偏倚(bias)是指在设计临床试验方案、执行临床试验、分析评价试验结果时,有关影响因素引起的系统误差导致对疗效或安全性评价偏离真值。随机化(randomization)和盲法(blind method)是控制偏倚的重要措施。

1. **随机化** 常采用分层、分段随机化方法。当样本大小、分层因素和分段长度确定后,由生物统计学专业人员用统计软件产生随机数字表。申办者根据随机数字表对试验药品进行编码。随机化的方法和过程应在试验方案中阐明。

2. **盲法** 可在最大限度减少因研究者、受试者及其他试验人员了解试验分组后引起的管理、治疗和临床观察及试验结果解释时出现的偏倚。根据设盲的程度可分为单盲法试验(single blind technique)和双盲法试验(double blind technique)。

(五) 病例报告表

病例报告表(CRF)是按照试验方案规定所设计的一种文件,用以记录每一名受试者在试验过程中的数据。一个完整的 CRF 内容包括题目页、填表要求、临床试验流程表、治疗第 0 天记录、用药后记录、知情同意书、结束页记录、实验室检查报告(化验)单和签名页等。

(六) 数据管理与统计分析

临床试验的每个阶段均需有生物统计专业人员的参与。在临床试验研究中,应及时、准确和完整地收集数据并进行科学合理的数据管理,这是临床试验结论真实性、可靠性的重要保证。在合格受试者的选择、施加因素的控制及效应指标的观察和评定 3 个主要环节中,对临床试验数据质量管理临床试验统计分析计划书具有不可替代的保障作用。

(七) 质量保证与质量控制

贯穿临床试验全过程始终的质量控制与质量保证不可或缺,主要内容包括实验室检测项目的质量控制,临床试验伦理学要求和依从性的质量保证,以及严格执行试验机构和试验研究各项管理制度、切实履行临床试验的监查和稽查职责等。

科学周密的试验方案是临床试验能否取得成功的重要基础。制定试验研究过程中每一项研究工作的标准操作程序(SOP),并在实际试验研究中实施和完善,对整体研究工作制度化、程序化和标准化至关重要。此外,多中心试验研究应由各中心临床专家组成多中心试验研究协调委员会,并负责多中心试验研究的组织和协调工作。

四、IV期临床试验和上市监测

IV期临床试验(phase IV clinical trial)为上市后进一步扩大的临床试验,其目的在于考察新药上市后、临床广泛使用的最初一段时间内的疗效和不良反应,评价在普通或者特殊人群中使用的利益与风险关系,以改进给药方案、指导临床合理用药等。此外,IV期临床试验可为优化生产工艺、产品质量、稳定性等提供可靠依据。

(一) IV期临床试验的特点

IV期临床试验具有以下 4 个方面特点:①病例数较多,一般为上市前临床试验所需病例数的 5~8 倍;②以观察药品的安全性和长期有效性为主要目的,注重对不良反应、禁忌证、长期疗效和使用注意事项的考察,以便及时发现可能的远期副作用并对远期疗效加以评估;③注重对特殊人群(如老年人、儿童、孕妇、肝肾功能不全者)及临床药物相互作用的研究;④临床评价方法除采用临床试验还可采用流行病学法。

Ⅳ期临床试验是与同类型其他药品在安全有效性和药物经济学等附加值方面的益处相比较的过程。从根本上讲，只要认为需要继续了解上市后新药诸多更详细的情况，对Ⅳ期就没有预设的终点。

（二）不良反应的上市监测

ADR 监测是进行有组织、系统和规范地报告、记录和评价的过程。其目的是有效控制不良反应，防止药害事件发生，保障用药安全。其主要临床表现有副作用、毒性反应、后遗效应、变态反应、继发反应、特异质反应、过度反应、首剂效应、停药综合征、药物依赖性、致畸致癌致突变等。

关联性评价按照肯定有关、很可能有关、可能有关、可能无关、肯定无关及无法评价的6级评价标准进行（见表 11-2）。

表 11-2 药品不良反应因果关系判断标准

指标	肯定有关	很可能有关	可能有关	可能无关	肯定无关	无法评价
合理的时间顺序	是	是	是	是	否	*
属于已知受试药的反应类型	是	是	是	否	否	*
停用受试药可改善	是	是	是或否	是或否	否	*
再用受试药可重复出现	是	?	?	?	否	*
反应可有另外解释	否	否	是	是	是	*

注：? 表示医德所限，不允许再重复给药；"可能无关"表示需进一步观察再作评价；* 表示评价的必需资料无法获得

ADR 监测的方式包括：①自发呈报；②处方事件监测；③医院集中监测；④药物流行病学研究；⑤强制性报告系统。国内主要采用的是强制性报告系统。国家药品监督管理局主管全国药品不良反应报告和监测工作，地方各级药品监督管理部门主管本行政区域内的药品不良反应报告和监测工作；各级卫生行政部门负责本行政区域内医疗机构药品不良反应报告有关的管理工作。

第三节 药品注册管理

一、概述

（一）药品注册管理的必要性

1. 有助于保证药品的安全、有效和质量可控 药品与人民群众健康息息相关。药品注册管理可以确保生产的药品符合质量和安全标准，有效避免假冒、伪劣药品流入市场，保障患者用药的安全性和有效性。当前我国药品安全形势总体稳定，但一些药品生产工艺变更管理还存在不足，部分仿制药质量和疗效尚不确切，一些高风险产品监管还有待加强，与人民群众对药品安全的期盼还有差距。只有不断加强药品监管，完善药品监管体系，加强药品监管队伍，创新药品监管方式，以强有力的监管推动企业落实主体责任，才能切实保障人民群众用药安全有效。

2. 有助于建立并完善法规制度体系，营造公平透明的药品注册管理环境 严格的药品注

册管理制度有助于提高药品质量。在药品研制和注册过程中，药品监管部门及其专业技术机构应给予必要的技术指导、沟通交流、优先配置资源、缩短审评时限等政策和技术支持，从而达到加快新药、好药上市的目的。近年来，我国药品行业破浪前行、行稳致远，一批具有明显临床价值、满足临床急需的新药获批上市，进一步满足了公众用药需求。药品注册相关法规在修订中不断优化审评审批流程、注册核查程序和注册检验程序。现行《药品注册管理办法》中还建立了沟通交流机制和争议解决机制，这些都有助于简化药品注册程序、提高实效。

3. 有助于明确各方责任　在药品注册管理办法修订过程中，逐渐明确了药品、注册、核查、检验环节以及上市许可持有人等各部门、各参与主体的职责以及权利义务。现行《药品注册管理办法》中明确申请人为能够承担相应责任的企业或药品研制机构，要求建立药品质量保证体系，对药品的全生命周期进行管理，开展上市后研究，保障上市药品的安全有效；并对法律规定的处罚情形适当细化，强化对监管人员的责任追究，严厉打击研制环节数据造假等违法违规行为，为药品注册营造一个良好环境。

（二）药品注册管理制度的发展

1. 国际药品注册管理的发展　1937年，美国发生了震惊全社会的"磺胺酏剂事件"，导致107人死亡，而当时的《纯净食品药品法案》无法对相关人员或机构进行定罪。为此，1938年美国国会通过了《美国联邦食品、药品和化妆品法案》，开创了美国药品监管的新体制，这意味着美国FDA开始关注药品上市安全性问题，同时标志着美国药品注册第一部"规"出台。经过80多年的发展，美国逐渐形成了涵盖药品注册申请人和监管人员两大行为主体的合规管理体系，而且，美国FDA针对药品注册申请人的合规管理逐渐由单一的执法演变为包括合规教育、合规指导、合规检查和执法多种举措并行的综合性管理。

随着科技进步和全球化发展，国际药品注册管理逐渐成为一个重要的议题。1989年，欧共体、美国、日本三方药品注册管理部门和药品生产研发部门协商成立国际人用药品注册技术协调会（The International Conference on Harmonization of Technical Requirements for Registration of Pharmaceuticals for Human Use，ICH）。我国国家药品监管部门自2017年加入ICH，经过全面、深入地参与ICH各项工作，从一个新的ICH成员，逐渐成长为一个全面履行成员义务、成熟的ICH机构成员和管委会成员，并获得ICH其他监管机构和国际行业协会的认可。

2. 我国药品注册管理的发展　我国药品注册相关法规是药品管理法规体系中一项重要组成部分，经过不断修订发展，逐渐形成了适合我国国情的药品注册监管体系。

1963—1977年是我国药品注册政策形成的起始阶段。1963年，由卫生部、化工部和商务部联合制定的《关于药政管理的若干规定》是我国最早的关于药品注册审批的规章制度，为当时的医药产业恢复提供了良好的政策支持。

1979—1998年是我国药品注册政策的初步形成阶段。在此过程中，中国的药品注册管理不断调整和完善，以适应新的发展环境。1985年7月，由卫生部制定并颁布的《新药审批办法》是我国第一个专门的药品注册法规，这标志着我国新药的审批管理进入法治化阶段。该办法实施年限近14年。

1999年至今是我国药品注册政策的发展阶段。1998年国家药品监督管理局（State Drug Administration，SDA）成立，药品注册审批工作得到了统一的监督管理。2002年，由国家药品监督管理局发布实施了《药品注册管理办法（试行）》，该试行办法包括《新药审批办法》《新生物制品审批办法》《仿制药品审批办法》《新药保护与技术转让规定》《进口药品管理办法》等内容。该试行办法第一次明确提出了药品注册的概念。

为进一步贯彻党中央、国务院对药品审评审批制度的改革要求，落实新修订的《药品管理法》《疫苗管理法》对药品注册管理的新要求,国家药品监督管理局组织对《药品注册管理办法》进行全面系统修订。新修订的《药品注册管理办法》已于 2020 年 7 月 1 日实行。该办法最终分为十章一百二十六条,突出药品注册管理功能,进一步构建完善审评审批框架体系,进一步明确药品、注册、核查、检验环节及注册申请人(上市许可持有人)等各部门、各参与主体的职责以及权利义务。同时,2020 年版《药品注册管理办法》对药品注册管理中涉及的具体技术要求不再写入《药品注册管理办法》,改在指导原则或技术指导原则等配套文件中体现,更好地体现药品研发的科学规律。我国药品注册发展历程中各个阶段代表性法规和主要内容见表 11-3。

表 11-3 我国药品注册发展历程和代表性法规

阶段(时间)	代表性法规名称	主要内容
起始阶段		
1963 年	《关于药政管理的若干规定》	明确药品定义、审批注册程序、临床研究、生产审批、审批药品的范围
1965 年	《药品新产品管理暂行办法(草案)》	规定了新药定义,临床、生产审批具体要求
形成阶段		
1978 年	《药政管理条例》	结合当时情况对新药的定义、申报、临床、鉴定和审批作了具体规定
1979 年	《新药管理办法》	对新药分类、科研、临床、鉴定、审批、生产到管理做了比较全面的规定
1985 年	《新药审批办法》	建立了比较完整的新药审批程序,新药申请生产之前必须呈报临床试验、制定了各类新药安全性和有效性评价以及有关技术要求
发展阶段		
1999 年	《新药审批办法》	首次提出加快审评的程序规定,我国新药审批管理逐步与国际法规接轨
2002 年	《药品注册管理办法(试行)》	借鉴了国外药品注册的先进方法,首次明确提出了药品注册的概念
2005 年	《药品注册管理办法》(2005 年版)	规范药品注册管理工作,逐步与国际接轨
2007 年	《药品注册管理办法》(2007 年版)	进一步修订,以解决当时药品注册管理过程中暴露出来的问题
2020 年	《药品注册管理办法》(2020 年版)	突出药品注册管理功能,对药品注册的基本制度、基本原则、基本程序和各方主要责任义务等作出规定

二、《药品注册管理办法》有关内容

(一)药品注册

1. 药品注册的定义 药品注册(registration of drug)是指药品注册申请人(以下简称申请人)依照法定程序和相关要求提出药物临床试验、药品上市许可、再注册等申请及补充申请,药品监督管理部门基于法律法规和现有科学认知进行安全性、有效性和质量可控性等审查,决定是否同意其申请的活动。

申请人取得药品注册证书后,为药品上市许可持有人(以下简称持有人)。

2. 药品注册的分类 2020 年版《药品注册管理办法》在大类上,仍按照中药、化学药和生物制品等进行分类注册管理;在细化分类上,国家药品监督管理局先后发布《中药注册分类及申报资料要求》《化学药品注册分类及申报资料要求》《生物制品注册分类及申报资料要求》,从药品研发的创新程度出发,按照创新、改良、仿制的特点进行分类。

中药注册按照中药创新药、中药改良型新药、古代经典名方中药复方制剂、同名同方药等进行分类,如表 11-4 所示。

表 11-4 中药注册分类

类别	定义	包含的情形
1 中药创新药	指处方未在国家药品标准、药品注册标准及国家中医药主管部门发布的《古代经典名方目录》中收载,具有临床价值,且未在境外上市的中药新处方制剂	1.1 中药复方制剂,系指由多味饮片、提取物等在中医药理论指导下组方而成的制剂 1.2 从单一植物、动物、矿物等物质中提取得到的提取物及其制剂 1.3 新药材及其制剂,即未被国家药品标准、药品注册标准以及省、自治区、直辖市药材标准收载的药材及其制剂,以及具有上述标准药材的原动、植物新的药用部位及其制剂
2 中药改良型新药	指改变已上市中药的给药途径、剂型,且具有临床应用优势和特点,或增加功能主治等的制剂	2.1 改变已上市中药给药途径的制剂,即不同给药途径或不同吸收部位之间相互改变的制剂 2.2 改变已上市中药剂型的制剂,即在给药途径不变的情况下,改变剂型的制剂 2.3 中药增加功能主治 2.4 已上市中药生产工艺或辅料等改变,引起药用物质基础或药物吸收、利用明显改变的制剂
3 古代经典名方中药复方制剂	是指符合《中华人民共和国中医药法》规定的,至今仍广泛应用、疗效确切、具有明显特色与优势的古代中医典籍所记载的方剂。古代经典名方中药复方制剂是指来源于古代经典名方的中药复方制剂	3.1 按古代经典名方目录管理的中药复方制剂 3.2 其他来源于古代经典名方的中药复方制剂。包括未按古代经典名方目录管理的古代经典名方中药复方制剂和基于古代经典名方加减化裁的中药复方制剂
4 同名同方药	指通用名称、处方、剂型、功能主治、用法及日用饮片量与已上市中药相同,且在安全性、有效性、质量可控性方面,不低于该已上市中药的制剂	

拓展阅读 国家药品监督管理局批准的部分中药创新药和部分中药改良型新药

化学药品注册分类分为创新药、改良型新药、仿制药、境外已上市境内未上市化学药品,如表 11-5 所示。

表 11-5 化学药品注册分类

类别	定义或要求	包含的情形
1类：境内外均未上市的创新药	指含有新的结构明确的、具有药理作用的化合物，且具有临床价值的药品	
2类：境内外均未上市的改良型新药	指在已知活性成分的基础上，对其结构、剂型、处方工艺、给药途径、适应证等进行优化，且具有明显临床优势的药品	2.1 含有用拆分或者合成等方法制得的已知活性成分的旋光异构体，或者对已知活性成分成酯，或者对已知活性成分成盐（包括含有氢键或配位键的盐），或者改变已知盐类活性成分的酸根、碱基或金属元素，或者形成其他非共价键衍生物（如络合物、螯合物或包合物），且具有明显临床优势的药品 2.2 含有已知活性成分的新剂型（包括新的给药系统）、新处方工艺、新给药途径，且具有明显临床优势的药品 2.3 含有已知活性成分的新复方制剂，且具有明显临床优势 2.4 含有已知活性成分的新适应证的药品
3类：境内申请人仿制境外上市，但境内未上市原研药品的药品	该类药品应与参比制剂的质量和疗效一致	
4类：境内申请人仿制已在境内上市原研药品的药品	该类药品应与参比制剂的质量和疗效一致	
5类：境外上市的药品申请在境内上市		5.1 境外上市的原研药品和改良型药品申请在境内上市。改良型药品应具有明显的临床优势 5.2 境外上市的仿制药申请在境内上市

拓展阅读 国家药品监督管理局批准的部分化学药新药

生物制品注册按照生物制品创新药、生物制品改良型新药、已上市生物制品（含生物类似药）等进行分类，如表 11-6 所示。

拓展阅读 国家药品监督管理局批准的部分生物制品新药

（二）基本制度和要求

2020 年版《药品注册管理办法》构建了药品注册管理法规体系和药品注册分类管理体系，建立多样化上市许可路径，进一步优化调整注册程序，增强了审评审批的透明度和注册时限的可预见性，营造了良好的药物研制和注册环境。

1. 药物研制和注册活动应遵守的原则 从事药物研制和药品注册活动，应当遵守有关法律、法规、规章、标准和规范；参照相关技术指导原则，采用其他评价方法和技术的，应当证明其科学性和适用性；应当保证全过程信息真实、准确、完整和可追溯。

2. 申请人资质要求 申请人应当为能够承担相应法律责任的企业或者药品研制机构等。境外申请人应当指定中国境内的企业法人办理相关药品注册事项。

3. 申请药品上市注册 申请人在申请药品上市注册前，应当完成药学、药理毒理学和药物临床试验等相关研究工作。药物非临床安全性评价研究应当在经过《药物非临床研究质量管理规范》认证的机构中开展，并遵守《药物非临床研究质量管理规范》。药物临床试验应当经

表 11-6　生物制品注册

类别	定义	包含的情形
1类：创新型疫苗	境内外均未上市的疫苗	1.1　无有效预防手段疾病的疫苗 1.2　在已上市疫苗基础上开发的新抗原形式，如新基因重组疫苗、新核酸疫苗、已上市多糖疫苗基础上制备的新的结合疫苗等 1.3　含新佐剂或新佐剂系统的疫苗 1.4　含新抗原或新抗原形式的多联/多价疫苗
2类：改良型疫苗	对境内或境外已上市疫苗产品进行改良，使新产品的安全性、有效性、质量可控性有改进，且具有明显优势的疫苗	2.1　在境内或境外已上市产品基础上改变抗原谱或型别，且具有明显临床优势的疫苗 2.2　具有重大技术改进的疫苗，包括对疫苗菌毒种/细胞基质/生产工艺/剂型等的改进。(如更换为其他表达体系或细胞基质的疫苗；更换菌毒株或对已上市菌毒株进行改造；对已上市细胞基质或目的基因进行改造；非纯化疫苗改进为纯化疫苗；全细胞疫苗改进为组分疫苗等) 2.3　已有同类产品上市的疫苗组成的新的多联/多价疫苗 2.4　改变给药途径，且具有明显临床优势的疫苗 2.5　改变免疫剂量或免疫程序，且新免疫剂量或免疫程序具有明显临床优势的疫苗 2.6　改变适用人群的疫苗
3类：境内或境外已上市的疫苗		3.1　境外生产的境外已上市、境内未上市的疫苗申报上市 3.2　境外已上市、境内未上市的疫苗申报在境内生产上市 3.3　境内已上市疫苗

批准，其中生物等效性试验应当备案；药物临床试验应当在符合相关规定的药物临床试验机构开展，并遵守《药物临床试验质量管理规范》。

申请药品注册者，应当提供真实、充分、可靠的数据、资料和样品，证明药品的安全性、有效性和质量可控性。

使用境外研究资料和数据支持药品注册的，其来源、研究机构或者实验室条件、质量体系要求及其他管理条件等应当符合国际人用药品注册技术要求协调会通行原则，并符合我国药品注册管理的相关要求。

4. 药品注册的相关制度　国家药品监督管理局建立了药品加快上市注册制度，以及化学原料药、辅料及直接接触药品的包装材料和容器关联审评审批制度。

处方药和非处方药实行分类注册和转换管理。

2020年版《药品注册管理办法》建立了沟通交流和专家咨询制度。例如，第十六条规定："申请人在药物临床试验申请前、药物临床试验过程中以及药品上市许可申请前等关键阶段，可以就重大问题与药品审评中心等专业技术机构进行沟通交流。"第十七条规定："药品审评中心等专业技术机构根据工作需要建立专家咨询制度，成立专家咨询委员会，在审评、核查、检验、通用名称核准等过程中就重大问题听取专家意见，充分发挥专家的技术支撑作用。"

（三）药品上市注册

2020年版《药品注册管理办法》根据申请上市药品的不同特点，设置3条药品上市许可路径：药品上市申请的完整路径、直接申报上市路径和非处方药路径。

1. 药品上市申请的完整路径　申请人在完成支持药品上市注册的药学、药理毒理学和药物临床试验等研究，确定质量标准，完成商业规模生产工艺验证，并做好接受药品注册核查检验的准备后，提出药品上市许可申请，按照申报资料要求提交相关研究资料。经对申报资料进行形式审查，符合要求的，予以受理。

2. 直接申请上市路径 仿制药、按照药品管理的体外诊断试剂以及其他符合条件的情形，经申请人评估，认为无须或者不能开展药物临床试验，符合豁免药物临床试验条件的，申请人可以直接提出药品上市许可申请。豁免药物临床试验的技术指导原则和有关具体要求，由药品审评中心制定公布。

3. 非处方药上市许可申请 符合以下情形之一的，可以直接提出非处方药上市许可申请：①境内已有相同活性成分、适应证（或者功能主治）、剂型、规格的非处方药上市的药品；②经国家药品监督管理局确定的非处方药改变剂型或者规格，但不改变适应证（或者功能主治）、给药剂量及给药途径的药品；③使用国家药品监督管理局确定的非处方药的活性成分组成的新的复方制剂；④其他直接申报非处方药上市许可的情形。

（四）药品加快上市注册程序

2020年版《药品注册管理办法》中明确规定，设立突破性治疗药物、附条件批准、优先审评审批、特别审批4个加快通道。2020年7月，国家药品监督管理局制定发布《突破性治疗药物审评工作程序（试行）》《药品附条件批准上市申请审评审批工作程序（试行）》《药品上市许可优先审评审批工作程序（试行）》，明确了每个通道的纳入范围、程序和支持政策等要求，见表11-7。

表11-7 药品加快上市注册程序

名称	适用范围
突破性治疗药物程序	药物临床试验期间，用于防治严重危及生命或者严重影响生存质量的疾病，且尚无有效防治手段或者与现有治疗手段相比有足够证据表明具有明显临床优势的创新药或者改良型新药等，申请人可以申请适用突破性治疗药物程序
附条件批准程序	药物临床试验期间，符合以下情形的药品，可以申请附条件批准：①治疗严重危及生命且尚无有效治疗手段的疾病的药品，药物临床试验已有数据证实疗效并能预测其临床价值的；②公共卫生方面急需的药品，药物临床试验已有数据显示疗效并能预测其临床价值的；③应对重大突发公共卫生事件急需的疫苗或者国家卫生健康委员会认定急需的其他疫苗，经评估获益大于风险的
优先审评审批程序	药品上市许可申请时，以下具有明显临床价值的药品，可以申请适用优先审评审批程序：①临床急需的短缺药品、防治重大传染病和罕见病等疾病的创新药和改良型新药；②符合儿童生理特征的儿童用药品新品种、剂型和规格；③疾病预防、控制急需的疫苗和创新疫苗；④纳入突破性治疗药物程序的药品；⑤符合附条件批准的药品；⑥国家药品监督管理局规定其他优先审评审批的情形
特别审批程序	在发生突发公共卫生事件的威胁时以及突发公共卫生事件发生后，国家药品监督管理局可以依法决定对突发公共卫生事件应急所需防治药品实行特别审批

拓展阅读 2023年国家药品监督管理局批准的药品纳入加快上市程序情况

（五）药品上市后变更和再注册

1. 药品上市后研究和变更 按照药品上市后的变更，对药品安全性、有效性和质量可控性的风险和产生影响的程度，实行分类管理，分为审批类变更、备案类变更和报告类变更。持有人应当按照相关规定，参照相关技术指导原则，全面评估、验证变更事项对药品安全性、有效性和质量可控性的影响，并进行相应的研究工作。

药品上市后变更研究的技术指导原则,由药品审评中心制定公布。

2. 药品再注册 持有人应当在药品注册证书有效期届满前 6 个月申请再注册。境内生产药品再注册申请由持有人向其所在地省、自治区、直辖市药品监督管理部门提出,境外生产药品再注册申请由持有人向药品审评中心提出。

(六)监督管理与法律责任

1. 监督管理 2020 年版《药品注册管理办法》第一百零四条至一百一十条建立了全方位的监督管理机制:包括对药品监督管理部门及相关工作人员的监督管理、对药品研制活动及对为药品研制提供产品和服务的相关方的监督管理、对上市药品的管理,并明确了注销药品注册证书情形。

2. 法律责任 2020 年版《药品注册管理办法》第一百一十一条至第一百一十九条对在药品注册活动中各种违法行为应承担的法律责任作了具体规定,并明确了法律适用。

(赵领 朱校 柯博文)

数字资源详见 新形态教材网

学习目标　　导学视频　　教学课件　　拓展阅读
思政元素　　思考题　　　测试题　　　参考文献

第十二章
新药研发案例

编者导学

- 学习目标
- 知识导图

本章导航

第一节　化学药：靶向抗肿瘤药物——蛋白激酶抑制剂伊马替尼
第二节　天然药物化学药物：抗肿瘤天然药物紫杉醇
第三节　单抗类药物："药王"——免疫性疾病单抗药物阿达木单抗
第四节　细胞治疗药物：基于 CAR-T 的免疫细胞治疗药物司利弗明
第五节　中国原创药物：获得诺贝尔奖的抗疟疾药物青蒿素

第一节　化学药：靶向抗肿瘤药物——蛋白激酶抑制剂伊马替尼

恶性肿瘤目前已成为威胁人类生命健康的第一杀手，也是全球最大的公共卫生问题。随着现代医学以及相关生命科学的不断发展，人们对肿瘤细胞的了解也日益加深。针对病理过程中某个关键酶或受体作为靶点设计靶向药物是目前抗肿瘤药物研发的一个重要方向。激酶是一种具有催化作用的酶，能够将腺苷三磷酸（adenosine triphosphate，ATP）的磷酸基团转移至特异性底物，使该底物磷酸化。磷酸化是细胞信号转导的关键节点，负责调节体内大量的细胞活动，包括细胞生长、增殖、凋亡等。激酶在肿瘤的发生发展过程中发挥着极其重要的作用。激酶功能的失调与多种疾病的发生发展相关，包括多种类型的癌症、炎症性疾病、代谢障碍，以及神经退行性疾病等。以激酶为靶点的癌症药物开发策略从 20 世纪开始就取得了快速发展，开创了靶向治疗的新时代，激酶抑制剂在各种癌症治疗中表现出显著优势，成为当今肿瘤治疗的重要方案之一。

2001 年，美国 FDA 批准了首个 Bcr-Abl 酪氨酸蛋白激酶抑制剂伊马替尼（Imatinib）上市，商品名为格列卫®，化学名为 4-［(4-甲基-1-哌嗪基) 甲基］-N-［4-甲基-3-［4-(3-吡啶基)-2-嘧啶基］氨基］苯基］苯甲酰胺甲磺酸盐，其结构如图 12-1 所示。伊马替尼在人类药物研发史上具有重要的里程碑意义。它是首例成功应用于临床的小分子靶向治疗药物，开创了激酶抑制剂药物的先河。伊马替尼临床主要用于慢性粒细胞白血病（chronic myelogenous leukemia，CML）和胃肠道间质瘤（gastrointestinal stromal tumor，GIST）的治疗。在伊马替尼被成功开发之前，CML 和 GIST 患者的预后很差，可用的治疗方案很少，而伊马替尼的问世为这些类型的癌症提供了高度有效的治疗方案，使得 CML 慢性期患者的 5 年生存率达到 90%。

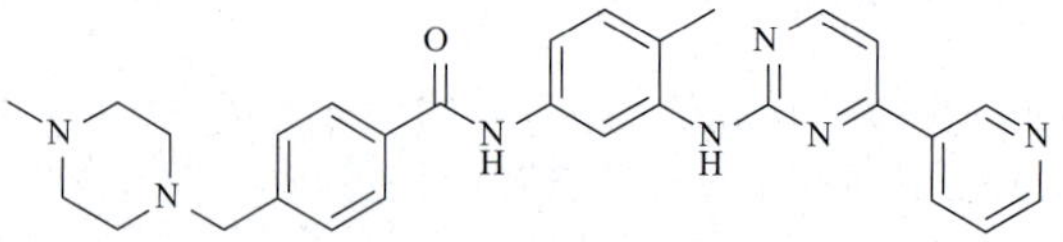

图 12-1　激酶抑制剂伊马替尼的化学结构式

伊马替尼的上市对癌症的治疗产生了重大影响，改变了癌症的治疗方式，同时也使得更多的激酶抑制剂得到开发。可以预见未来一段时间抗肿瘤药物的研发，将继续以激酶药物的发现为主导，新的激酶抑制剂将不断获批上市。但需要注意的是，激酶抑制剂的耐药性也不容忽视，CML 患者使用伊马替尼一段时间后会发生耐药，导致药物的疗效变差。第 2 代 Bcr-Abl 抑制剂达沙替尼和尼洛替尼的上市，使得对伊马替尼耐药的患者得到更有效的治疗，但更多其他靶标的相关药物发生耐药后尚无补充治疗方案。

总之，新型激酶抑制剂的开发潜力巨大，该领域的研究在未来仍将处于医药领域的前沿地带，未来还有更多的领域未知值得探寻。

一、伊马替尼作用靶点的发现：Bcr-Abl 融合蛋白

一直到 19 世纪早期，大家还普遍认为导致癌症的罪魁祸首，可能是病毒感染或者环境因素，CML 的治疗还仅依赖骨髓移植这种风险极大、效率较低的方式。后来，德国胚胎学家波弗利（Theodor Boveri）提出，或许导致肿瘤的遗传变化发生在无法通过显微镜观察到的、比染色体更微小的尺度上，这一想法在当时引起了轰动。随着细胞遗传学的发展，科学家逐渐意识到癌症的发生似乎与染色体有着些许关联。

1960 年，美国宾夕法尼亚大学病理系诺维尔（Peter Nowell）教授使用吉姆萨染液对 CML 患者的癌细胞进行染色对比发现，这些患者的第 22 号染色体要比正常人的更短。于是，他大胆地猜测这个截短的染色体可能是导致白血病发生的罪魁祸首。由于这个染色体是在美国费城发现的，该异常的 22 号染色体被称为"费城染色体"。该研究成果的发表极大地改变了人类对肿瘤的认识。1973 年，新型染色体带型分析技术的出现让研究人员可以更加细致地观察染色体，美国芝加哥大学的遗传学家罗利（Janet Rowley）教授团队借助这项新技术阐明了费城染色体产生的根本原因，CML 患者的 9 号染色体与 22 号染色体长臂上的片段发生了相互易位，而费城染色体就是易位后的 22 号染色体，比原有染色体短了一截（图 12-2）。

与此同时，罗利教授还发现了其他类型白血病中均存在不同的染色体易位情况。因此，她提出一个大胆的猜想，染色体易位可能导致肿瘤疾病的发生，这对"癌症是由病毒引发的"这一传统观念是一个巨大的挑战。基于以上伟大的发现，她被称为"白血病之母"。虽然罗利教授阐明了染色体易位是导致白血病的元凶，但她并没有探究清楚具体的发生机制。

1983 年，美国国家癌症研究所（National Cancer Institute，NCI）的学者们发现 9 号染色体与 22 号染色体易位后重新连接产生了一条新的 Bcr-Abl 融合基因，将该融合基因导入小鼠体内时，小鼠出现了致命的白血病症状。由此证明，Bcr-Abl 融合基因是导致 CML 的元

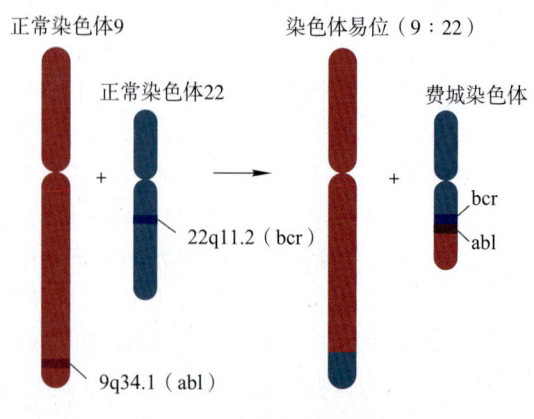

图 12-2　染色体易位示意图

凶。该新产生的融合基因编码了一种奇特的酪氨酸激酶——Bcr-Abl融合蛋白。对于体内正常的酪氨酸激酶，它们的活性受到了机体严格的控制，不会突然失控；但Bcr-Abl蛋白则不同，它不受体内其他分子的调控，一直处于活跃状态。Bcr-Abl融合蛋白的过度激活会改变造血细胞的黏附性，诱导细胞骨架功能异常，同时会通过多种途径干扰细胞周期和细胞黏附，从而促进了肿瘤的发生与发展。

与正常激酶一样，Bcr-Abl融合蛋白在激活下游信号蛋白的过程中需要先与ATP特异性结合，催化磷酸化基团从ATP向下游信号蛋白转移，该过程需要激酶提供一个结合口袋与ATP紧密结合。伊马替尼治疗白血病的作用机制正是通过与ATP竞争性结合Bcr-Abl融合蛋白，占据了ATP结合口袋，使得Bcr-Abl融合蛋白无法进行酪氨酸残基的磷酸化，达到切除信号传导、抑制肿瘤细胞生长之目的（图12-3）。

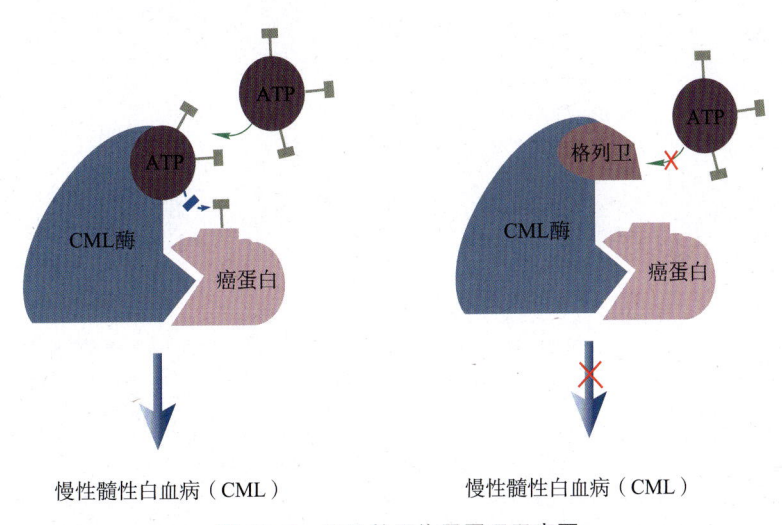

图12-3　伊马替尼作用原理示意图

二、伊马替尼的发现

伊马替尼的发现来源于对另一个激酶——蛋白激酶C（protein kinase C，PKC）抑制剂的研究。20世纪80年代末，瑞士Ciba-Geigy公司（现属诺华集团）的莱登（Nicholas Lydon）研究员组建了研究团队，与美国俄勒冈健康与科学大学的德鲁克尔（Brian Druker）等策划研制一类以激酶为靶标的抗白血病药物。他们利用高通量筛选技术筛选了一个小分子化合物库，希望从中筛选出能够有效抑制PKC激酶活性的分子。从该分子库中，他们筛选发现一种2-苯胺基嘧啶类化合物PAP有一定的PKC激酶抑制活性，但活性还不够强（图12-4）。随后，对PAP的结构进行化学修饰，期望进一步提高活性。当在PAP嘧啶环的3位引入一个3'-吡啶基时，得到化合物A（3-吡啶基-4-苯胺基嘧啶），其PKC激酶抑制活性得到加强。接下来，通过在化合物A苯胺基的苯环上引入苯甲酰氨基得到化合物B，发现其具有Bcr-Abl蛋白激酶抑制活性（IC_{50} = 5 μmol/L）。进一步对化合物B的结构进行研究发现在苯氨基嘧啶的苯环6位引入甲基后，得到化合物CGP53716，能够进一步增加对Bcr-Abl蛋白激酶的抑制活性（IC_{50} = 0.1 μmol/L），同时对PKC的抑制活性消失，提高了选择性。CGP53716活性和选择性都不错，但在水中的溶解度较差，导致其口服生物利用度不高。当在CGP53716分子中进一步引入N-甲基哌嗪基团后，得到化合物STI-571，不仅提高了水溶性，也提高了在细胞水平对肿瘤生长的抑制活性（IC_{50} = 0.025 μmol/L），且存在一定的浓度-效应关系。化合物STI-571的甲磺酸盐的药代动力学性质研究结果良好，最后确定其为候选化合物——甲磺酸伊马替尼，整体分子结构优化过程如图 12-4 所示。

在伊马替尼的研发过程中，计算机辅助药物设计（CADD）起到一定的作用。伊马替尼在研发初期，首先是进行了高通量筛选，产生大量的候选分子，从中筛选得到能够有效抑制 Abl 激酶活性的分子，再进行合成；又通过计算机对其结构进行模拟，发现在苯氨基嘧啶的苯环 6 位引入一个甲基后可以让整个结构维持一个具有刚性的二面角结构（见图 12-4），可与靶蛋白更好地契合。

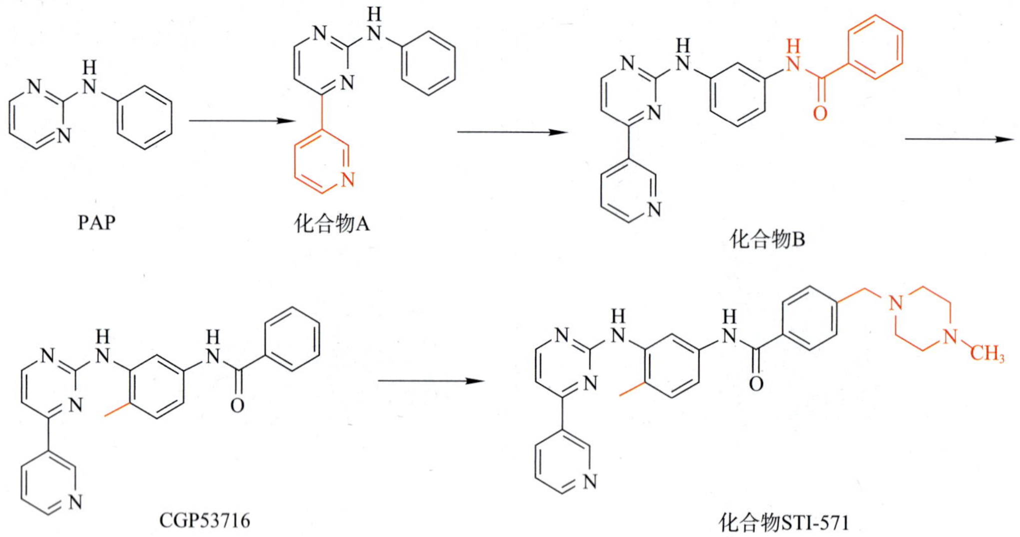

图 12-4　伊马替尼的分子演化历程

三、伊马替尼的临床前研究

在成功优化开发伊马替尼后，研究人员开始进行伊马替尼的临床前试验。研究表明，甲磺酸伊马替尼在体外试验中，能够有效杀灭从慢性粒细胞白血患者体内分离出来的活体白细胞液，同时对健康细胞没有任何损害；进一步作小鼠体内试验，验证了伊马替尼的抗肿瘤效果；然而在实验犬身上进行动物实验时，给予高剂量的甲磺酸伊马替尼后，实验犬出现了肝损伤现象。考虑到伊马替尼在临床前试验过程中的毒性，诺华公司起初并不计划为伊马替尼申报临床，甚至建议停止对于伊马替尼的进一步研发。在德鲁克尔研究员的不断坚持与努力下，该项目才得以继续，并于 1998 年获得批准进行临床试验。

四、伊马替尼的临床研究

甲磺酸伊马替尼于 1998 年进入人体试验阶段。Ⅰ期临床研究选取了 54 例经其他疗法治疗无效的患者，进行剂量递增试验。所有患者每天接受 140 mg 或更高剂量的甲磺酸伊马替尼治疗时，均出现血液学反应（hematologic responses，HR，是指血细胞恢复正常水平）。当每天给药剂量≥300 mg 时，54 例患者中 53 例出现完全血液学反应（complete hematologic response，CHR，是指血液和骨髓检查基本正常），1 例因心绞痛复发的意外情况而停止治疗。血液学反应通常发生在给药治疗后 2 周内，几乎所有患者（53/54）均在开始治疗后 4 周内出现明显的完全血液学反应。53 例患者中，51 例保持了完全血液学缓解。在此剂量（≥300 mg）水平下，

53% 的患者出现细胞遗传学反应，其中 13% 达到完全细胞遗传学反应。另外，伊马替尼的副作用不显著，并且没有观察到剂量限制性毒性。其中，最常见的副作用是恶心、呕吐、体液潴留、肌肉痉挛和关节痛。当剂量≥300 mg 时，部分患者出现 2 级和 3 级骨髓抑制毒性。

鉴于Ⅰ期临床试验的成功，1999 年，伊马替尼进入Ⅱ期临床试验，进一步证明了该药物药效的持久性。在治疗一年半后，CML 患者的无进展生存率高达 89.2%。凭借其出色的临床治疗效果，诺华公司在美国申请了快速审批，2001 年，美国 FDA 批准其为 CML 的一线治疗用药，商品名定为格列卫®（Gleevec）。从申请到获批仅历时 72 天，这是截至目前美国 FDA 药物审核速度最快的一次，也是少有的仅通过了Ⅱ期临床，就直接获批的临床一线新药。2002 年，在原有适应证的基础上，美国 FDA 又批准格列卫用于胃肠道间质瘤的治疗，扩大了其适应证范围。

目前，对于绝大多数的 CML 患者，伊马替尼仍然是首选的推荐药物。但在临床使用中，部分患者对伊马替尼产生了原发或者继发性耐药，极大影响了伊马替尼的长期治疗效果，导致治疗有效期缩短至 6~12 个月。其主要原因在于，这些患者体内 Abl 激酶的基因发生点突变，导致 Abl 激酶对应的氨基酸改变，从而使得伊马替尼与 Abl 激酶间的相互作用减弱，产生耐药。伊马替尼的临床耐药促进了第 2 代 Bcr-Abl 激酶抑制剂（如达沙替尼）的开发，在临床上用于治疗对伊马替尼耐药或者不能耐受的成人慢性粒细胞白血病及费城染色体阳性的急性淋巴母细胞白血病。

五、总结

2001 年，世界首个抗癌分子靶向药物伊马替尼上市，激酶抑制剂药物已经走过了 20 多个年头，伊马替尼的发现是癌症研究和治疗的一个重要的里程碑。该药物为 CML 和 GIST 患者提供了一种非常有效的治疗方法，并带动了其他靶向治疗药物的发展。越来越多蛋白激酶抑制剂被开发出来并进入临床，开启了靶向药物开发新时代。截至 2021 年，人类基因组编码约 560 种蛋白激酶中只有 45 种被用于开发靶向药物，已获批的激酶抑制剂有 98 个，包括首个双重酪氨酸激酶和丝氨酸/苏氨酸激酶抑制剂索拉菲尼（sorafenib）、首个针对突变 MET 的激酶抑制剂卡马替尼（capmatinib）及首个 PI3K 抑制剂依达拉西布（idelalisib）等，同时还有很多激酶抑制剂正处于不同的临床或临床前研究阶段，激酶抑制剂适应证也已经从癌症跨到免疫抑制、炎症、阿尔茨海默病及帕金森病等其他疾病。尽管近年来激酶类药物取得了实质性进展，但该领域仍然存在许多挑战和机遇，在未来，除了发掘新的靶点、开发 me-too/me-better 药物，还需在扩展适应证、克服耐药性、优化治疗方案等方面进行进一步研究。在未来 20 年，新型激酶抑制剂开发依然具有巨大潜力，有望产生更多的创新药物。

拓展阅读 激酶抑制剂的研发进展

（徐盛涛）

第二节　天然药物化学药物：抗肿瘤天然药物紫杉醇

天然产物在药物研发中占有重要地位，具有独特药理活性和作用机制的天然产物一直以来都是新药研究中先导化合物发现的重要来源。据统计，1981—2014 年，全世界范围内获批的 1 562 种药物中，超过 50% 来源于天然产物或天然产物衍生物。天然产物在药物靶标发现中具有重要作用，从天然产物中挖掘具有生物活性的新药分子并探索其作用靶标是当代新药研发的重要方向之一。自 20 世纪 50 年代起，为寻找安全有效的抗肿瘤新药，来自美国国家癌症研究所的科学家们将目光投向自然界中的天然产物，并从紫杉树皮中提取得到了一种新型的广谱抗肿瘤药物——紫杉醇（paclitaxel，PTX）。紫杉醇是具有独特结构的天然抗癌药物，是二萜紫杉烷类药物的代表分子，化学结构如图 12-5 所示。其化学名称为 $5\beta,20$- 环氧 -1, $2\alpha,4,7\beta,10\beta,13\alpha$- 六羟基紫杉烷 -11- 烯 -9- 酮 -4, 10- 二乙酸酯 -2- 苯甲酸酯 -13（$2'R,3'S$）-N- 苯甲酰 -3- 苯基异丝氨酸酯。紫杉烷类药物还包括多西他赛以及具有紫杉烷骨架结构的衍生物，均是临床使用广泛的化疗药物。紫杉醇是目前最为有效、应用最广泛的广谱抗肿瘤药物，也是 20 世纪 90 年代国际上抗肿瘤药三大成就之一。目前，紫杉醇在临床上仍被广泛使用，挽救了大量癌症患者的生命。

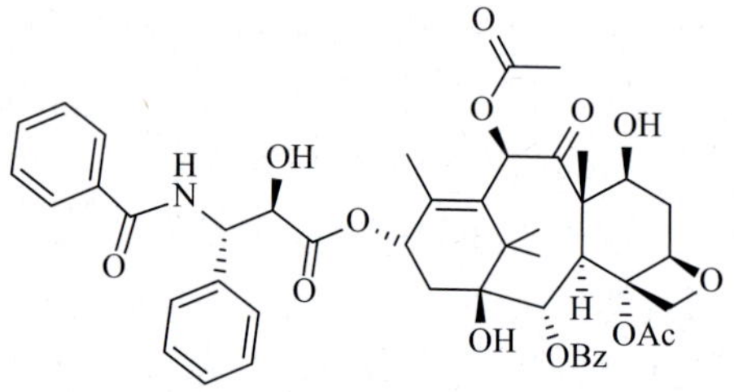

图 12-5 紫杉醇的化学结构

一、紫杉醇的发现及作用机制

1955 年，美国国家癌症研究所成立了癌症化疗国家服务中心，为外部来源的化合物提供抗肿瘤活性筛选服务。1962 年 8 月，美国农业部植物学家巴克雷（Arthur Barclay）在华盛顿州的国家森林公园中采集到太平洋紫杉的树枝、树皮及果实样本，将这批样本分类进行初步提取后进行抗肿瘤活性测试，发现其树皮当中的提取物对肿瘤细胞具有极强的杀伤作用，但具体是哪个成分起效并没有研究清楚。随后，北卡三角研究院的科学家沃尔（Monroe Wall）进行研究，发现紫杉树皮提取物对于离体培养的肿瘤细胞都具有很强的抑制作用，其中包括 L1210 和 P288 白血病、Walker 256 肉瘤及 B16 黑色素瘤细胞等。1966 年 9 月，沃尔及其同事瓦尼（Mansukh Wani）从紫杉树皮提取物中分离得到了 0.5 g 发挥抗肿瘤作用的关键成分，但当时没有搞清楚该成分的化学结构，只知道该物质当中含有羟基，故将其命名为紫杉醇。直到 1971 年，沃尔和瓦尼等采用 X 射线衍射以及核磁共振技术确定了紫杉醇的结构。紫杉醇结构极为复杂，含有 11 个立体中心和特殊的 6/8/6- 紫杉烷环状体系，该环状体系是紫杉烷类结构所特有的骨架结构。骨架上还连有多个官能团，包括 1 个四元含氧环及 1 个带有酰胺基团的苯丙酸酯侧链。如此复杂的结构也只有在大自然中才有可能被创造出来。

1979 年，美国爱因斯坦医学院的霍威茨（Susan Band Horwitz）及其学生对紫杉醇的抗肿瘤靶点及作用机制进行了深入的研究。结果表明，紫杉醇具有一种全新抗癌作用机制，可以通过稳定微管、诱导微管蛋白聚合、促进微管的装配、阻滞癌细胞分裂，从而抑制癌细胞的增殖（见图 12-6）。微管及微管蛋白在维持细胞的正常形态、有丝分裂过程中染色体的移动等方面具有极其重要的作用。通常微管蛋白处于聚合和解聚的动态平衡过程，干扰该过程可能导致细胞的死亡。相对于正常细胞处于高速增殖状态，肿瘤细胞有丝分裂旺盛。紫杉醇独特的化学结构可以特异性地与 β- 微管蛋白进行结合，促进微管蛋白装配成微管，并使之形成稳定状态，无法解聚，抑制细胞中高度依赖微管蛋白装配的有丝分裂过程，导致肿瘤细胞死亡。紫杉醇是首个被发现能够作用于真核细胞的微管而发挥抗肿瘤作用的药物。此外，紫杉醇还能通过抑制内皮细胞的活力和增殖，干扰肿瘤血管的形成，从而导致肿瘤因养分供应不足而死亡。

拓展阅读 靶向作用与微管蛋白的抗肿瘤药物

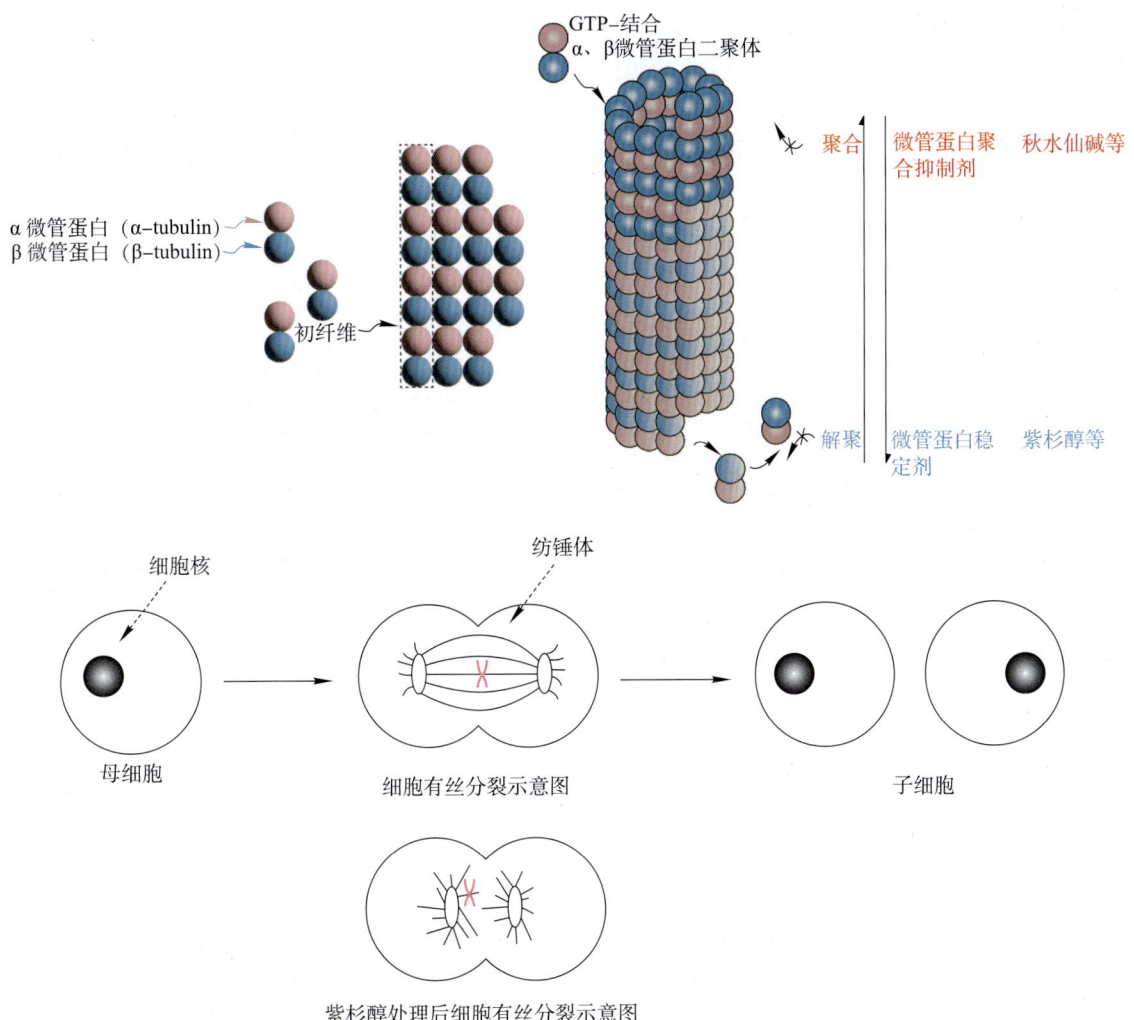

图 12-6 紫杉醇的抗肿瘤作用机制

二、紫杉醇的来源

霍威茨博士对紫杉醇的抗癌机制的阐明是一个里程碑式的事件,由此紫杉醇的药物研发进入了加速期。1980 年,紫杉醇进入到动物实验阶段,对树皮的需求已经达到了数吨的级别。如此大规模地开采紫杉的树皮,引起了环保主义者的关注,并呼吁保护生物多样性和原生森林。更为棘手的是,研究人员发现紫杉醇有一个致命的缺陷:几乎不溶于水。事实上,尽管紫杉醇的体外活性很高,但如果不能将其溶解以进行静脉给药,临床应用将大大受限。经过一年的努力与尝试,NCI 药物配方团队发现紫杉醇可溶于一种由蓖麻油制成的特殊制剂,这为紫杉醇进入人体临床试验铺平了道路。

1978—1982 年,研究人员对紫杉醇进行了大量的临床前研究。毒性试验表明紫杉醇的毒性不大,大鼠腹腔注射半数致死量为 32 mg/kg。Ⅰ期临床试验于 1983 年开始。尽管在Ⅰ期临床试验中观察到一些过敏现象,并导致至少 1 例患者死亡。但紫杉醇新颖的抗癌机制使人们对其研究兴趣不减,同时过敏现象可通过预先服用抗过敏药,并延长紫杉醇滴注时间来克服,这样紫杉醇的Ⅰ期临床得以顺利完成。紫杉醇的Ⅱ期临床试验开始于 1985 年,尽管试验受到紫杉醇供应问题的影响,但试验结果却十分令人满意。通过对一组 40 例卵巢癌患者的治疗,发现其有效率为 30%，其中 1 例完全有效。1988 年，NCI 公布了 Ⅱ 期临床试验结果后，一时间紫杉醇成为"炙手可热"的明星药物。当时对紫杉醇的提取一般采用甲醇、乙醇、丙酮等溶剂浸取得到浸膏，再以等体积水进行稀释后，用石油醚萃取去除脂溶性的杂质，用二氯甲烷或者三氯甲烷进行萃取，最后采用柱色谱进行分离得到。早年沃尔及瓦尼从 12 kg 的紫杉树皮中只得到 0.5 g 的紫杉醇，收率仅有 0.004%。据报道，仅 1989 年，就砍伐了约 6 000 棵紫杉树，但仅仅提取到了 1.9 kg 的紫杉醇。这种获取紫杉醇的做法显然不可持续，且严重破坏生态环境。1989 年，NCI 决定将紫杉醇的后期开发权转交给在抗癌药物研发方面具有丰富经验的美国百时美施贵宝（Bristol-Myers Squibb，BMS）公司，但后者需承诺每年给临床试验提供 25 kg 紫杉醇。如果还是从树皮中进行提取，这就意味着每年要砍掉数万棵紫杉树。紫杉醇原料的供给是当时紫杉醇后续研究及生产的主要限制因素之一，如何通过化学合成手段得到紫杉醇受到当时诸多化学家的关注。

在紫杉醇的开发过程中，研究人员发现了从红豆杉植物枝叶当中分离得到的紫杉醇前体化合物巴卡亭Ⅲ，其生物活性虽然低于紫杉醇，但是与紫杉醇具有相同的母核结构，仅需 4 步化学反应即可得到紫杉醇。1990 年，美国佛罗里达州立大学的霍尔顿（Robrt Holton）教授团队开发了一条高效的商业化半合成路线，并最终被 BMS 公司所采用，成为商业化生产紫杉醇的替代路线。该路线以巴卡亭Ⅲ作为原料合成衍生物，再与内酰胺偶联，水解后即可合成紫杉醇（图 12-7）。1994 年施贵宝公司通过该方法进行紫杉醇的工业生产，霍尔顿教授也通过向 BMS 公司转让其紫杉醇半合成的专利获得了巨额财富。

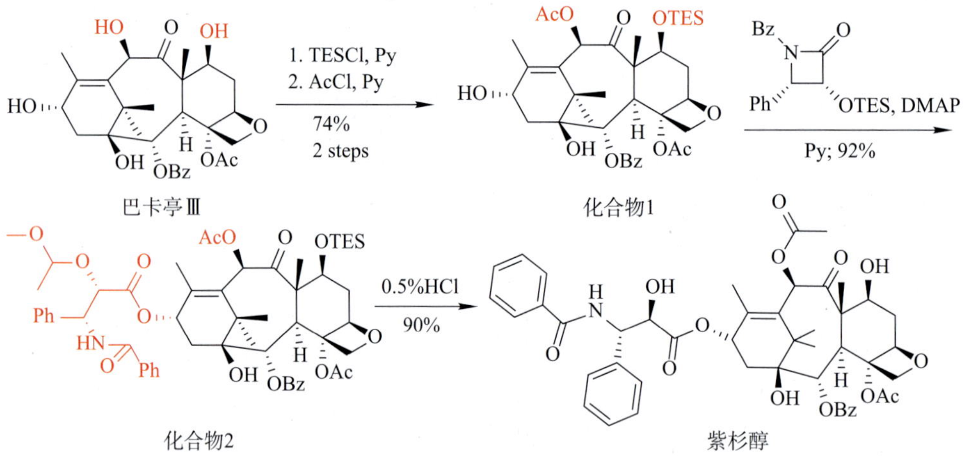

图 12-7　霍尔顿教授开发的紫杉醇半合成路线图

紫杉醇由于结构的高度复杂性，其化学全合成曾被喻为有机全合成的"圣杯"，有机合成化学家们从 20 世纪 80 年代开始便探索紫杉醇的全合成，以期证明自己能够挑战这个全合成的"珠穆朗玛峰"，同时也为紫杉醇的商业化生产提供路线。1994 年，霍尔顿教授率先完成了紫杉醇的全合成工作并发表，总步骤 41 步。随后，有机合成大师尼古劳（Kyriacos Costa Nicolaou）教授，也通过汇聚式合成法完成了紫杉醇的全合成工作，总步骤 37 步。截至 2023 年底，共有 11 条不同的全合成路线被报道，但是都没能够成为大量合成紫杉醇的替代方案。究其原因，主要还是路线较长。目前，最短的全合成路线是中国科学家李闯创团队的 21 步合成方案，总体效率相比之前的方案有大幅度提高。但从经济学角度考虑，化学半合成法仍然是当前生产紫杉醇的主流方式。

拓展阅读　中国科学家李闯创团队的 21 步合成方案

三、紫杉醇的制剂研发

从1983年开始，紫杉醇被批准进行卵巢癌的Ⅰ期临床试验；1985年开展Ⅱ期临床试验，基于紫杉醇在难治性卵巢癌中的突出疗效；1992年底，美国FDA批准BMS公司研发的紫杉醇针剂（商品名taxol）用于治疗晚期卵巢癌；1994年，taxol又被美国FDA批准用于转移性乳腺癌的二线治疗，之后紫杉醇陆续被批准用于多种癌症的治疗。

紫杉醇水溶性太差，需要以聚氧乙烯蓖麻油和无水乙醇的混合溶液作为增溶剂进行静脉给药，导致患者产生严重的过敏反应。针对紫杉醇注射剂的不良反应，国内外研发出了多种紫杉醇新型释药系统，包括注射用胶束化紫杉醇、注射用紫杉醇脂质体、注射用白蛋白结合型紫杉醇等。力扑素®是针对taxol的临床缺陷而成功开发上市的全球第一个紫杉醇新型制剂，也是全球首个获批的紫杉醇脂质体，其原研公司为绿叶制药，是我国具有完全独立自主知识产权的创新药品，于2003年1月在中国获批上市。随后，BMS公司研发的注射用紫杉醇（abraxane）是全球唯一上市的白蛋白结合型紫杉醇纳米粒，于2005年登陆美国市场，白蛋白紫杉醇可以看作是紫杉醇的一个"升级版"，具有广泛的适应证以及较低的不良反应使得abraxane成就了紫杉醇新的辉煌。又陆续有紫杉醇新剂型不断问世，相信随着制剂技术的不断发展，将来会有更多毒性更小、活性更强的紫杉醇制剂进入临床治疗，给更多患者带来福音。

四、总结

紫杉醇是目前最为有效、应用最为广泛的广谱抗肿瘤药物之一，其从被发现到临床应用经历了30余年，至今科学家仍然在对其不断进行构效关系研究、积极改进药物剂型及拓展药物来源，以期在临床上有更好的应用。从最早发现紫杉醇对白血病、黑色素瘤细胞等具有很强的抑制作用，到美国FDA批准紫杉醇用于卵巢癌的二线治疗，目前其适应证已经扩展至卵巢癌的一线及后继治疗、非小细胞肺癌的一线治疗及艾滋病相关卡波西肉瘤的二线治疗等，已造福了万千例肿瘤患者。

回顾紫杉醇的研发过程（图12-8），科学家们经历了漫长而曲折的探索过程，很多研究的时间跨度长达十几年。紫杉醇的研发离不开植物学家、药物化学家、生物学家、化学家、临床医师等不同领域人员的通力合作，也正是这些科学家团结一致、百折不挠和持之以恒的精神，才成就了紫杉醇这个经典的抗肿瘤药物。

随着人们对药物需求的不断增加，对天然药物开发利用越来越受到关注，加强及加深对天

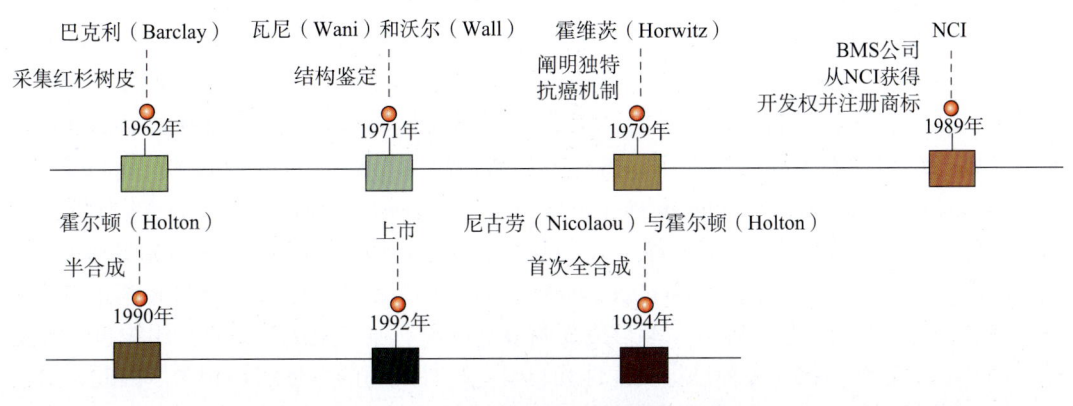

图12-8 紫杉醇研发历程关键时间节点

然药物的研究领域和范围显得尤为重要。天然产物的来源与分离问题是目前限制天然药物开发的主要原因之一，一些性质相近的天然产物很难分离得到纯净物质。同时，陆地资源的匮乏及科学技术的发展，使得天然产物研究的对象开始向海洋生物等延伸。我国拥有丰富的天然药物资源，如何正确、高效地开发这些天然药物资源，进行新药的创新研究，不仅需要先进的仪器设备，也需要培养创新思维、发明新的技术。坚持以国家制定的《"十四五"中医药发展规划》《中医药发展战略规划纲要（2016—2030年）》作为契机，充分利用中药及民族药的巨大宝库，将传统与现代科学技术相结合，拓宽研发领域及思路，助力我国医药产业发展。

（徐盛涛）

第三节　单抗类药物："药王"
——免疫性疾病单抗药物阿达木单抗

抗体是由B淋巴细胞分泌的一种免疫球蛋白，因其能与受体特异性结合而产生许多生物学活性，如经典阻断作用、中和活性、激活补体、通过Fc受体对靶细胞产生杀伤作用和调节机体免疫活性等，在临床治疗中广泛应用。抗体技术的发展经历了鼠源性单克隆抗体、嵌合抗体、人源化抗体和全人源单克隆抗体的漫长历程。从鼠源性抗体到全人源抗体的过渡中，实现了多种生物技术的突破，如抗体库技术、人源化小鼠技术和B细胞克隆技术等。肿瘤坏死因子-α（tumor necrosis factor-α，TNF-α）是一种参与急慢性炎症、抗肿瘤反应的多效因子。TNF-α单抗药物已广泛应用于类风湿关节炎、炎症性肠病、强直性脊柱炎和银屑病等多种自身炎症性和自身免疫性疾病的治疗。

拓展阅读　单克隆抗体药物发展历史

一、TNF-α 的生物学活性

TNF-α是一种主要由单核巨噬细胞分泌的多功能细胞因子，于1975年被首次发现。新合成的TNF-α主要位于细胞膜上，即跨膜TNF-α（transmembrane TNF-α，tmTNF-α），被TNF-α转换酶（TNF-α converting enzyme，TACE）水解后生成可溶性TNF-α（soluble TNF-α，sTNF-α）。肿瘤坏死因子受体1（tumor necrosis factor receptor1，TNFR1）和TNFR2是TNF-α主要结合的受体。TNFR1在机体不同类型细胞中都有表达，而TNFR2仅表达于内皮细胞、免疫细胞、胶质细胞和神经元等。当TNF-α与受体结合后诱导不同的级联反应，导致转录因子的激活和细胞因子的合成，在不同类型细胞中发挥多种生物学效应（图12-9）。具体而言，TNF-α通过与TNFR1结合，招募TNFR1相关的死亡结构域蛋白（TNF receptor associated death domain，TRADD）。进而，一方面激活半胱氨酸蛋白酶（caspase8/9）和混合系激酶区域样蛋白（mixed-lineage kinase domain-like protein，MLKL）诱导细胞凋亡，这种机制在清除受感染或受损细胞、维持组织稳态中起关键作用；另一方面激活核因子κB（nuclear factor kappa B，NF-κB）和丝裂原活化蛋白激酶（mitogen-activated protein kinase，MAPK）通路介导炎症反应、促进细胞生存、T细胞增殖、B细胞增殖、增强免疫防御等。此外，TNF-α与TNFR2结合则招募TNFR相关因子（TNF receptor associated factor，TRAF），激活NF-κB、MAPK和蛋白激酶B通路（PKB）介导细胞生存与增殖、参与免疫调节与抗炎、血管生成与修复、组织再生等生理过程。TNF-α的过度活化与多种自身炎症性和自身免疫性疾病的发生密切相关。因此，深入了解TNF-α的生物学活性对于开发针对这些疾病的治疗策略具有重要意义。

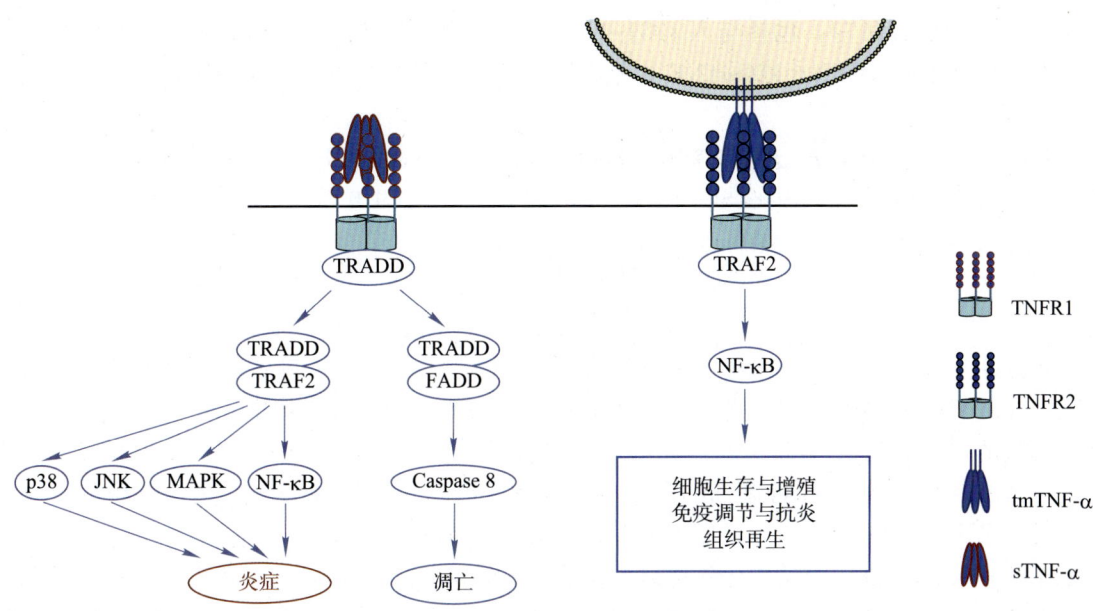

图 12-9　TNF-α-TNFR1 和 TNF-α-TNFR2 信号传导通路示意图

二、TNF-α 抑制剂的研发

目前，用于临床的 TNF-α 抑制剂包括依那西普、英夫利昔单抗、阿达木单抗、戈利木单抗、赛妥珠单抗（见图 12-10）。其作用机制主要分为两类：①中和 TNF-α，阻断 TNFR 介导的效应；②主要由单克隆抗体类 TNF-α 抑制剂结合携带 tmTNF-α 的细胞，诱导反向信号传导和细胞毒作用。

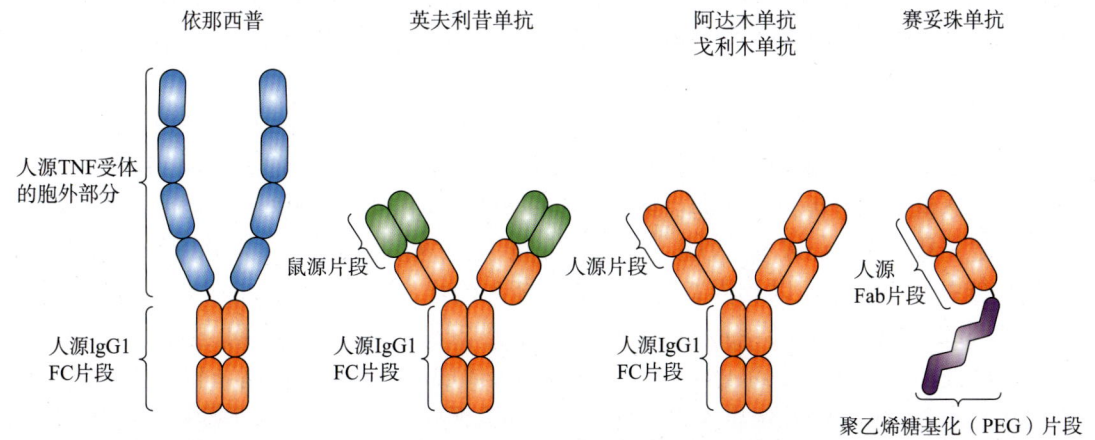

图 12-10　已上市的 TNF-α 抑制剂的结构示意图

20 世纪 90 年代，费尔德曼（Mark Feldmann）和梅尼（Ravinder Maini）与生物医药公司联合开发了第一个 TNF-α 抑制剂英夫利昔单抗（infliximab）。英夫利昔单抗通过静脉方式给药，是嵌合型免疫球蛋白-1（IgG1）单克隆抗体，嵌合成分中 75% 为人源，25% 为鼠源，因其含有鼠源蛋白而具有一定的免疫原性。1998 年，英夫利昔单抗获得美国 FDA 批准，成为首个用于治疗类风湿关节炎的 TNF-α 抑制剂，在临床试验中显示出显著疗效。继英夫利昔单抗之后，美国 FDA 于 1999 年批准了另一种治疗类风湿关节炎的 TNF 抑制剂依那西普（etanercept）。依那西普是一种融合蛋白,包括与人 IgG1-Fc 片段连接的两个相同 TNFR2 胞外区域。作用机制上,依那西普与 sTNF-α 或 tmTNF-α 结合,并通过阻断与受体的相互作用使其失活,从而减少炎症反应。

2002 年,第 3 个 TNF-α 抑制剂阿达木单抗(adalimumab)问世(商品名:修美乐)。阿达木单抗能够特异性阻断 TNF-α 与受体结合,是全人源的 IgG1 单克隆抗体,经美国 FDA 批准用于治疗类风湿关节炎。截至目前,阿达木单抗已在全球 100 多个国家上市,获批适应证包括类风湿关节炎、炎症性肠病、强直性脊柱炎、慢性银屑病、化脓性汗腺炎和幼年特发性关节炎等 19 种疾病。全球目前有超过 100 万例患者正在使用阿达木单抗注射液治疗。自上市以来,阿达木单抗打造了一个长盛不衰的江湖神话,迄今已累计创下单品超 2 000 亿美元营收。2012—2022 年,阿达木单抗一直居全球处方药销售额的榜首,销售额也不断刷新历史,成为名副其实的"药王"。

进入 21 世纪,TNF-α 抑制剂的研发进入快速发展阶段。到 2009 年,第四、第五种治疗类风湿关节炎的单抗类 TNF-α 抑制剂赛妥珠单抗(certolizumab pegol,商品名:爱必妥)和戈利木单抗(golimumab,商品名:欣普尼)相继获得美国 FDA 批准上市。赛妥珠单抗是一种人源化单克隆抗体,其结构上具有独特的聚乙烯糖基化 Fab 片段,与英夫利昔单抗和阿达木单抗相比,赛妥珠单抗能够更显著地分布到炎症组织,且其在体内的半衰期更长。此外,由于缺乏 Fc 片段,赛妥珠单抗不具有补体或抗体依赖性细胞毒性。戈利木单抗是一种完全人源化 IgG1 单克隆抗体,对人 TNF-α 具有功能特异性。与英夫利昔单抗和阿达木单抗相比,戈利木单抗对 sTNF-α 和 tmTNF-α 的中和作用更强,因此可有效抑制 TNF-α 的生物活性。

三、阿达木单抗

阿达木单抗是第一个完全人源化的单克隆抗体药物,它是通过噬菌体展示技术筛选出的一种抗体,并经过进一步的优化和人源化处理,使其能够在人体内表现出更高的疗效和更少的副作用。阿达木单抗的成功是抗体药物研发进程中的里程碑,也展现了噬菌体展示技术在人类健康领域的巨大潜力。

噬菌体是展示技术可将外源肽或蛋白基因插入噬菌体特定蛋白基因并在其表面融合表达,从而实现了表型与基因型相统一的新技术,从而能够从包含数十亿抗体或多肽片段的大型组合库中,快速识别和分离出感兴趣目标,具有高亲和力和特异性的抗体或多肽,现已发展成为一种稳定、易实现、低成本的方法,广泛应用于免疫学、癌症研究、药物开发、表位绘制、蛋白质-蛋白质相互作用以及传染病的快速诊断和治疗。阿诺德(Frances Arnold)、史密斯(George P. Smith)和温特(Gregory Winter)三位科学家因开发"酶的定向进化""噬菌体展示技术"而被授予 2018 年诺贝尔化学奖。在通过噬菌体展示技术筛选出高亲和力抗体之后,噬菌体展示技术进一步帮助筛选出人源化抗体。抗体人源化是将源自非人类物种(通常是小鼠)的单克隆抗体转化为具有类似于人类抗体结构的过程。这个过程是为了避免免疫排斥反应,提高抗体在人体中的安全性、稳定性和有效性。将非人源抗体的恒定区用人类抗体的恒定区替换,同时保留抗体结合靶点的可变区。通过这种方式,获得的抗体既保留了高亲和力,又能够在人体内稳定存在。这个人源化的过程对抗体药物的成功开发至关重要,直接影响药物的安全性和有效性。

1989 年,温特等成立剑桥抗体技术公司(Cambridge Antibody Technology,CAT),致力于开发具有临床价值的治疗性抗体。通过噬菌体展示技术,1994 年,CAT 公司与德国制药公司巴斯夫合作制备 TNF-α 单克隆抗体。经过两年多的时间,他们筛选一种特异性的全人源

TNF-α 单克隆抗体，命名为 D2E7。巴斯夫公司随即开展 D2E7 的临床试验。在 I 期临床试验中，D2E7 被应用于 140 例类风湿关节炎患者的治疗中以评估药物的安全性与耐受性，获得了理想结果；随后，在 283 名患者中开展随机、双盲和具有安慰剂对照的 II 期临床试验以进一步评估疗效与优化剂量，获得可靠结果；接下来，在 III 期临床试验中进行大规模的患者试验，最终证实 D2E7 的安全性和有效性。2002 年底，D2E7 被美国 FDA 正式批准应用于类风湿关节炎治疗，并将其命名为阿达木单抗。

阿达木单抗作为全球首个获批上市的全人源 TNF-α 单克隆抗体，由于其结构中没有任何非人类氨基酸序列，因此其免疫原性更低，减少了患者对药物产生抗体的风险。阿达木单抗由 2 条 κ 轻链和 2 条 IgG1 链组成的重组人抗体，其 Fab 结构通过一个很大而高度互补、强而稳定的界面（包括氢键和盐桥的形成）特异性地与 TNF-α 结合，进而阻断其与 TNF-α 受体的 $p55$ 和 $p75$ 的相互作用来抑制其生物学功能。同时，阿达木单抗也表现出更高的疗效，在 $0.5 \sim 10$ mg/kg 范围内，阿达木单抗血药浓度-曲线下面积（AUC）随剂量呈线性增加。阿达木单抗的血浆清除率较低，其分布不仅限于血管，还包括其他体液和组织。阿达木单抗的消除半衰期与天然 IgG 相当，为 $20 \sim 30$ d。与甲氨蝶呤（MTX）联用时，阿达木单抗的 AUC 增加 25%~30%。

四、总结

通过阿达木单抗等 TNF-α 抑制剂的研发和应用历程，可以得出新药研发的 3 个特征：偶然性、长期性和高风险性。TNF-α 最初被认为具有诱导肿瘤坏死和介导恶病质的功能，但后来的研究发现，这并不是其主要功能，反而意外发现 TNF-α 在炎症反应中的作用，使 TNF-α 抑制剂成为治疗多种慢性炎症性疾病的良药。科学研究往往需要多年时间才能完成，TNF-α 从 1975 年发现到 1985 年被证实"无效"耗时 10 年，英夫利昔单抗从 1988 年研发到 1998 年批准应用也是 10 年。

尽管 TNF-α 抑制剂在炎症性疾病的治疗中取得了显著成果，但现有的单克隆抗体药物存在诸多副作用和不良反应。随着科学理论与技术的进步，新的开发和升级策略不断涌现，这些策略主要集中在提高疗效、减少副作用、新型 TNF-α 抑制剂的开发及联合治疗策略等方面。

为了提高疗效，可以开发同时靶向 TNF-α 和其他炎症因子的双特异性抗体，以增强抗炎效果；通过 PEG 化和脂质体包裹等方式延长药物在体内的半衰期，减少给药频率，从而提高治疗依从性。减少副作用是目前研究的重点之一，通过进一步优化抗体结构，增强其对 TNF-α 的特异性，可以减少对其他分子的非特异性结合；开发局部给药制剂（如关节内注射）也能有效减少系统性副作用，从而提高患者的用药安全。在新型 TNF-α 抑制剂的开发方面，研究者们致力于开发靶向 TNF-α 或其受体的小分子抑制剂，这些抑制剂可能通过口服给药，方便患者使用。靶向 TNF-α mRNA 的 siRNA 或 ASO 核酸药物，从基因表达水平上抑制 TNF-α 的产生，也展示了巨大的应用潜力。此外，联合治疗策略也是提高疗效的重要手段，将 TNF-α 抑制剂与其他抗炎药物或免疫调节剂联合使用，可以增强疗效并减少单一药物的副作用。例如，将 TNF-α 抑制剂与甲氨蝶呤或 JAK 抑制剂联合使用，已显示出更好的治疗效果。

随着我国社会经济发展的不断加快，新药研发与技术创新领域将表现出强大的社会内需。同时，科研水平的不断提高也将推动生物制药产业的快速发展。未来，随着生物技术的不断进步和创新，在 TNF-α 抑制剂的研究与应用中有望取得更多突破，进一步满足临床需求，为患者提供更高质量的医疗服务。

（刘叔文　周平正）

第四节　细胞治疗药物：基于 CAR-T 的免疫细胞治疗药物司利弗明

癌症治疗历经了从传统化疗到精准靶向治疗的演变，每项进展都代表着医学和科学领域的重大进步。近年来，免疫疗法的兴起为对抗这一顽固疾病提供了新的希望。特别是基于嵌合抗原受体 T 细胞（chimeric antigen receptor T-cells，CAR-T）的免疫细胞疗法，不仅开创了癌症治疗的新篇章，而且在某些难治性癌症中展示了显著的疗效。在 CAR-T 疗法的众多成就中，司利弗明的开发和应用是一个标志性事件，它不仅是首个获得美国 FDA 批准的 CAR-T 治疗药物，也是革命性的个性化医疗方法的典范。司利弗明的研发是基于对 T 细胞工程化的深入理解，通过将患者自身的 T 细胞重新编程，使其能够识别并攻击癌细胞。对于急性淋巴细胞性白血病和弥漫大 B 细胞淋巴瘤等特定类型的癌症，司利弗明提供了一种新的治疗选择。司利弗明的成功不仅展示了 CAR-T 细胞疗法的潜力，也引发了对于进一步创新和疗法改进的讨论。本节旨在介绍司利弗明的产生背景、开发与应用，以及细胞治疗药物所面临的挑战和未来的发展前景。

一、司利弗明的产生背景

目前，治疗癌症的 4 种方法主要为手术切除、化学药物治疗、靶向治疗及放射治疗，但是它们的治疗效果具有一定的局限性。CAR-T 免疫细胞疗法是采用多因子细胞诱导的方式，从癌症患者外周静脉血中分离出的 T 细胞进行大量扩增，并与专门设计的靶向肿瘤抗原的 CAR 分子相结合的方法。CAR-T 疗法中的 CAR 修饰增强了 T 细胞的功能，使其在获得针对肿瘤细胞的靶向杀伤能力的同时，也提升了自身的增殖和抗凋亡能力。这种方法的特点是，其杀伤肿瘤细胞的有效性不依赖于癌细胞是否表达主要组织相容性复合体（major histocompatibility complex，MHC），而是通过直接结合靶向抗原来激活 T 细胞，从而达到高效杀伤肿瘤细胞的效果。在治疗过程中，通过静脉或皮下注射等途径将基因工程修饰的 T 细胞重新引入患者体内。这些细胞针对特定肿瘤具有持续性杀伤能力，可为患者提供有效的治疗作用。

CAR-T 细胞疗法技术流程主要由 4 个步骤组成（图 12-11）。第一步：从患者外周血单个核细胞中分选纯化出 T 细胞；第二步：采用电穿孔、包病毒等方式将提前设计好的 CAR 分子导入 T 细胞中；第三步：筛选成功导入 CAR 分子的 CAR-T 细胞，并在体外刺激其扩增；第四步：将扩增好的 CAR-T 细胞回输到患者体内。

CAR-T 细胞疗法的优势集中体现在 3 个方面：一是可以针对性识别某种肿瘤相关抗原。肿瘤细胞是从正常细胞转变而来的，可供免疫系统识别的差异偏少。T 细胞想要识别肿瘤，最好且最准的方式自然是针对肿瘤特异性抗原，但并不是所有肿瘤细胞都有可识别的特异性抗原，即使其表达可识别的特异性抗原，在肿瘤的多种免疫逃逸机制作用下，T 细胞也很难发挥作用。肿瘤相关抗原虽然特异性相对较弱，但针对肿瘤的靶向性较强。以 CD_{19} 为例，虽然其在正常 B 细胞上也有表达，但是可以指向几乎所有恶性变的 B 细胞，所以识别 CD_{19} 使得 CAR-T 能够针对性地清除恶性变的 B 细胞。二是摆脱 MHC 限制性的束缚。正常 T 细胞识别抗原必须有 MHC 分子的辅助，这被称为 MHC 限制性。但是在很多情况下肿瘤细胞中 MHC 的表达下调，导致 T 细胞无法识别，而 CAR 识别抗原是通过其胞外段直接结合抗原，不需要对抗原的加工与递呈，也摆脱了对 MHC 的依赖，释放了 T 细胞的潜能。三是避免 T 细胞活化信号不足。正常 T 细胞接受抗原刺激后，还需要共刺激信号的辅助才能完成激活。通常提供活

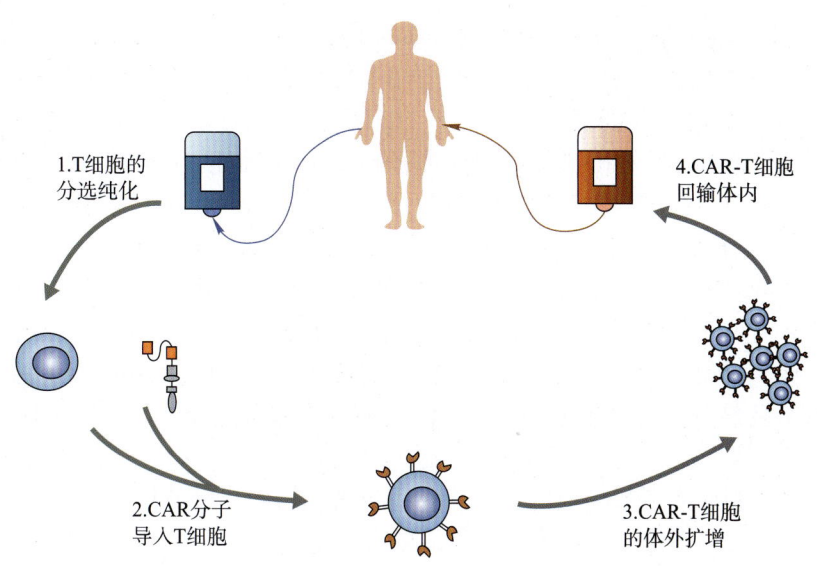

图 12-11　CAR-T 细胞疗法技术流程

化信号的是 CD_{28}，CD_{28} 结合配体 $CD_{80/86}$ 后向 T 细胞传递活化信号。但是在肿瘤微环境中 T 细胞常常缺少这种活化信号，导致 T 细胞无法发挥作用甚至死亡。而 CAR 分子内置了 CD_{28} 等活化性受体的胞内信号段，使得外界提供信号不再成为必要条件，只要有抗原即可活化。

CAR-T 细胞疗法真实的效果到底如何？有一个经典的案例使人们看到了未来的曙光。2012 年，年仅 6 岁的怀特黑德（Emily Whitehead）因急性淋巴细胞白血病反复治疗仍旧复发，无计可施之际参与了乔恩（Carl June）团队 CD_{19} CAR-T 疗法临床试验，从而成为全球首位接受 CAR-T 细胞治疗的儿童患者。同年 4 月，经过改造的 T 细胞分三次注入怀特黑德体内，这些细胞都是由其自身细胞提取和培养的，在经历了一次极其凶险的危机后，体内的癌细胞终于得到了最有效的控制。2025 年 5 月，怀特黑德迎来了她无癌生存第 13 年的纪念日。CAR-T 细胞疗法带来了奇迹，怀特黑德成功获救，她体内再也找不到癌细胞了，在临床上等同于治愈。

二、司利弗明的开发与应用

CAR-T 疗法首次实施为 2017 年。2017 年 8 月 30 日，由诺华公司开发的 CAR-T 治疗药物 CTL019（司利弗明，商品名称 Kymriah）被美国 FDA 批准投入市场，成为世界上第一个获批的 CAR-T 治疗药物，用于治疗 25 岁以下的具有复发性或难治性急性淋巴细胞白血病患者。在急性淋巴细胞白血病这个难治人群，司利弗明 3 个月应答率为 83%，1 年应答率为 79%。这个产品令 CAR-T 成为新药研发市场上一个全新的治疗板块，一跃成为制药业最热门的领域之一。司利弗明的成功上市是 CAR-T 细胞疗法的重要转折点，CAR-T 细胞疗法不仅为肿瘤患者提供了一种全新的"活细胞治疗"选项，而且促进了其他类型细胞疗法的大力发展。

作为全球第一个针对 CD_{19} 的 CAR-T 疗法产品，司利弗明已经在治疗与 B 细胞相关的血液肿瘤方面显示出明确的疗效。作用于 CD_{20}、CD_{22} 和 CD_{30} 等抗原的 CAR-T 疗法的相关研究正在不断扩展，这将使活细胞治疗能够用于更多的血液肿瘤类型。同时，司利弗明的治疗原理是通过将自体细胞回输给患者，因此优先考虑的问题应是确保细胞制备的成功并保证患者可以接受必要的治疗。相比之下，异体 CAR-T（由捐赠者提供的 T 细胞）疗法存在更多的潜在优势。目前，美国 FDA 已经批准了异体 CAR-T 的相关产品用于临床研究，这些研究主要涉及对母细胞性浆细胞样树状细胞肿瘤和急性骨髓性白血病的治疗。

2021年，诺华公布了一项关于司利弗明应用于二线B细胞非霍奇金淋巴瘤的Ⅲ期临床试验结果。这个名为BELINDA的试验预计招募318例18岁以上对一线疗法无应答或一线疗法一年内出现进展的患者，比较司利弗明与高剂量化疗加干细胞移植标准疗法对生存期的影响，结果司利弗明显示出与标准疗法等同的治疗效果。但其限制因素在于CAR-T细胞的持久性，原因在于CAR-T细胞在患者体内生存时间有限，且肿瘤细胞也会发展应对措施，包括放弃对CD_{19}的依赖或调低CD_{19}表达的方式，从而令CAR-T细胞失去靶点。虽然司利弗明在提高癌症末期患者生存时间上的成绩斐然，但动辄高达40万美元的开销对患者和医保部门来说依然是沉重的负担。司利弗明已经获批用于淋巴瘤的三线治疗，但患者对安全性要求更高。虽然早期试验数据显示司利弗明在这个人群中的长期应答率可达30%～40%，但总应答率仍有待提高。

目前已确认司利弗明可能导致的严重副作用包括细胞因子释放综合征、重度感染、低血压、急性肾损害、发热和低氧血症等。因此，在确保CAR-T疗法疗效的同时，强调其安全性至关重要。采用标准化的临床操作程序、多样化的给药策略，以及对患者的持续监控，都是减少和预防临床风险的有效措施。由于实体肿瘤中缺乏特异性抗原，并且存在免疫抑制的肿瘤微环境，CAR-T疗法在实体瘤中应用的相关研究发展较慢。尽管如此，在临床上针对PMSA、EGFRvⅢ和GPC3等实体肿瘤抗原的CAR-T疗法已经取得一些进展，但要实现广泛的临床应用需要进行更多的研究和探索。

三、细胞治疗药物的前景和挑战

自2017年美国FDA批准司利弗明上市以来，截至2022年底又有5种CAR-T疗法获得批准。细胞治疗领域的范围仍在不断扩大，使用其他免疫细胞和基质细胞的新技术仍在研究中，全球研发管线也在不断增加。尽管在不断扩张阶段，该领域也仍然面临挑战，例如实体瘤的靶向性、细胞制备的复杂性以及临床实施的安全性等，都影响细胞疗法的实际应用。

截至2022年4月15日，全球肿瘤免疫治疗的管线中有2 756种细胞治疗药物。其中，CAR-T细胞治疗药物继续领先，同比增长了24%，低于2020年同期的38%的增长。以自然杀伤细胞为基础的治疗出现了缓慢的增长，同比增长了55%。与此相反的是，包括树突状细胞、干细胞、髓细胞在内的其他类型细胞疗法，则在2022年实现了高达129%的爆发式增长。虽然大多数细胞治疗试验的重点是解决血液疾病，但针对实体瘤的临床试验占整体的43%，并达到最高同比增幅。

细胞治疗药物的整体增速与靶点的开发增速一致，均有所放缓。靶点的开发在2022年增长了31%，而在2019—2020年和2020—2021年分别增长了35%和41%。CD_{19}、BCMA和CD_{22}靶点仍居榜首。一些新的靶点也在增加，如GPRC5D（+200%）、CLEC12A（+114%）、CD7（+78%）。在实体瘤中TAAs、HER2和MSLN仍然是最常见的靶点。与2021年相比，增幅从高到低依次为CLDN18、TAAs、CD_{276}、KRAS，分别为400%、200%、160%、125%。

截至2021年12月，我国免疫细胞领域已有两款CAR-T产品成功获得NMPA上市批准，并正式作为药品在临床应用。两款产品为药明巨诺的倍诺达和复星凯特的奕凯达。倍诺达是我国自主开发的一款靶向CD_{19}的自体CAR-T细胞免疫治疗产品，是首个获批为1类生物制品的CAR-T产品。复星凯特的奕凯达是从美国Kite Pharma引进的阿基仑塞技术，并获授权在中国进行本地化生产的自体靶向CD_{19} CAR-T细胞治疗药品，最终作为3类生物制品在我国获批上市。

在免疫细胞治疗临床试验方面，截至 2022 年 8 月我国累计有 131 项免疫细胞疗法申请并获得受理，其中 CAR-T 疗法 84 项，其他类型免疫细胞疗法共 33 项。包括 CAR-T 疗法在内的 75 项免疫细胞治疗产品申请获得临床批件或临床默示许可。按照区域划分，上海市、北京市和天津市免疫细胞治疗产品临床试验数量最多，分别为 37 项和 19 项和 8 项；其余地区开展临床试验数量逐年增加。得益于政府政策的支持，我国在细胞治疗领域拥有巨大的市场潜力和较为深厚的科研基础，不断突破细胞治疗产业面临的诸多挑战。一方面，国家不断加强对基础研究的投资，营造优良的科研氛围，并培养及吸引世界级的科研人才；另一方面，企业持续增加研发投入，突破关键技术，建立先进的自动化、工业化细胞生产流程。同时，行业主管机构进一步细化和完善细胞治疗的政策法规，指导行业的健康有序发展。

面向未来，免疫细胞治疗产业应需要重点关注以下方面：靶向性更强、更安全或者通用型 CAR-T 生产迫在眉睫。相比于血液瘤，实体瘤的细胞疗法更需攻坚。未来学术界、监管部门和工业界必须加强合作，更加重视细胞疗法的普及、实施、成本和商业化战略，从而惠及更多的患者。

（刘熙秋）

第五节　中国原创药物：获得诺贝尔奖的抗疟疾药物青蒿素

疟疾是由疟原虫寄生于人体所引起的危害严重的寄生虫病，广泛流行于热带和亚热带发展中国家，是危害最严重的传染性疾病。该病主要表现为周期性规律发作，出现全身发冷、极度疲劳和倦怠、发热、多汗、恶心、呕吐、腹泻、腹痛的症状，长期多次发作后，可引起贫血和脾肿大。根据 WHO《全球疟疾报告（2022）》报道，全球 84 个国家仍有疟疾流行，全球半数以上的人口正在受疟疾威胁。2021 年全球疟疾病例达 2.47 亿，因疟疾死亡病例超过 61 万，其中 95% 以上的疟疾病例和 95% 以上的因疟疾死亡病例均在非洲地区。疟疾高风险人群包括婴儿、5 岁以下儿童、孕妇及免疫力低下人群，其中 2/3 以上的疟疾死亡病例发生在 5 岁以下儿童。目前，WHO 仍把疟疾列为全球危害健康和生命的三大公共卫生问题之一。

我国人民也曾深受疟疾的影响。20 世纪 40 年代，我国 70% 以上的县有疟疾流行，每年有超过 3 000 万疟疾病例。20 世纪 60 年代和 70 年代，我国曾出现两次大范围疟疾暴发流行，1970 年仅苏、鲁、豫、皖、鄂 5 省报告疟疾病例就超过 2 100 万。从 20 世纪 50 年代开始，中国卫生主管部门致力于通过为有疟疾风险的人提供预防性抗疟疾药物，以及为患者提供治疗来定位阻止疟疾的传播。经过 70 余年的努力，WHO 经论证评估于 2021 年 6 月 30 日宣布中国消除疟疾。

青蒿素类药物的研发与应用为我国消除疟疾作出巨大贡献。1967 年，我国政府启动了一项旨在寻找疟疾新疗法的全国性研究计划，最终屠呦呦教授及其课题组发现并成功提取了治疗疟疾的有效活性成分青蒿素。2000 年，WHO 把青蒿素类药物作为抗疟首选药。中国医药企业已覆盖非洲 35 个国家和地区，年供应青蒿素药物 1.5 亿支，救治了 3 000 万例重症患者。2015 年，瑞典卡罗琳医学院宣布将诺贝尔生理学或医学奖授予屠呦呦等 3 位科学家，以表彰她在疟疾等寄生虫病治疗研究方面的贡献。青蒿素的发现和应用对世界卫生事业产生了深远的影响。它不仅提高了疟疾的治疗效果，也降低了疟疾的死亡率。青蒿素还为其他抗疟药物的研发提供了重要的借鉴和参考，为疟疾的控制和预防工作提供了新的思路和方法。青蒿素的发现为中国的药物研发事业赢得了国际声誉，为中国在世界医药领域的地位提升作出了重要贡献。

一、疟疾的生物学基础

寄生于人体的疟原虫有恶性疟原虫、间日疟原虫、卵形疟原虫、三日疟原虫和诺氏疟原虫，其中以恶性疟和间日疟最为常见。感染疟原虫的雌性按蚊可通过叮咬将疟原虫子孢子传播给人类，子孢子从按蚊的唾液腺进入人体，经血液循环到达肝，并侵入肝细胞。疟原虫在肝内的裂体生殖，裂殖体破裂会释放数以千计的裂殖子进入血流，感染红细胞。疟原虫在红细胞内再次繁殖，最终导致红细胞破裂，使得疟原虫释放并侵入其他红细胞。疟原虫可在肝内留下休眠型（休眠子），定期释放成熟的疟原虫入血流，而致症状反复发作。

感染疟疾以后的症状主要分为4个时期：潜伏期、发冷期、发热期、出汗期。恶性疟原虫是造成患者致死率最高的疟原虫，也是非洲最常见的疟疾寄生虫。它繁殖非常快，会导致感染者严重失血和血管堵塞。恶性疟原虫还会导致严重的并发症，包括严重贫血和终末器官损伤，包括昏迷（脑疟疾）、肺部并发症（如水肿和呼吸综合征）、低血糖及急性肾损伤。

二、青蒿素药物的研发历程

人类已经和疟疾进行了数百年的斗争。1631年，意大利传教士萨鲁布里诺（Agostino Salumbrino）从南美洲秘鲁人那里获得了一种有效治疗发热的药物——金鸡纳树皮（cinchona bark），并将之带回欧洲用于疟疾治疗。19世纪，法国化学家佩尔蒂埃（Pierre Joseph Pelletier）和卡旺图（Joseph Bienaime Caventou）从金鸡纳树中分离出抗疟成分奎宁，之后德国科学家安德撒（Andersag）通过化学方法合成了与天然奎宁结构相近、更加安全有效的药物氯喹（chloroquine）。此后，氯喹一度成为抗击疟疾的特效药。然而，20世纪60年代，疟原虫对奎宁类药物产生抗药性，使得全世界2亿多例疟疾患者面临无药可治的局面，死亡率急剧上升。人们对于新型抗疟药物的需求变得十分迫切。

中国也曾经是疟疾流行的重灾区。中国政府在1967年5月23日召开了"研制新型抗疟药物"的专门部署会议，设立代号为"523项目"的抗疟药物研究工作组，先后有60多个单位、500多名科研人员加入了这项计划。此计划的前期探索是从传统药物中筛选有抗疟活性的目标产物。1969年，屠呦呦教授被选为该项目的研究组组长，该研究组致力于在中药中筛选抗疟新药。团队初步收集了2 000多种草药，其中640种被认为是可能有效的中草药，并从其中的200多种草药中提取了380多种提取物进行测试。最后，他们发现青蒿的提取物对疟疾产生了理想但不稳定的抑制率，故对其产生了特别关注。

青蒿为一种蒿草，又被称为黄花蒿，遍身翠绿，形似茵陈而叶不泛白，至夏渐高1.617~2 m，香气可人，秋深时节可开放细微的黄花。屠呦呦和课题组发现，青蒿提取物对鼠疟原虫的抑制率只有12%~40%。经分析认为，造成抑制率低的原因可能是提取物中有效成分浓度过低。之后屠呦呦团队从东晋葛洪《肘后备急方》中"青蒿一握，以水二升渍，绞取汁，尽服之"得到启迪。原来古人服用的是浸泡青蒿的水，即青蒿的"汁液"。书中并没有提到中医处方中常见的中药煎煮加热过程。屠呦呦意识到，有可能是高温破坏了青蒿中抗疟的有效成分。之后，团队采用低温条件对提取工艺进行改造，并通过分离酸性和中性相，进一步纯化了新工艺生产的提取物，以保留活性成分，同时降低了原提取物的毒性。1970年5月，屠呦呦团队发现采用乙醚冷浸法低温提取，最终获得粗提的青蒿有效成分。在1971年10月前后进行的实验中，该粗提物对鼠类疟疾和猴类疟疾显示出了惊人的疗效，这就是大名鼎鼎的青蒿素的雏形。至此，从药物研发总动员到在动物实验中发现青蒿的抗疟作用，时间刚好3年，这在药物研发史上堪称奇迹。随后，项目组以尽快确认青蒿乙醚中性粗提物中的有效成分作为首要任务。

从青蒿中获得有效成分只是第一步，后续大规模的临床试验需要制备大量的青蒿乙醚提取物。当时，屠呦呦课题组用 7 口老百姓用的水缸作为实验室的常规提取容器，里面装满乙醚，把青蒿浸泡在里面进行提取。由于设备简陋，没有排风系统，更没有防护用品，科研人员除了头晕眼胀，还出现鼻流血、皮肤过敏等症状，屠呦呦也出现了中毒性肝炎。经历千辛万苦得到临床试验所需的青蒿乙醚提取物后，还需要确证青蒿提取物对人体的安全性才能用于临床试验。由于疟疾研究具有季节性和时间敏感性，为了加快这一进程，屠呦呦及其同事自愿成为第一批进行剂量探索和毒性试验的受试者。经过 1 周的给药，未发现该提取物对受试者有明显毒副作用，从而初步确认了青蒿提取物对人体的安全性，并加速更大规模的临床试验，于 1972 年下半年顺利进行。1972 年 11 月 8 日，团队采用硅胶柱层析分离粗提物，首次获得具有抗疟作用的有效单体——青蒿素，分子式为 $C_{15}H_{22}O_5$，呈无色结晶体，一种半萜内酯过氧化物。因此，1972 年 11 月 8 日被定为青蒿素诞生日。

青蒿素的首次临床试验却出师不利。1973 年 9 月，在海南的第一次青蒿素片剂临床观察中，首批试验的 5 例恶性疟疾患者只有 1 例有效；2 例效果不显著，其疟原虫并没有被完全杀灭；2 例无效。一连串疑问困扰着屠呦呦：不是青蒿素纯度的问题，也不是动物实验和数据的问题，难道是剂型影响其作用效果？最终发现是临床试验片剂太硬，用乳钵都难以碾碎，显然片剂的崩解度影响药物的吸收。于是，将青蒿素药物单体原粉直接装入胶囊，再次进行临床试验。结果显示，患者在用药后平均 31 h 内体温恢复正常，表明青蒿素胶囊疗效与实验室疗效是一致的。

青蒿素是人类征服疟疾进程中的一小步，也是中医药献给世界的一份礼物。屠呦呦先生在当时极为艰苦的科研条件下，勇于担当，不畏艰辛，坚持探索，把自己的命运和祖国的发展紧密相连。经过艰苦卓绝的努力，先驱性地发现了青蒿素，对人类抗击疟疾作出杰出贡献。她的成功不仅仅是科研成果，更是一种坚韧不拔的精神力量的体现。在困难面前，她不气馁，不放弃，而是不断努力，不断探索，最终取得了成功。她的事迹激励着我们，在面对挑战时要坚定信念，坚持不懈，勇往直前，迎接挑战，为社会进步贡献自己的力量。

三、青蒿素的药理学

（一）药理作用和作用机制

青蒿素对疟原虫红细胞内期有强大且快速的杀灭作用，能迅速控制疟疾的临床发作及症状，其显著的抗疟特性与独特的激活机制及其介导的多靶点抑制相关。一方面，青蒿素及其衍生物是倍半萜内酯，其药效团为 1,2,4- 三氧杂环已烷，其药理活性取决于药效团中的过氧桥结构。过氧桥的裂解是其激活和发挥抗疟活性所必需的关键步骤。一方面疟原虫利用胞口从宿主红细胞中摄取血红蛋白产生血红素，疟原虫食物液泡中血红素与青蒿素的相互作用导致药物的激活，产生自由基和活性氧，通过自由基氧化疟原虫体内的蛋白质，进而导致疟原虫死亡。另一方面，血红素激活青蒿素，活化的青蒿素可与疟原虫的 100 多种蛋白以共价键结合并使之烷基化，破坏疟原虫的诸多生命过程，从而杀死疟原虫。血红素激活的多靶点学说指出，与大多数传统药物不同，青蒿素的作用靶标不是单一蛋白质，而是像一颗"炸弹"，在激活后引爆，造成广泛性损害。此特性使其成为对抗疟疾的最理想武器，因为多重靶标药物的一个明显优势是不易形成耐药性，不会因为少数靶标的突变导致药物活性降低。

（二）药动学

青蒿素主要有片剂和栓剂两种剂型。口服活性低，溶解度小，半衰期短；吸收后分布于组织内，以肠、肝、肾的含量较多。青蒿素为脂溶性物质，易透过血脑屏障进入脑组织。在体内代谢快，主要从肾及肠道排出，24 h 可排出 84%，72 h 仅少量残留。由于代谢与排泄均快，有效血药浓度维持时间短，不利于彻底杀灭疟原虫，故复燃率较高。

（三）适应证

青蒿素主要用于间日疟、恶性疟的症状控制，以及耐氯喹虫株的治疗，其退热时间和疟原虫转阴时间均比氯喹快。也可用于治疗凶险型恶性疟，如脑型、黄疸型等。

（四）应用前景

目前，青蒿素在临床上被广泛应用，尤其是在疟疾高发地区。许多临床研究表明，青蒿素可以有效治疗各种类型的疟疾，并且对疟疾的预防具有一定的作用。青蒿素的出现极大地改善了疟疾的治疗效果，也为世界各地的疟疾患者带来了新的希望。它不仅在国内，特别是非洲立下汗马功劳，已经有数百万例疟疾患者获得救治，为全世界数以亿计的疟疾患者带来了重获新生的福音。

青蒿素在抗疟之外也具有广泛的应用前景。除治疗疟疾，科学家还研究发现了青蒿素其他的药理作用和临床功效，如抗肿瘤、治疗肺动脉高压、抗糖尿病、抗炎、抗菌、抗病毒、抗纤维化、抗红斑狼疮、免疫调节、心血管保护作用、抗类风湿关节炎、治疗多发性硬化等。

四、青蒿素的衍生物

青蒿素对疟疾治疗具有速效、低毒的优点，但其存在复燃率高、水溶性差、生物利用度低等缺点，中国科学院上海药物研究所对青蒿素进行结构改造（见图 12-12），在衍生物中筛选出了抗疟"升级版"——双氢青蒿素，其抗疟效果比青蒿素高 4~8 倍。然而，双氢青蒿素的分子中存在半缩醛的结构，性质不够稳定，溶解度未见改善。研究者进一步从双氢青蒿素出发，合成了其醚类、羧酸酯类和碳酸酯类衍生物。其中，蒿甲醚的脂溶性大、性质稳定，抗疟活性是青蒿素的 6 倍。双氢青蒿素的琥珀酸半酯（青蒿琥酯）在鼠疟筛选中抗疟效价比青蒿素高 3~7 倍。另外，双氢青蒿素是蒿甲醚和青蒿琥酯的体内活性代谢产物，而且生产成本较低，

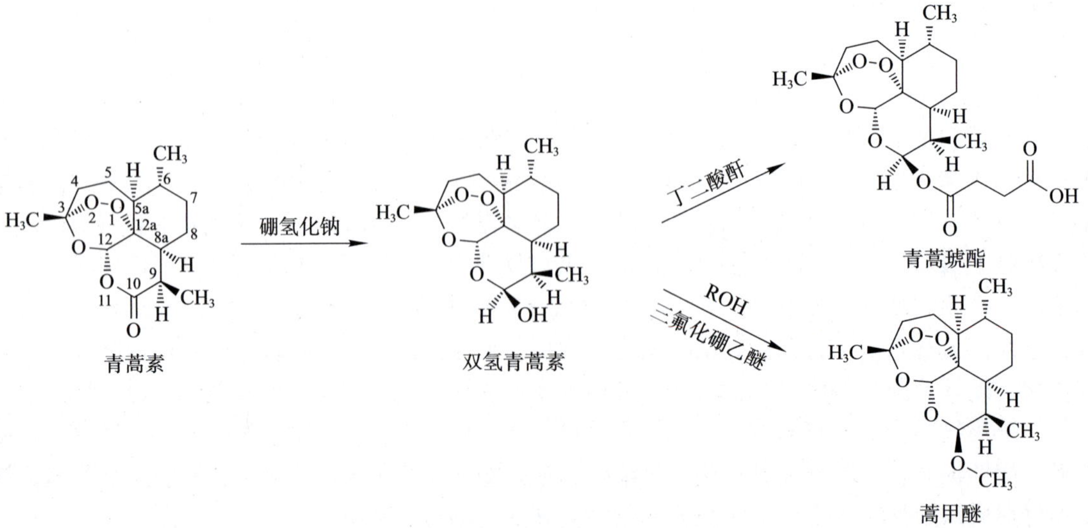

图 12-12 青蒿素衍生物的合成

可以作为开发对象。

（一）双氢青蒿素

青蒿素结构中的 C-10 位羰基经硼氢化钠还原就制得双氢青蒿素，这是青蒿素半合成工艺中最简单的化合物，其分子式为 $C_{15}H_{24}O_5$，相对分子质量为 284。双氢青蒿素可作为前体合成其他青蒿素类化合物。青蒿素及其衍生物经人体吸收后主要通过转化为活性物质双氢青蒿素发挥药理作用。双氢青蒿素的抗疟效果较青蒿素提高了 4~8 倍，口服生物利用度提高了 10 倍以上，在治疗过程中疾病复发率较低，并且毒性更小，但双氢青蒿素的稳定性低于青蒿素，水溶性差、血浆半衰期短。许多研究者致力于寻找新型载药材料、开发新剂型，以期改善双氢青蒿素的药剂学性质，提高其生物利用度，如双氢青蒿素缓释片、双氢青蒿素纳米粒、双氢青蒿素脂质体、磁性双氢青蒿素纳米脂质体等。

（二）青蒿琥酯

青蒿琥酯又称青蒿酯，分子式为 $C_{19}H_{28}O_8$，由双氢青蒿素和丁二酸酐经酯化制得，具有抗疟、抗病毒、抗炎、抗肿瘤及免疫调节等药理作用，并且高效、速效、低毒、不易产生耐药性。青蒿琥酯为弱酸性药物，水溶性较高，在体内转运方式主要为简单扩散，且较易透过生物膜。其具有更好的药动学-药效学特征，pK_a 值为 3.5~5.5，在酸性体液中离子化程度低，但可溶于弱碱性溶液。基于这一特点，可将青蒿琥酯制成注射剂、片剂、栓剂等剂型供注射、口服或直肠给药。

（三）蒿甲醚和蒿乙醚

以双氢青蒿素为底物，在酸性条件下，用烃基取代 C-10 位羟基上的氢原子，制得青蒿素的醚类衍生物。最典型的是蒿甲醚和蒿乙醚，二者活性比青蒿素高 3~6 倍。青蒿素醚类衍生物的脂溶性较好，但水溶性较差，生物利用度低，直接注射易引起刺激。因此，研究者将蒿甲醚包载于氨基蝶呤修饰的靶向纳米脂质体内，该脂质体能在体内长时间地缓释药物，以改善蒿甲醚的代谢和生物利用度。

（四）复方制剂

尽管各种青蒿素衍生物的具体特性有差异，但都具有作用迅速、效力高、毒性低、半衰期短等共同特点，这使得青蒿素类药物和长效抗疟药物的联合用药成为理想和推荐的抗疟疗法。为了进一步提高疗效，缩短疗程，延缓抗药性的产生，中国科学家用青蒿素及其衍生物与"523 项目"期间或之后化学组研究人员研发的新化学抗疟药配伍，发明了蒿甲醚-本芬醇复方，双氢青蒿素-哌喹复方、青蒿素-磷酸萘酚喹复方、青蒿素-哌喹片、蒿甲醚-苯氟美醇复方等复方制剂。在 2006 年，WHO 宣布把基于青蒿素类抗疟药的联合用药（artemisinin-based combination therapy，ACT）作为治疗疟疾的一线疗法。目前，ACT 仍然是最有效和最推荐的抗疟疗法。

发现青蒿素已经半个多世纪了，青蒿素及其衍生物在中国成功治愈了成千上万例疟疾患者。现在，青蒿素和其衍生物已走向国际抗疟临床，成为全球抗疟的一线药物。青蒿素应用于疟疾治疗，挽救了数以百万计的生命。

五、青蒿素的未来发展与挑战

青蒿素类药物给世界抗疟事业带来了曙光。青蒿素的有效性、安全性和廉价性使其成为抗疟疾的一线药物，已挽救了数以百万的生命。自从青蒿素被发现以来，国际社会的共同努力已经使其成为最理想的抗疟药物。未来，在青蒿素的抗疟研究中，应当继续阐明青蒿素的激活和作用机制，并进一步提高其单独或联合用药时的药理活性及新剂型的研发，以更大限度克服疟原虫对青蒿素及其衍生物的耐药性。此外，基于新药理机制的青蒿素再利用研究，必将推动青蒿素的未来发展。我们希望青蒿素这一来自传统中医药的礼物能够在未来继续为全世界人民的健康事业服务。

（付彩云）

数字资源详见　新形态教材网

学习目标　　导学视频　　教学课件　　拓展阅读
思政元素　　思考题　　　测试题　　　参考文献

参考文献

[1] 李建恒.药学导论.北京：科学出版社，2021.
[2] 毕开顺.药学导论.5版.北京：人民卫生出版社，2023.
[3] 叶德泳.药学概论.北京：高等教育出版社，2007.
[4] 方亮.药剂学.9版.北京：人民卫生出版社，2023.
[5] 吕万良，王坚成.现代药剂学.北京：北京大学医学出版社，2022.
[6] 何勤，张志荣.药剂学.3版.北京：高等教育出版社，2021.
[7] 孟胜男，胡容峰.药剂学.2版.北京：中国医药科技出版社，2021.
[8] 吴正红，周建平.工业药剂学.北京：化学工业出版社，2021.
[9] 孙洁胤.药物制剂新技术与新剂型.杭州：浙江大学出版社，2021.
[10] 杨明.中药药剂学.5版.北京：中国中医药出版社，2021.
[11] 国家药典委员会.中华人民共和国药典.2025年版.北京：中国医药科技出版社，2025.
[12] 吴正红，祁小乐.药剂学.北京：中国医药科技出版社，2020.
[13] 曾苏.药物分析学.3版.北京：高等教育出版社，2021.
[14] 付伟.药物设计学.4版.北京：高等教育出版社，2023.
[15] 冯雪松.药学概论.北京：中国医药科技出版社，2021.
[16] 柳文媛.药物分析进展.2版.南京：江苏凤凰科学技术出版社，2018.
[17] 方浩.药物设计学.4版.北京：人民卫生出版社，2023.
[18] 华会明，娄红祥.天然药物化学.8版.北京：人民卫生出版社，2022.
[19] 邱峰.天然药物化学.2版.北京：清华大学出版社，2021.
[20] 孔令义.天然药物化学.北京：化学工业出版社，2018.
[21] 匡海学.中药化学.北京：中国中医药出版社，2011.
[22] 吴继洲.天然药物化学.北京：高等教育出版社，2010.

郑重声明

高等教育出版社依法对本书享有专有出版权。任何未经许可的复制、销售行为均违反《中华人民共和国著作权法》，其行为人将承担相应的民事责任和行政责任；构成犯罪的，将被依法追究刑事责任。为了维护市场秩序，保护读者的合法权益，避免读者误用盗版书造成不良后果，我社将配合行政执法部门和司法机关对违法犯罪的单位和个人进行严厉打击。社会各界人士如发现上述侵权行为，希望及时举报，我社将奖励举报有功人员。

反盗版举报电话　　（010）58581999　58582371
反盗版举报邮箱　　dd@hep.com.cn
通信地址　　北京市西城区德外大街4号　高等教育出版社知识产权与法律事务部
邮政编码　　100120

读者意见反馈

为收集对教材的意见建议，进一步完善教材编写并做好服务工作，读者可将对本教材的意见建议通过如下渠道反馈至我社。

咨询电话　　400-810-0598
反馈邮箱　　gjdzfwb@pub.hep.cn
通信地址　　北京市朝阳区惠新东街4号富盛大厦1座　高等教育出版社总编辑办公室
邮政编码　　100029

防伪查询说明

用户购书后刮开封底防伪涂层，使用手机微信等软件扫描二维码，会跳转至防伪查询网页，获得所购图书详细信息。

防伪客服电话　　（010）58582300